Bruno Ernst
Der Zauberspiegel des
M.C. Escher

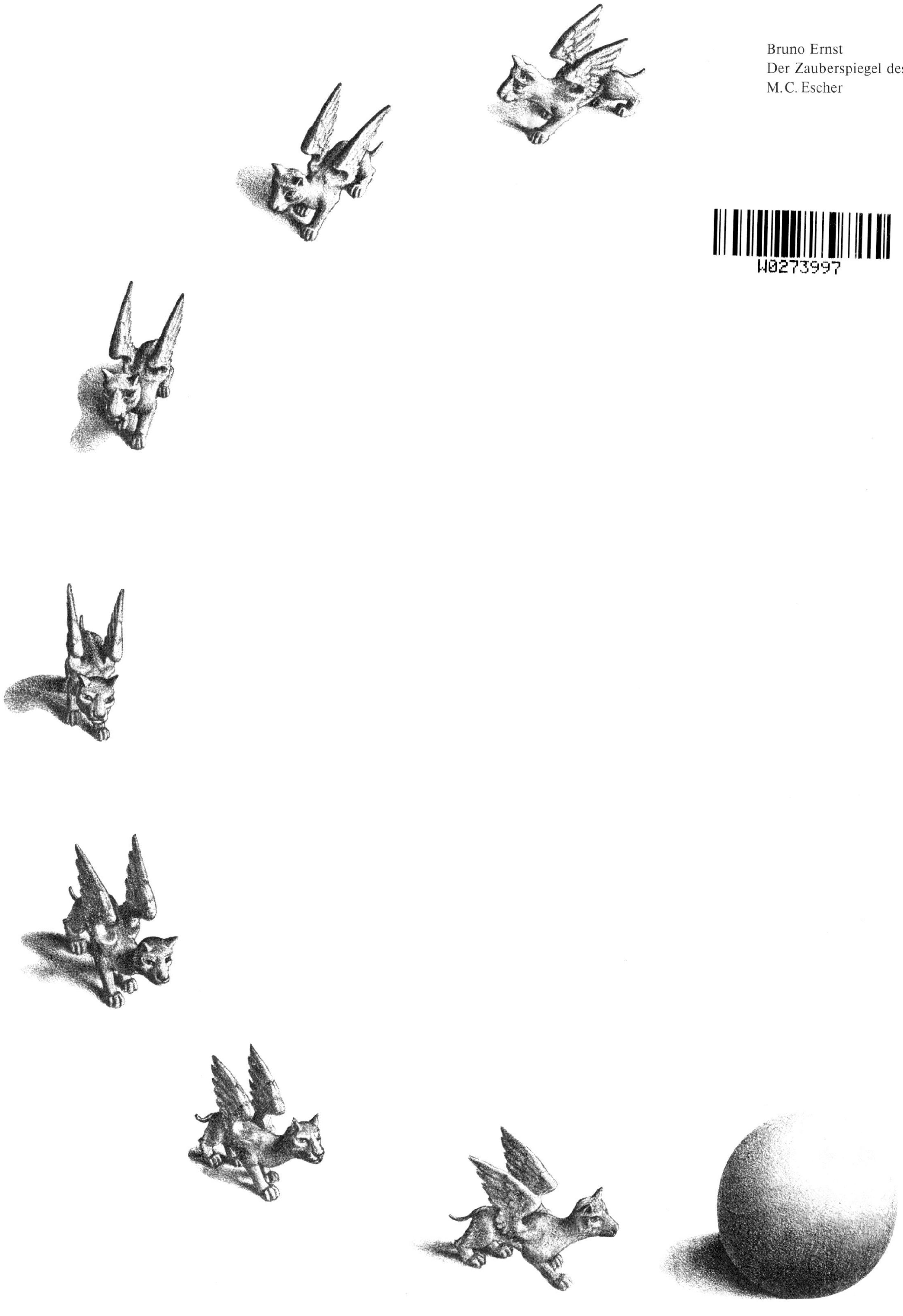

Bruno Ernst

Der Zauberspiegel

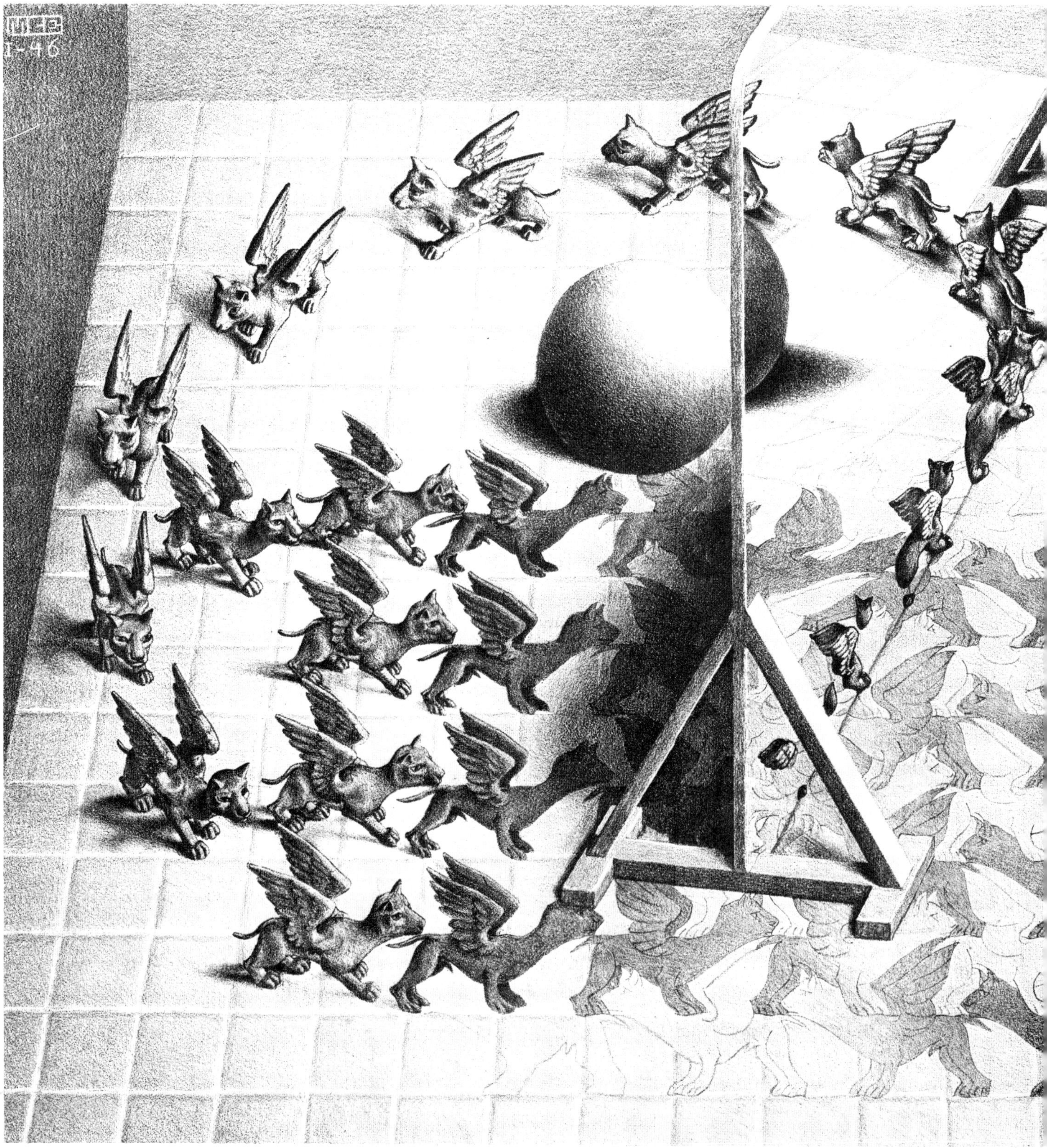

des Maurits Cornelis Escher

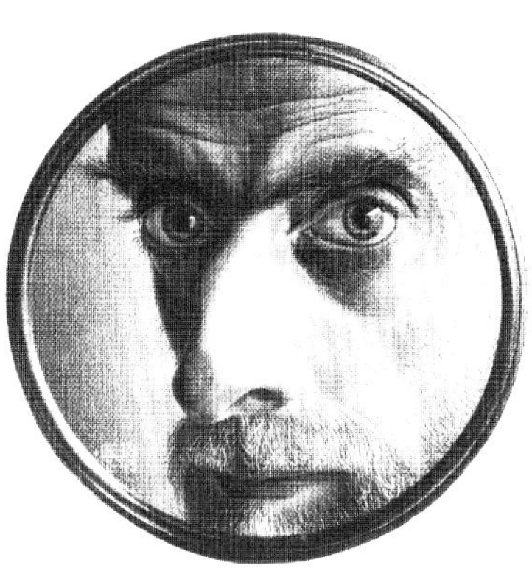

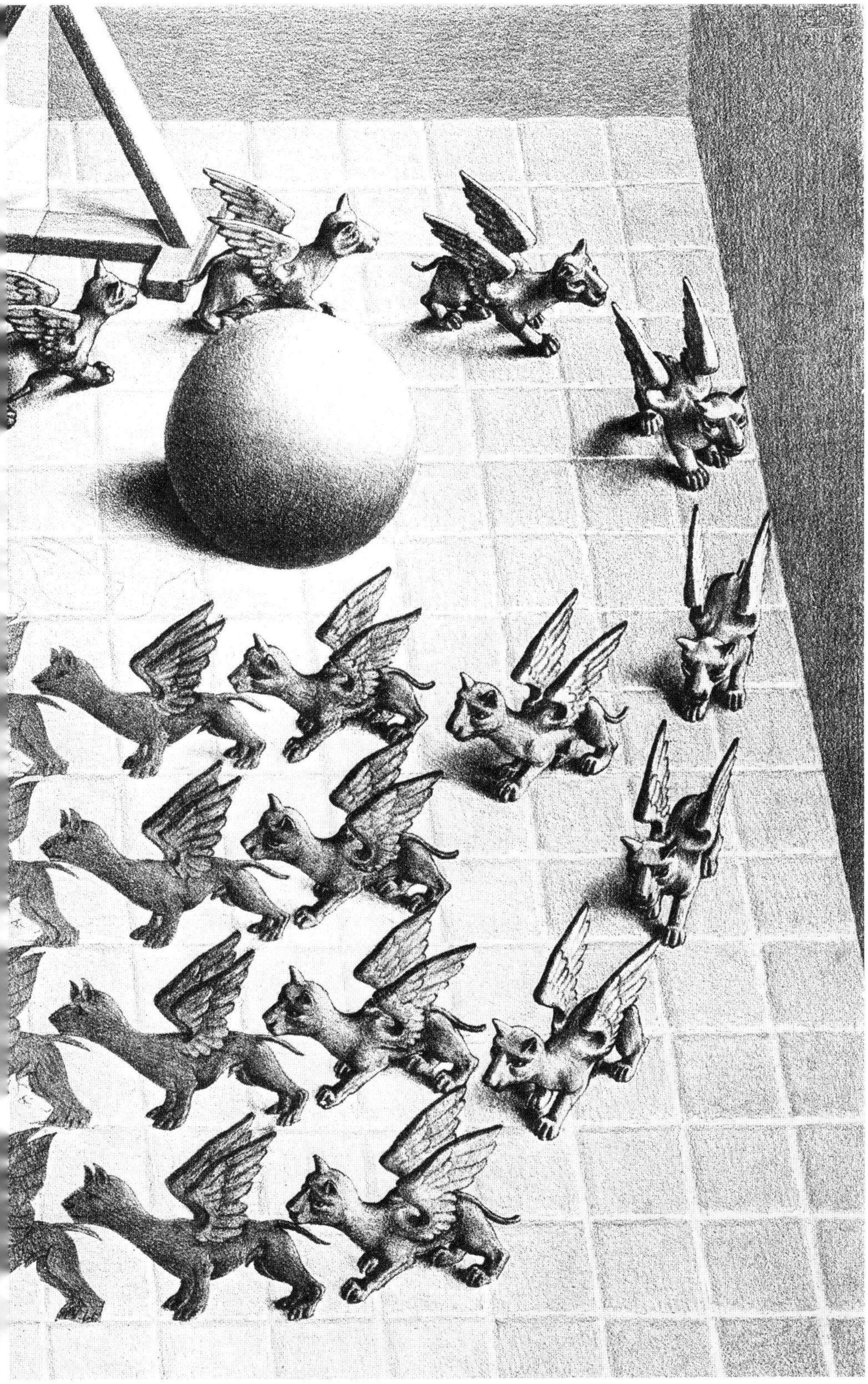

Taschen

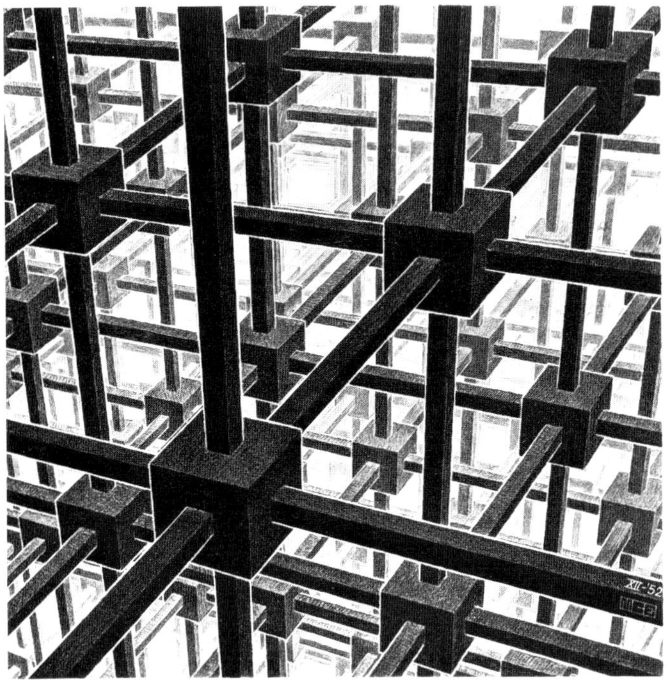

Dieses Buch wurde gedruckt auf 100 % chlorfrei gebleichtem Papier gemäß TCF-Norm.

Die Übersetzung besorgte Ilse Wirth.
Redaktion: Dr. Carl Peter Baudisch

Printed in Germany
ISBN 3-8228-8947-4

Inhalt

Teil I: Zeichnen ist Täuschung

Teil II: Welten, die es nicht geben kann

De clematis-omranking van de „balken" op mijn prententoonstelling zou ongetwijfeld fraai zijn. Evenwel zijn die balken gedacht als sponningen van ruiten. Tevens heeft waarschijnlijk het „uitdenken" van zulk een voorstelling al zó veel van mijn energie geëist, dat ik te afgestompt was om beter aan aesthetische eisen te voldoen. Deze prenten (die kunnen geen van allen ooit gemaakt worden met het primaire oogmerk „iets moois" te maken) kosten mij gewoonweg hoofdbrekens. Dat is dan ook de reden, dat ik mij, te midden van mijn grafici-collega's, nooit volkomen op mijn plaats voel: zij streven, in de eerste plaats „schoonheid" na (al is dat begrip dan gewijzigd, ook voor hen, sinds de 17e eeuw!). Misschien streef ik wel uitsluitend verwondering na en tracht ik dus ook uitsluitend verwondering bij mijn toeschouwers te wekken. Met de „schoonheid" is het soms kwalijk gesteld.

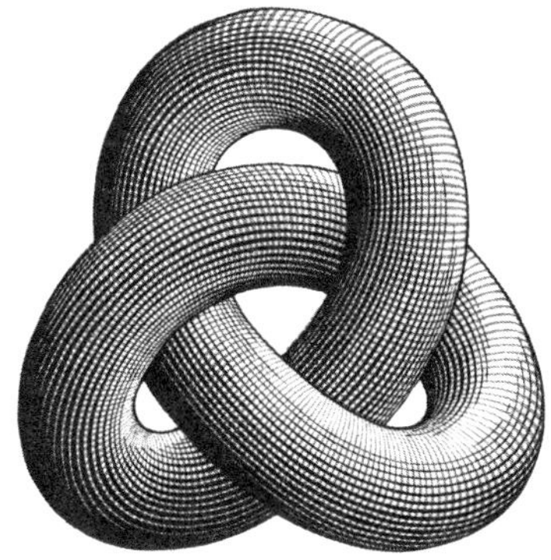

Der Zauberspiegel des M.C. Escher, diesen Titel gab der Mathematiker Bruno Ernst seinem Buch über den großen niederländischen Graphiker M.C. Escher. Das Werk basiert auf vielen Gesprächen mit dem Künstler. Daraus entstand eine Freundschaft, die den Autor mit Eschers Leben und Gedankenwelt vertraut machte. Nicht alle Deutungen, die bisher über Eschers Werk veröffentlicht wurden, entsprechen den Intentionen des Künstlers. Bruno Ernst jedoch hat Escher ein Jahr lang wöchentlich aufgesucht, um systematisch mit ihm das ganze Oeuvre durchzugehen. Der Text, der auf diese Weise zustande kam, wurde von Escher genau geprüft und mit Kommentaren versehen. So braucht in Zukunft niemand sich über die Bedeutung der Bilder im Unklaren zu sein. Warum schuf Escher seine Bilder, wie baute er sie auf, welche Vorstudien waren nötig, um zur gültigen Endfassung zu gelangen, welcher Zusammenhang besteht zwischen den verschiedenen Bildern? Antworten auf diese Fragen, verbunden mit biographischen Angaben und Erläuterungen zu den mathematischen Problemen, die Escher aufwarf, machen das Buch, machen den *Zauberspiegel des M.C. Escher,* zu einer authentischen Informationsquelle.

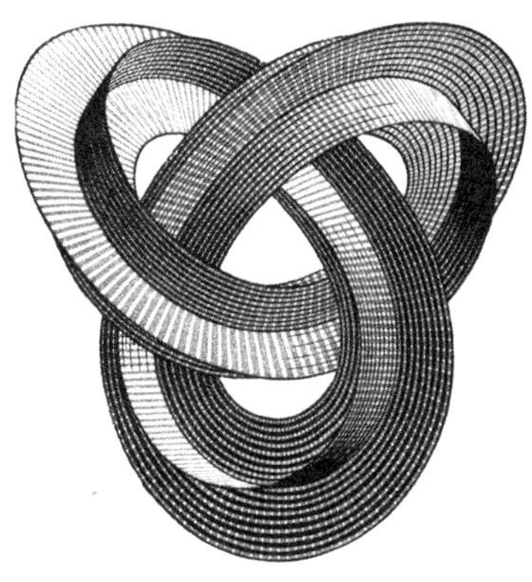

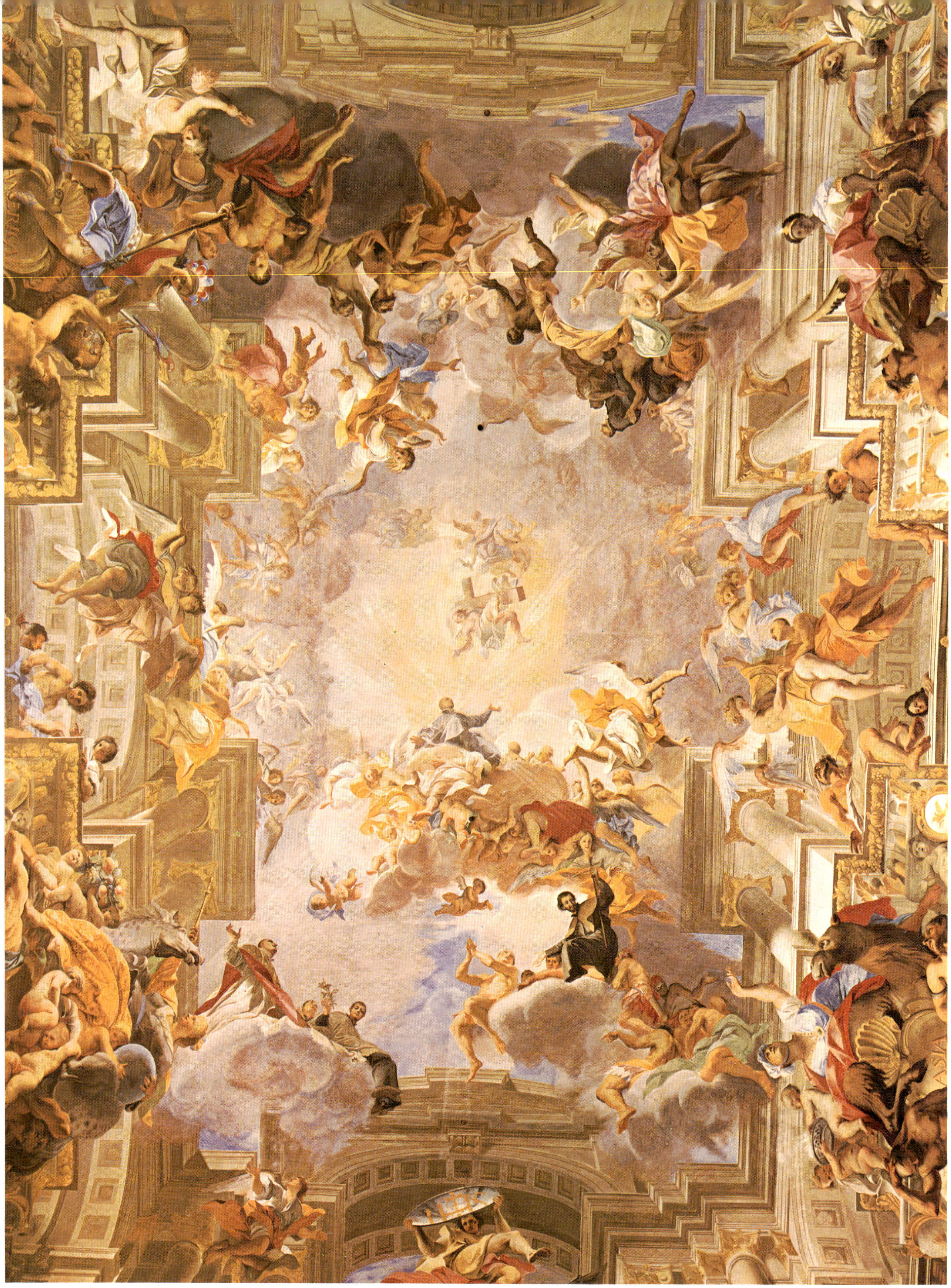

1. Barockes Deckengemälde von Andrea Pozzo (1642–1709) inSt. Ignazio, Rom (Foto: Fratelli Alinari, Florenz)

Teil I: Zeichnen ist Täuschung

1 Der Zauberspiegel

Als der Kaiser in den Spiegel starrte, wurde sein Gesicht zuerst ein blutig roter Flecken und dann ein Totenschädel, von dem Schleim herabtropfte. Der Kaiser wandte sein Gesicht entsetzt ab. »Eure Hoheit«, sagte Shenkua, »wendet Euer Gesicht nicht ab. Ihr habt nur den Anfang und das Ende Eures Lebens gesehen. Schaut weiter in den Spiegel und Ihr werdet alles sehen, was ist und was sein kann. Und wenn Ihr den höchsten Grad des Entzückens erreicht habt, wird Euch der Spiegel selbst solche Dinge zeigen, die nicht existieren können...« Chin Nung, »Alles über Spiegel«.

Als ich ein junger Mann war, lebte ich in einem Haus aus dem 17. Jahrhundert an der Keizersgracht in Amsterdam. In einem der größeren Räume waren Trompe-l'oeil-Malereien über den Türen. Diese Gemälde, in verschiedenen Grautönen ausgeführt, wirkten so plastisch, daß man meinte, es seien Marmor-Reliefs – eine Täuschung, eine Illusion, die einen immer wieder erstaunte. Noch wirkungsvoller sind vielleicht die Deckengemälde von Barockkirchen in Zentral- und Südeuropa, wo zweidimensionale Malerei und dreidimensionale Skulptur und Architektur nahtlos ineinander übergehen. Die Wurzeln dieses »Spiels« liegen in dem Darstellungsideal der Renaissance. Die dreidimensionale Welt mußte so getreu wie möglich auf der Fläche wiedergegeben werden –, so daß Bild und Wirklichkeit für das Auge nicht zu unterscheiden waren. Das Bild sollte die warme, volle Wirklichkeit heraufbeschwören.

Bei den Trompe-l'oeil-Malereien, den Deckengemälden und auch bei solchen Porträts, die einen anzuschauen scheinen, von wo immer man sie betrachtet, ist es eine Frage des Spielens um des Spieles willen. Es geht nicht länger um die naturgetreue Abbildung, sondern um optische Illusion. Es ist Supertäuschung um der Täuschung willen. Der Maler hat Freude an dieser Täuschung, und der Betrachter will sich bewußt täuschen lassen und hat dabei das gleiche aufregende Gefühl, wie wenn ihm ein Zauberkünstler etwas vorgaukelt. Die räumliche Suggestion ist so stark, so übertrieben, daß nur der Tastsinn uns verrät, daß wir uns mit Bildern auf einer Fläche befassen.

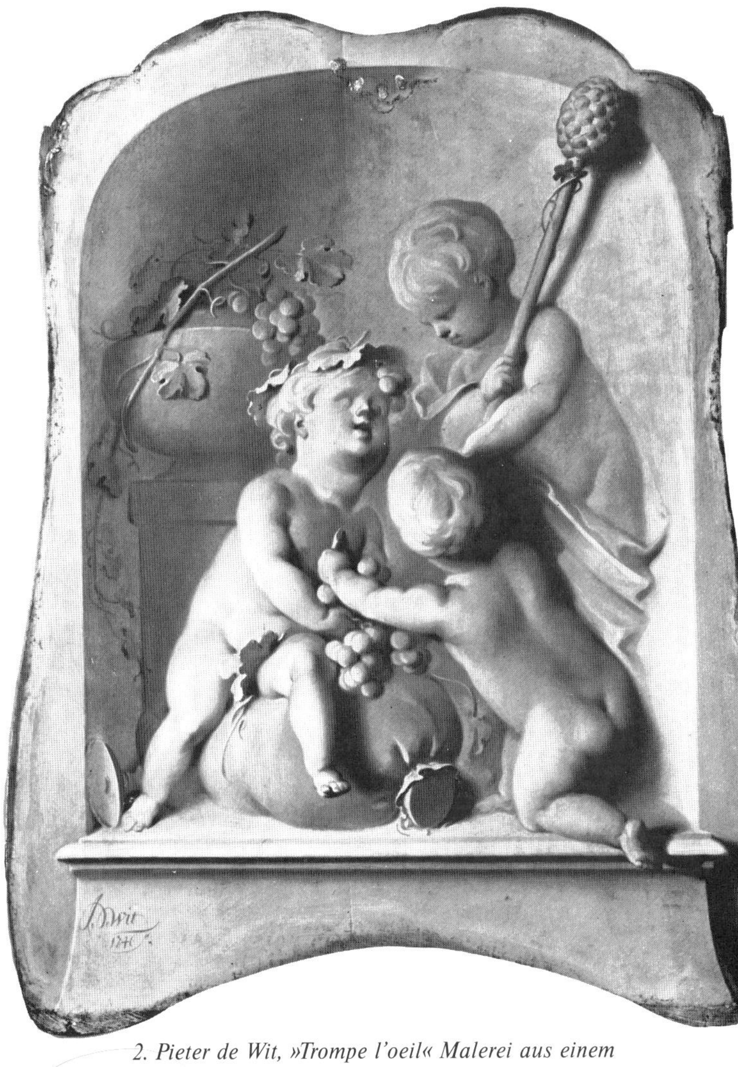

2. Pieter de Wit, »Trompe l'oeil« Malerei aus einem Amsterdamer Patrizierhaus (Rijksmuseum, Amsterdam)

Ein großer Teil von Eschers Werk ist mit dieser Übersuggestion des Räumlichen, von der wir gerade berichtet haben, verwandt. Aber diese Suggestion ist es nicht, die Escher zu erzielen gedachte. Seine Arbeiten sind vielmehr die Reflexion der eigentümlichen Spannung, die jeder Wiedergabe einer räumlichen Situation auf einer Fläche eigen ist. In vielen der Bilder läßt er das Räumliche aus der Fläche entstehen. In anderen unternimmt er bewußt den Versuch, jede räumliche Suggestion, die er in das Bild gebracht haben könnte, im Keim zu ersticken. In dem raffinierten Holzstich *Drei Kugeln I* (1945), der an anderer Stelle noch ausführlich behandelt wird, führt er ein Gespräch mit dem Betrachter: »Nun, ist das da oben nicht eine prächtige komplette Kugel? Falsch, Sie irren sich, sie ist völlig flach. Sehen Sie nur mal, in der Mitte habe ich das Ding gefaltet gezeichnet. Da sehen Sie, daß es wirklich flach sein muß, sonst hätte ich es doch nicht falten können. Und unten habe ich das flache Ding horizontal gelegt. Trotzdem bin ich sicher, daß Ihre Einbildungskraft es wieder in ein dreidimensionales Ei verwandeln will. Überzeugen Sie sich selbst, indem Sie mit den Fingern über das Papier streichen - und fühlen Sie, wie flach es wirklich ist. Zeichnen ist Täuschung; es suggeriert drei Dimensionen, obwohl nur zwei da sind. Und mag ich mich noch so bemühen, Sie zu überzeugen, daß es eine Täuschung ist, Sie werden weiterhin dreidimensionale Objekte sehen«.
Escher bringt die optische Illusion vermittels einer darstellerischen Logik zustande, der sich kaum jemand entziehen kann. Durch seine Methode des Zeichnens, durch seine Komposition »beweist« er die Wahrheit der Suggestion, die er ins Bild gebracht hat. Die Bilder behaupten gebieterisch: »Seht, ich zeige Euch etwas, das Ihr nicht für möglich haltet.« Und wenn der aufmerksame Betrachter wieder zu sich kommt, weiß er, daß er zum Narren gehalten worden ist.
Escher hat ihm buchstäblich etwas vorgezaubert. Er hat ihm einen Zauber-Spiegel vorgehalten, worin sich Magie als eine zwingende Notwendigkeit vollzieht. Darin ist Escher ein absoluter Meister und einmalig. Wir wollen die Lithographie *Zauberspiegel* (1946) betrachten, um dies zu illustrieren. Nach den Maßstäben der Kunstkritik ist es vielleicht kein geglücktes Bild. Es wird uns wie ein wirres Knäuel vorgesetzt. Da geschieht etwas: augenscheinlich erzählt es eine Geschichte, aber Anfang wie Ende sind vorderhand noch verborgen.
Es beginnt alles an einer ganz unauffälligen Stelle. Am Rande des Spiegels, nahe dem Betrachter, unmittelbar unter der schrägen Stange sehen wir die Spitze eines kleinen Flügels und ihr Spiegelbild. Wenn wir den Spiegel entlang schauen, sehen wir diese sich weiter entwickeln zu einem vollständigen geflügelten Hund und seinem Spiegelbild. Wenn wir uns erst dazu haben verleiten lassen, die Flügelspitze für möglich zu halten, wird uns auf einmal die zwingende Plausibilität der ganzen seltsamen Geschichte klar. Wie der wirkliche Hund sich nach rechts vom Spiegel abwendet, so sein Spiegelbild nach links; und dieses Spiegelbild sieht so »wirklich« aus, daß es uns nicht verwundert, den Hund auch hinter dem Spiegel und keineswegs abgeschreckt von dem Spiegelrahmen weiter laufen zu sehen. Nun bewegen sich geflügelte Hunde nach links und rechts und verdoppeln sich unterwegs zweimal. Dann rücken sie aufeinander zu wie zwei Armeen. Aber bevor es zu einem Treffen kommt, beginnen sie in ihrer räumlichen Qualität zu verschwimmen und werden zu flachen Mustern auf dem gekachelten Boden. Bei genauem Hinschauen sehen wir, daß sich die schwarzen Hunde - in dem Moment, in dem sie den Spiegel passieren - in weiße verwandeln und zwar auf die Weise, daß sie präzis die helleren Zwischenräume zwischen den schwarzen Hunden einnehmen. Diese weißen Hunde verschwinden und am Ende bleibt keine Spur von ihnen. Es gab sie niemals - denn geflügelte Hunde werden nicht in Spiegeln geboren. Und dennoch ist das Rätsel noch da, denn vor dem Spiegel liegt eine Kugel: wir sehen in dem schräg ins Bild gestellten Spiegel gerade noch ein Stück ihres Spiegelbildes. Gleichwohl liegt auch eine Kugel als Realität hinter dem Spiegel, inmitten der Spiegel-Welt der Hunde.
Wer ist der Mann, der diesen Zauberspiegel besitzt? Warum machte er Bilder wie diese - augenscheinlich ohne Erwägungen ästhetischer Art? In Kapitel 2, 3 und 4 werden wir seine Lebensgeschichte erzählen und seinen Charakter beleuchten, so weit das mit Hilfe seiner Briefe und aufgrund persönlicher Gespräche möglich ist. Kapitel 5 bringt eine Analyse seines Werkes als eines Ganzen, und die folgenden Kapitel beschäftigen sich im Detail mit der Inspiration, den Arbeitsmethoden und den künstlerischen Ergebnissen dieses einzigartigen Talents.

2 Das Leben von M.C. Escher

Kein guter Schüler

Maurits Cornelis Escher wurde 1898 als jüngster Sohn des Hydraulik-Ingenieurs G.A. Escher in Leeuwarden geboren.
Als Dreizehnjähriger kam er auf eine Oberschule in Arnheim, wohin seine Eltern 1903 gezogen waren. Er war nicht gerade ein guter Schüler. Seine Schulzeit war ein Alptraum für ihn. Der einzige Lichtblick waren die zwei Stunden Zeichnen jede Woche. Mit seinem Freund Kist zusammen, einem späteren Jugendrichter, machte er damals schon Linolschnitte. Zweimal mußte Escher eine Klasse wiederholen. Auch gelang es ihm nicht, ein Abschlußdiplom zu erhalten, da er nicht einmal in Kunst gute Noten erreichte. Dieses Ergebnis betrübte seinen Kunstlehrer F.W. van der Haagen mehr als den Kandidaten selbst. Das Werk, das aus seiner Schulzeit erhalten geblieben ist, zeigt ein überdurchschnittliches Talent; aber der »Vogel in einem Käfig«, die vorgeschriebene Arbeit für seine Prüfung, wurde von den Prüfenden nicht hoch bewertet.
Eschers Vater meinte, sein Sohn solle eine gründliche wissenschaftliche Schulung bekommen und Architekt werden, denn offensichtlich sei er künstlerisch sehr begabt. So ging Escher 1919 nach Haarlem, um an der Schule für Architektur und dekorative Künste unter dem Architekten Vorrink zu studieren. Sein Studium der Architektur dauerte aber nicht lange. Samuel Jesserun de Mesquita, ein Mann portugiesischer Herkunft, lehrte Graphische Techniken. Innerhalb weniger Tage zeigte sich, daß die Begabung des jungen Mannes mehr in Richtung der dekorativen Künste als der Architektur lag. Mit der nur widerstrebend gegebenen Einwilligung seines Vaters (der diesen Wechsel als schädlich für die Zukunft seines Sohnes erachtete) wechselte der junge Maurits Escher die Kurse, und de Mesquita wurde sein Hauptlehrer.
Arbeiten aus dieser Zeit zeigen, daß Escher die Technik des Holzschnittes schnell beherrschte. Doch selbst hierin galt er keineswegs als Leuchte. Er war ein eifriger Student und arbeitete nicht schlecht, aber ein wahrer Künstler – nein, das war er bestimmt nicht. Der vom Direktor H.C. Verkruysen und de Mesquita unterschriebene amtliche Kollegbericht las sich so: »...er ist zu verbissen, zu literarisch-philosophisch; dem jungen Mann fehlt es an Stimmungen und spontanen Einfällen, er ist zu wenig Künstler.«

3. Maurits Escher als Fünfzehnjähriger, Frühling, 1913

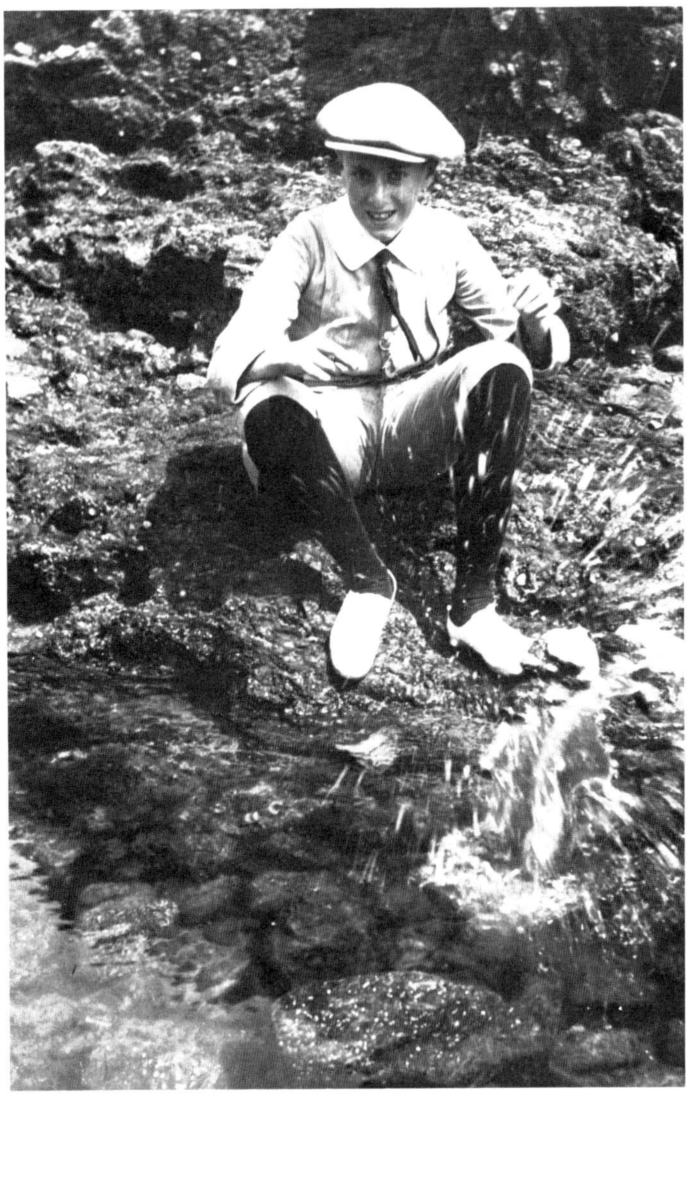

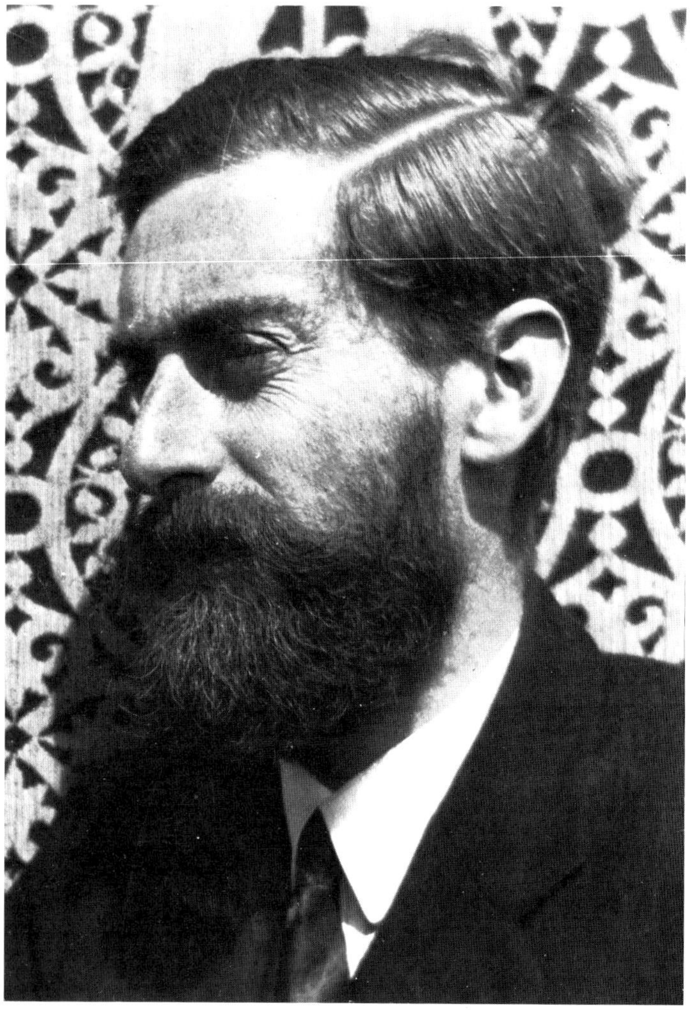

4. Escher in Rom, 1930

Nach zwei Jahren, 1922, verließ Escher die Kunstschule. Er hatte eine gute Grundlage im Zeichnen gewonnen, von den Graphischen Techniken beherrschte er den Holzschnitt so weitgehend, daß auch de Mesquita fand, der junge Mann müsse nun seinen eigenen Weg gehen.
Bis Anfang 1944 (als de Mesquita mit seiner Frau und seinem Sohn von den Deutschen festgenommen und ermordet wurde) unterhielt Escher regelmäßigen Kontakt zu seinem alten Lehrer. Von Zeit zu Zeit schickte er dem Meister Abzüge seiner jüngsten Arbeiten. Den Holzschnitt *Luft und Wasser I* (1938), hatte de Mesquita an die Tür seines Studios geheftet. Ohne den leisesten Anflug von Neid erzählte er, ein Mitglied seiner Familie habe - als es dieses Blatt sah - bewundernd ausgerufen: »Samuel, das ist der schönste Druck, den du je gemacht hast«.
Auf seine Studentenzeit zurückschauend, sah Escher sich selbst als einen ziemlich scheuen, gesundheitlich nicht sehr robusten jungen Mann, erfüllt von der Leidenschaft, Holzschnitte zu machen.

Italien

Im Frühjahr 1922 reiste Escher etwa zwei Wochen lang mit zwei holländischen Freunden durch Mittelitalien. Im Herbst desselben Jahres kehrte er allein dorthin zurück. Eine befreundete Familie fuhr auf einem Frachtschiff nach Spanien, mit ihnen konnte Escher reisen - gratis, als »Kindermädchen«.

Nach kurzem Aufenthalt in Spanien bestieg er in Cadiz ein anderes Frachtschiff, das sich auf dem Weg nach Genua befand. Den Winter 1922 und das Frühjahr 1923 verbrachte er in einer Pension in Siena. Hier entstanden die ersten Holzschnitte von italienischen Landschaften. Einer der Pensionsgäste, eine ältere Dänin, die Eschers Interesse für Landschaft und Architektur wahrgenommen hatte, erzählte ihm begeistert von Süditalien. Vor allem Ravello (nördlich von Amalfi, Campanien) würde er bezaubernd schön finden. Escher reiste dorthin und entdeckte eine Landschaft und Architektur, in der römische, griechische und sarazenische Elemente auf solche Weise verwoben sind, daß sie ihn besonders ansprachen. In der Pension, in der er abstieg, traf er Jetta Umiker, das Mädchen, das er 1924 heiraten sollte. Jettas Vater war Schweizer und bis zum Ausbruch der Russischen Revolution Leiter einer Seidenspinnerei in der Nähe von Moskau gewesen. Jetta zeichnete und malte, ebenso wie ihre Mutter, obwohl keine von beiden entsprechend ausgebildet war.
Zur Hochzeit, die in der Sakristei und dem Rathaus von Viareggio besiegelt wurde, kam die Familie Eschers aus Holland. Jettas Eltern siedelten sich in Rom an, und das junge Paar zog mit ihnen dorthin. Sie mieteten ein Haus am Rande der Stadt auf dem Monte Verde. Als 1926 ihr erster Sohn geboren wurde, zogen sie in eine größere Wohnung, deren drittes Stockwerk für die Familie und das vierte als Studio eingerichtet wurde. Hier hatte Escher zum ersten Mal das Gefühl, in Ruhe arbeiten zu können.
Bis 1935 fühlte sich Escher in Italien zu Hause. Jedes Frühjahr ging er etwa zwei Monate auf Reisen: in die Abruzzen und nach Campanien, nach Sizilien, Korsika und Malta - meist in Begleitung von anderen Malern, die er in Rom kennengelernt hatte. Guiseppe Haas Triverio, ein früherer Anstreicher, der zum Kunstmaler geworden war, begleitete ihn auf jeder dieser Reisen. Der Schweizer Freund war etwa zehn Jahre älter als er und wohnte auch auf dem Monte Verde. Manchmal ging auch Robert Schiess mit auf Reisen, ein anderer Schweizer Künstler und Mitglied der Päpstlichen Garde. Im April, wenn das Mittelmeerklima am bezauberndsten ist, brachen sie auf: per Zug, per Boot, meistens aber zu Fuß mit Rucksäcken. Der Zweck dieser Reisen war es, Eindrücke zu sammeln und Skizzen zu machen. Zwei Monate später kehrten sie nach Hause zurück, abgemagert und müde, aber mit Hunderten von Zeichnungen.
Es gibt aus dieser Zeit viele Anekdoten. Einige davon sollen hier erzählt werden, um die Atmosphäre auf diesen Reisen zu skizzieren. Eine Reise durch Kalabrien führte die Künstler nach Pentedattilo, wo fünf Felsspitzen sich wie Gigantenfinger aus dem umliegenden Land erheben. Die Gesellschaft war größer als gewöhnlich, denn ein Franzose namens Rousset, der mit historischen Forschungen über Süditalien beschäftigt war, reiste mit ihnen. Sie fanden Unterkunft in einem winzigen Weiler - in einem Raum mit vier Betten. Das Essen bestand hauptsächlich aus hartem, in Ziegenmilch aufgeweichtem Brot, sowie aus Honig und Ziegenkäse.
Zu dieser Zeit hatte Mussolini schon endgültig die Macht an sich gerissen. Eine Frau aus Pentedattilo bat die Reisenden, ob sie eine Botschaft der Bewohner des Dorfes an Mussolini mitnehmen würden. »Wenn ihr ihn seht, sagt ihm, wir seien hier so arm, daß wir keinen Brunnen besitzen - nicht einmal ein Fleckchen Land, wo wir unsere Toten begraben können.«
Nach drei Tagen Aufenthalt wanderten sie den langen Weg zur Station Melito an der Südküste zurück. Auf dem engen, felsigen Weg kam ihnen ein Mann auf einem Pferd entgegen; Rousset griff nach seiner enormen Kamera, um den Reiter zu filmen. Der Mann stieg ab und überredete die Reisenden mit südländischer Höflichkeit, mit in sein Haus nach Melito zu kommen. Er erwies sich als Weinbauer und hatte einen guten Keller. Dieser wurde nicht nur besichtigt, sondern lange und ausführlich geprüft, so daß die Reisenden einige Stunden später besonders

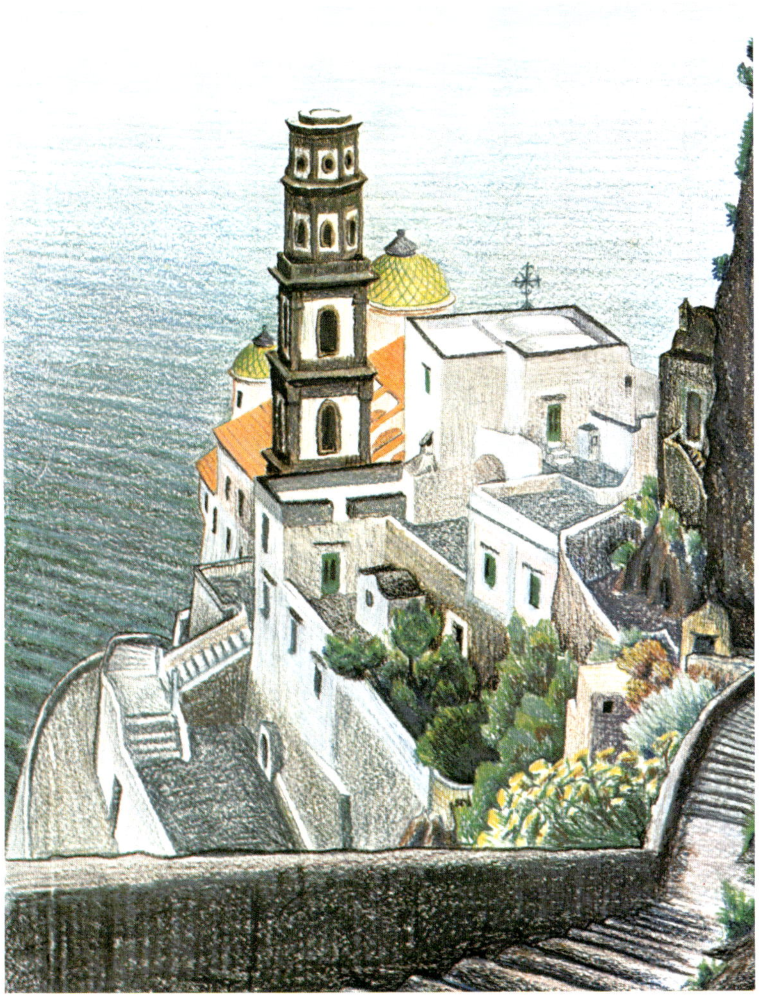

5. Farbskizze von Amalfi, Unteritalien

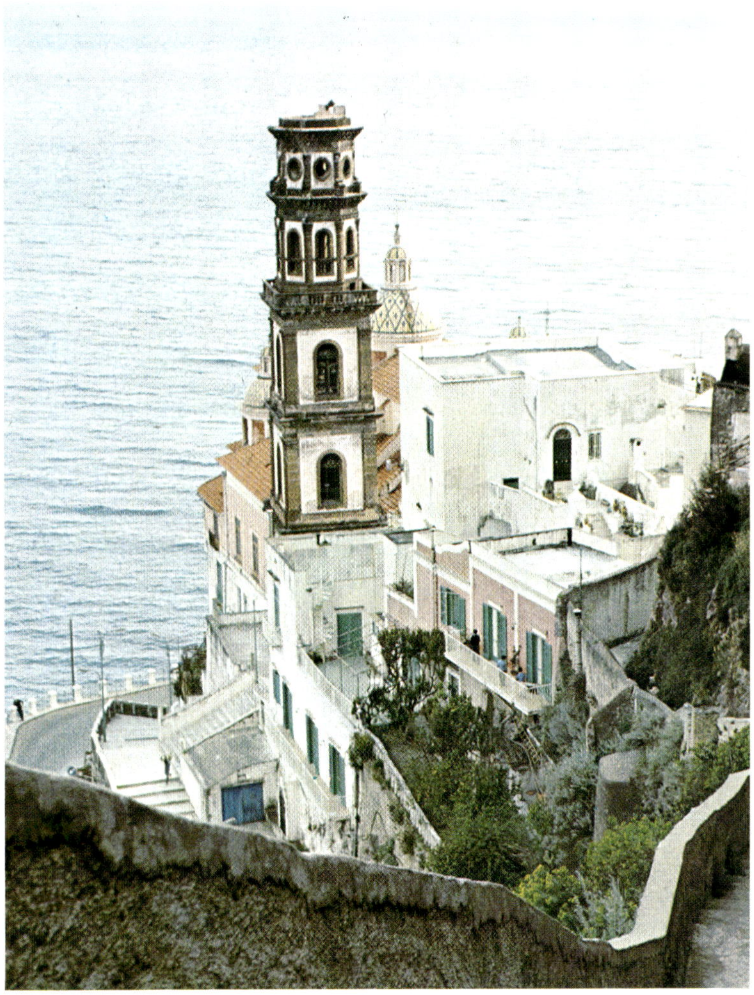

6. Foto von derselben Stelle aus, März 1973

übermütig auf dem Bahnhof von Melito anlangten. Schiess nahm seine Zither aus dem Futteral und begann zu spielen. Der Zug hätte abfahren müssen, aber die Passagiere und sogar der Lokomotivführer stiegen aus; selbst der Stationsvorsteher war so begeistert, daß er nach der Musik zu tanzen anfing.

Als sich Rousset später in einem Brief an Escher dieser Reise erinnerte, gedachte er dieser Reise in einem Epigramm:

Barbu comme Appollon, et joueur de cithare,
Il fit danser les Muses et même un chef-de-gare.

Oft bewirkte dieses Zitherspiel Wunder. Es schien ein besseres Kommunikationsmittel zu sein als Beredsamkeit oder sonst etwas, wie Escher selbst in einer Reisegeschichte bezeugt, die er einst in *De Groene Amsterdammer* vom 23. April 1932 veröffentlicht hat:

»Die unbekannten Bergnester im ungastlichen Inneren von Kalabrien sind meist nur durch einen Maultierpfad mit der Bahnstrecke, die an der Küste entlangläuft, verbunden. Wer dorthin will, muß zu Fuß gehen, wenn er kein Maultier zur Verfügung hat.

An einem warmen Nachmittag im Mai kamen wir vier mit unseren schweren Rucksäcken, fürchterlich schwitzend und ganz hübsch außer Atem, nach einer ermüdenden Wanderung in der brennenden Sonne durch das Stadttor von Palazzio. Wir strebten auf das Gasthaus zu. Es war ein leidlich großer, kühler Raum, erhellt nur von dem Licht, das durch die offene Tür hereinfiel; es roch nach Wein und es gab zahllose Fliegen. Wir kannten seit langem das wenig entgegenkommende Wesen der Kalabriesen, eine feindselige Stimmung aber, wie wir sie diesmal spürten, hatten wir bisher noch nicht erlebt.

Auf unsere freundlichen Fragen erhielten wir nur mürrische und unverständliche Antworten. Unsere blonden Haare, die fremde Kleidung und das sonderbare Gepäck müssen einen beträchtlichen Argwohn hervorgerufen haben. Ich bin überzeugt, daß sie uns des »gettature« und »mal occhio« verdächtigten. Man kehrte uns buchstäblich den Rücken zu und zeigte uns deutlich, daß unsere Gegenwart mit knapper Not geduldet würde. Mit einem mürrischen Ausdruck, und ohne ein Wort zu sprechen, nahm die Frau des Gastwirtes unsere Weinbestellung entgegen.

Da nahm Robert Schiess ruhig, fast feierlich, seine Zither aus ihrem Futteral und begann zu zupfen; zuerst leise, gleichsam für sich wie ergriffen vom Zauber, der von diesem Instrument ausging. Wir beobachteten ihn und die Männer um uns herum und konnten sehen, auf welch wunderbare Weise der Bann der Feindschaft gebrochen wurde. Erst wurde mit großem Krachen ein Schemel umgedreht und statt einem Hinterkopf war nun ein Gesicht zu sehen... dann noch eines und noch eines. Die Wirtin kam zögernd Schritt für Schritt näher und blieb mit offenem Munde stehen, eine Hand in die Seite gestützt und mit der anderen ihren Rock glatt streichend. Als der Zitherspieler aufhörte und aufblickte, stand um ihn herum eine Menge von Zuschauern, die in Beifall ausbrachen. Nun waren die Zungen gelöst: ›Wer seid Ihr? Von wo kommt Ihr? Warum seid Ihr hierhergekommen? Wo geht Ihr hin?‹ Wir wurden zum Wein eingeladen, und wir tranken viel, zu viel, was unsere gute Beziehung nur verbesserte«.

Die Abruzzen wirken im Vergleich zu anderen italienischen Landschaften düster. Im Frühjahr 1929 ging Escher völlig allein dorthin, um

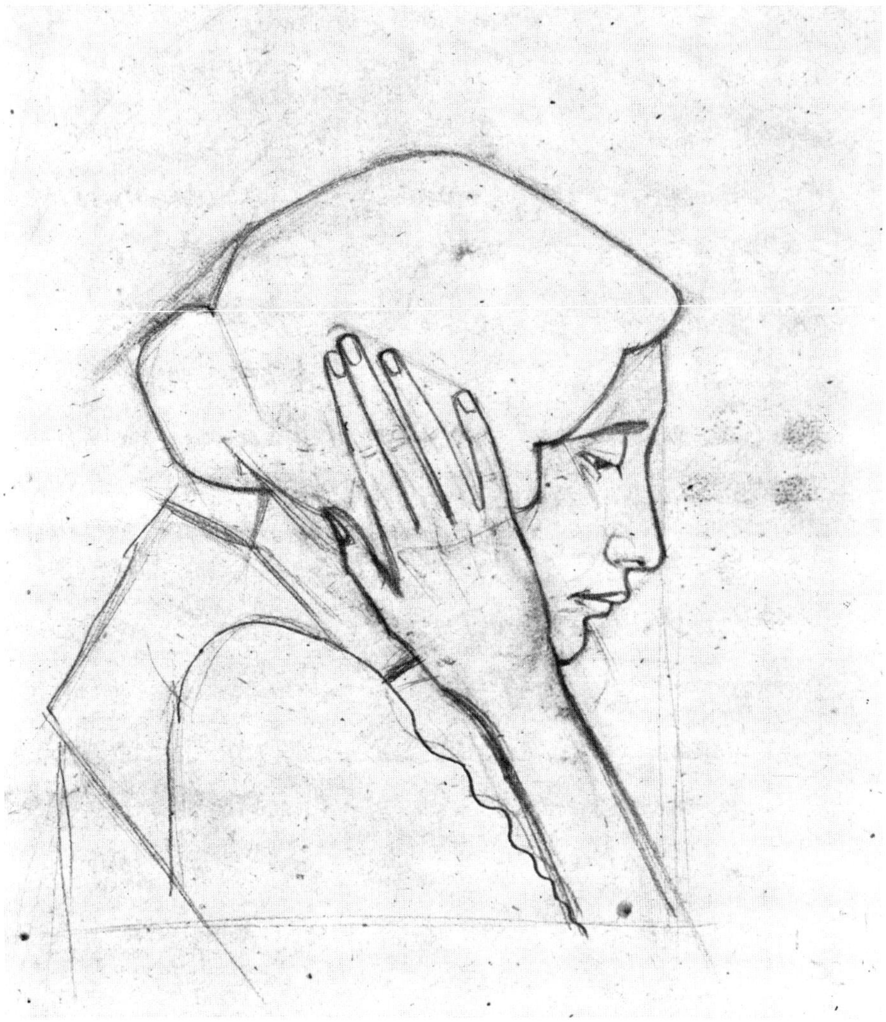

7. Skizze von Jetta

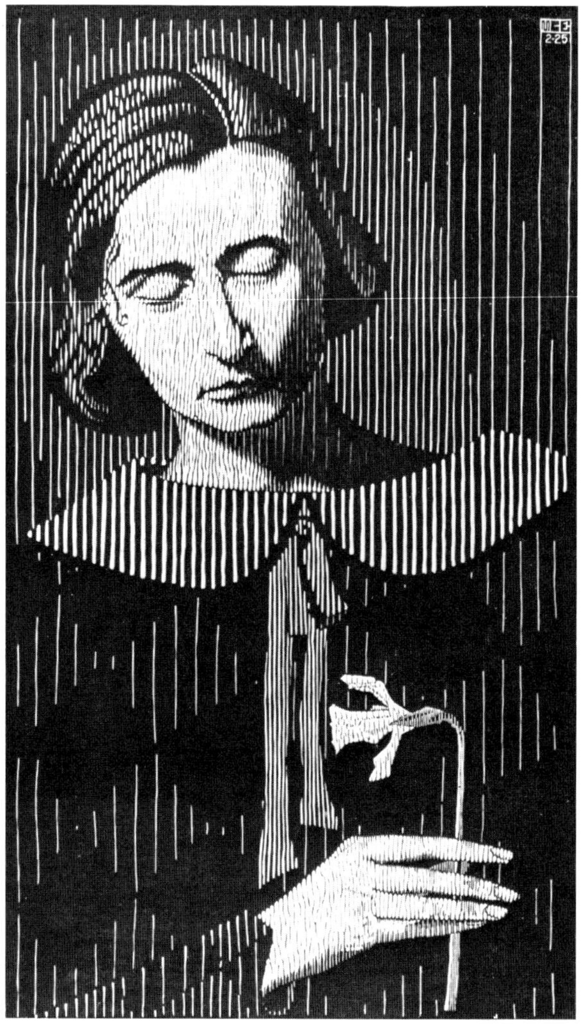

8. Frau mit Blume (Jetta), Holzschnitt, 1925

zu skizzieren. Er kam ziemlich spät am Abend in Castrovalva an, suchte ein Quartier und ging sofort schlafen.

Um fünf Uhr morgens wurde er durch schwere Schläge an seiner Tür geweckt: Carabinieri! Was konnten sie von ihm wollen? Er mußte mit ihnen zur Polizeistation gehen.

Es bedurfte einer Menge von Argumenten, um den Inspektor zu bewegen, die Vernehmung auf sieben Uhr zu verschieben. Auf jeden Fall behielt er Eschers Paß. Um sieben Uhr schien der Kommisar noch nicht aufgestanden zu sein, denn es wurde rund acht Uhr, bis er sich sehen ließ. Die Beschuldigung war keine Kleinigkeit; Escher wurde verdächtigt, einen Anschlag auf den König von Italien unternommen zu haben. Der Vorfall hatte sich am vorhergehenden Tag in Turin ereignet, und Escher war ein Fremder, er war erst spät in der Nacht angekommen und hatte nicht an der Prozession teilgenommen, die in Castrovalva am Abend stattgefunden hatte. Eine Frau hatte bemerkt, daß er ein Mann mit einem bösen Blick sei, und hatte dies der Polizei gemeldet.

Escher war wütend über diese unsinnige Geschichte und drohte, sich in Rom zu beschweren – mit dem Erfolg, daß man ihn schleunigst auf freien Fuß setzte.

In Castrovalva machte Escher Skizzen für eine seiner schönsten Landschafts-Lithographien *(Castrovalva,* 1929), ein Bild, in dem die Landschaft uns grenzenlos weit erscheint.

Er selbst hat darüber gesagt: »Fast einen ganzen Tag lang saß ich auf diesem engen, kleinen Bergpfad und zeichnete. Über mir war eine Schule, und ich hörte die klaren Stimmen der Kinder, die Lieder sangen«.

Castrovalva ist einer seiner ersten Drucke, der von verschiedenen Kritikern hoch gelobt wurde: »Die Ansicht von Castrovalva in den Abruzzen ist nach unserem Urteil das Beste, was Escher bisher gemacht hat. Das Blatt ist technisch perfekt, als Naturschilderung wundervoll wahr und doch gleichzeitig phantastisch in der Stimmung... Dies ist das äußere, mehr noch das innere Erscheinungsbild von Castrovalva. Das Wesen dieses unbekannten Ortes, dieses Bergpfads, dieser Wolken, dieses Horizontes, dieses Tals, das Wesen der ganzen Komposition ist eine innere Synthese, eine Synthese, die entstand, lange bevor dieses Werk geschaffen wurde... Auf diesem beeindruckenden Blatt ist Castrovalva in seiner Wesenheit Allgemeingut geworden«. (Hoogewerff 1931).

Zu dieser Zeit war Escher noch ziemlich unbekannt. Er hatte einige kleine Ausstellungen veranstaltet und zwei oder drei Bücher illustriert. Er verkaufte selten ein Werk und blieb zu einem großen Teil von seinen Eltern abhängig. Erst viele Jahre später, 1951, bezog er auch einen Teil seines Einkommens aus seinen Drucken. In diesem Jahr verkaufte er 89 Drucke für eine Gesamtsumme von 5000 Gulden. 1954 verkaufte er 338 Drucke für über 16.000 Gulden. Aber zu dieser Zeit war er schon bekannt geworden – nicht mit Landschaften und Stadtansichten, sondern mit graphischen Wiedergaben einer mathematischen Welt, die ihn faszinierte.

Bedauerlicherweise wußte sein Vater, der es doch ermöglicht hatte, daß der Sohn sich in Ruhe bis zu einem Punkte entfalten konnte, wo sein Werk den Stempel außergewöhnlicher Originalität trug, den Wert dieses Werkes niemals ganz zu schätzen. Vater Escher starb 1939 in seinem 96. Lebensjahr. Der Druck *Tag und Nacht* (1938), eine erste große Synthese der neuen Gedankenwelt seines Sohnes, hat kaum

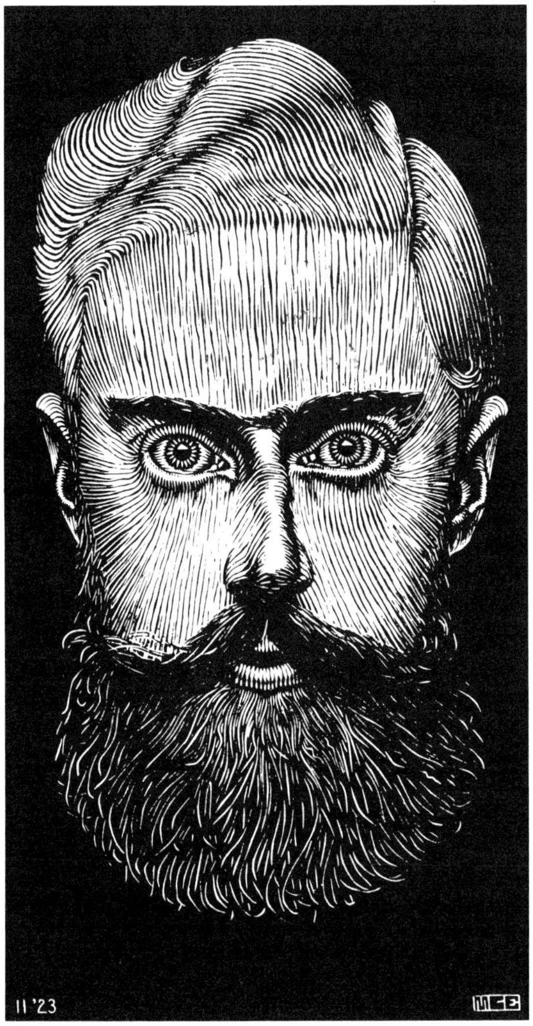

9. Selbstporträt, Holzschnitt, 1923

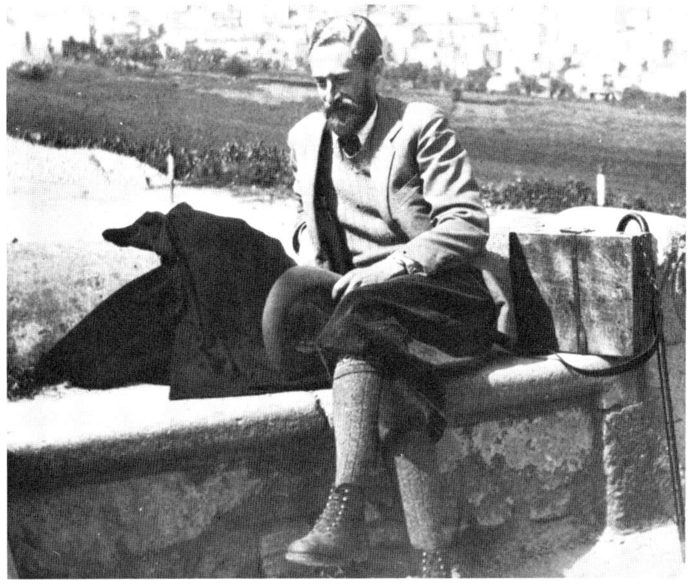

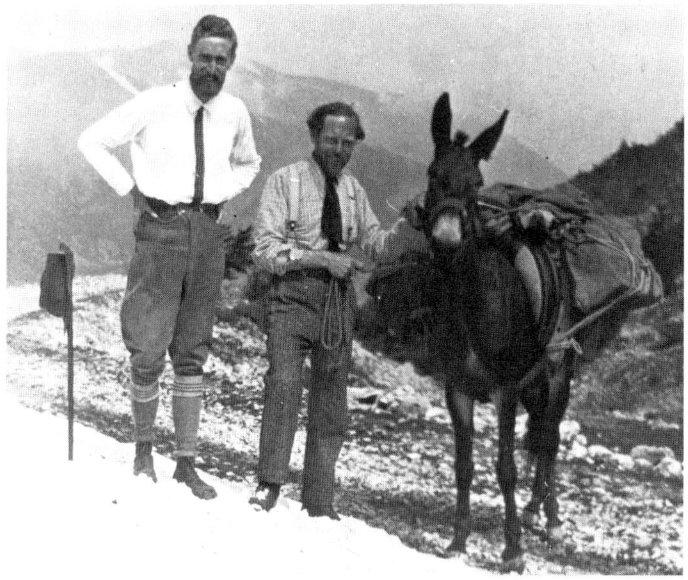

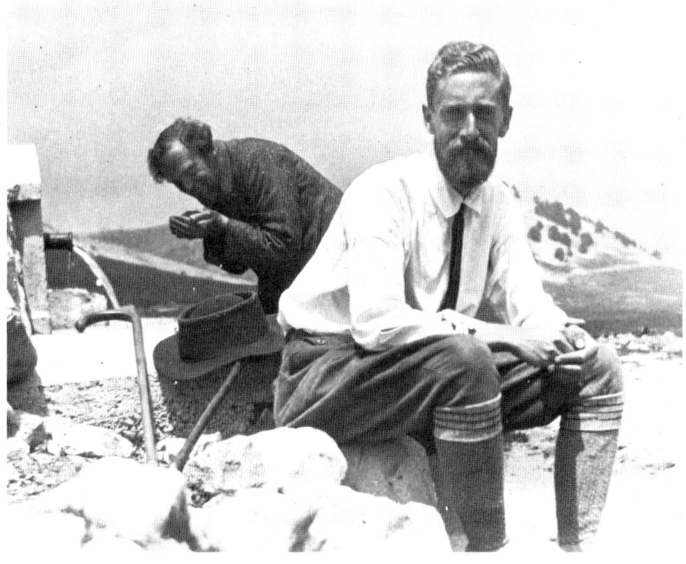

10. Reise-Schnappschüsse aus Mittelitalien

Eindruck auf ihn gemacht. Es ist bezeichnend, daß auch Eschers eigene Söhne, die doch die Entstehung so vieler Drucke aus nächster Nähe erlebt hatten, nur noch wenige Werke ihres Vaters in ihren Wohnungen hängen haben. Eschers Kommentar dazu: »Ja, bei meinem Sohn in Dänemark hängt *Gekräuselte Wasserfläche,* und wenn ich die dort sehe, finde ich es doch ein ganz hübsches Bild«.

Die Schweiz, Belgien und die Niederlande

1935 wurde das politische Klima in Italien für Escher unerträglich. Politik interessierte ihn nicht; es war ihm unmöglich, sich für andere Ideale als den Ausdruck seiner eigenen Ideen durch sein eigenes besonderes Medium einzusetzen. Aber er sträubte sich gegen Fanatismus und Heuchelei, und als sein ältester Sohn George mit neun Jahren in der Schule gezwungen wurde, die Ballila-Uniform der faschistischen Jugend zu tragen, beschloß die Familie, Italien zu verlassen. Sie zogen nach Châteaux-d'Oex in der Schweiz. Der Aufenthalt war von kurzer Dauer. Zwei Winter in diesem »abscheulichen weißen Schneeelend«, wie Escher sich ausdrückt, waren eine Folter für ihn.
Die Landschaft inspirierte ihn in keiner Weise. Die Berge sahen aus wie zerstörte Steinmassen ohne Geschichte, leblose Felsblöcke. Die Architektur war klinisch sauber, zweckmäßig und phantasielos. Alles um ihn herum war das Gegenteil von Unteritalien, das sein Auge so bezaubert hatte. Er lebte dort, nahm sogar Skiunterricht, aber er blieb

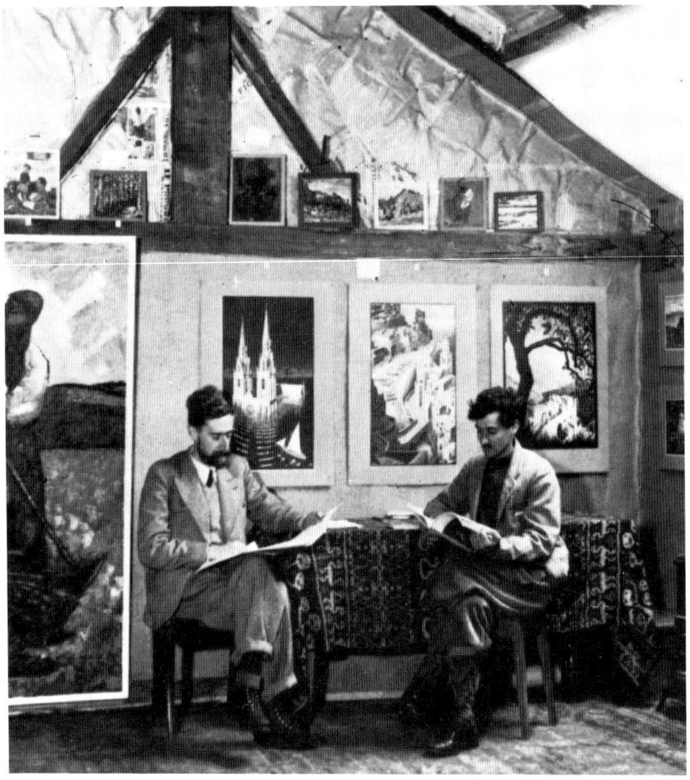

11. Escher stellt zusammen mit einem Kollegen in der Schweiz aus

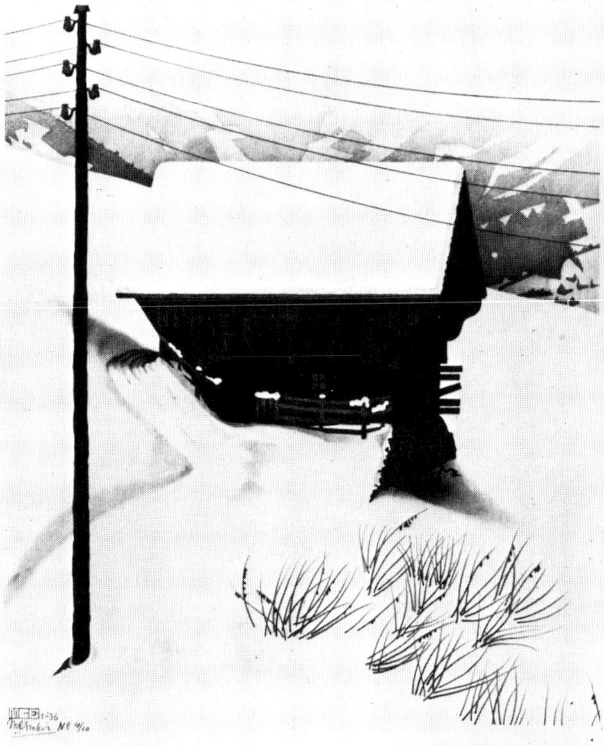

13. Schnee in der Schweiz, Lithographie, 1936

12. Marseille, Holzschnitt, 1936

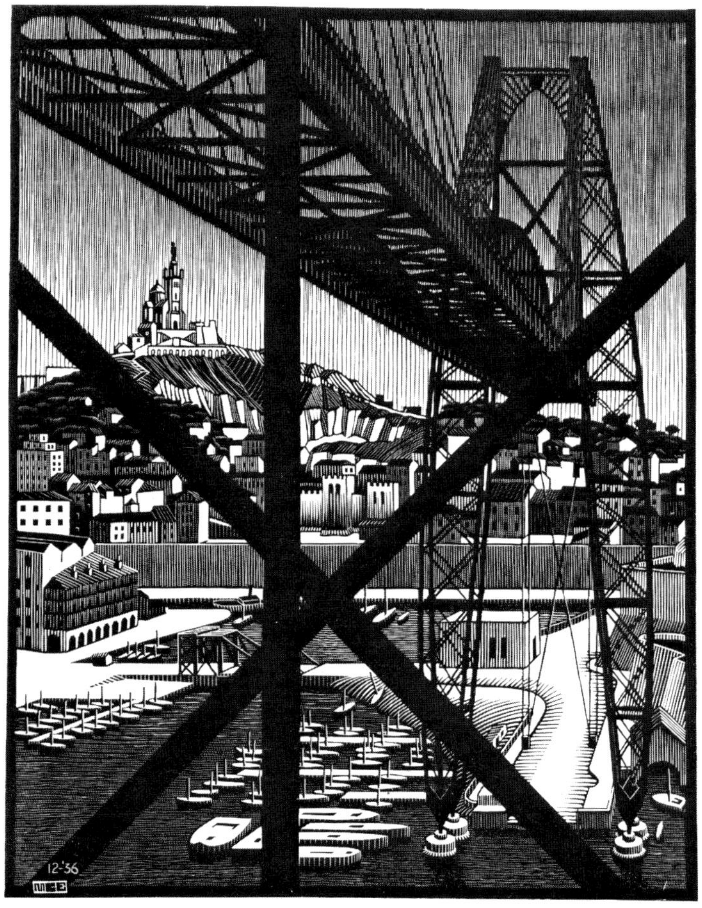

ein Außenseiter. Sein Verlangen nach Befreiung aus dieser kalten, eckigen Umgebung wurde fast zu einer Besessenheit. Eines Nachts wurde er von einem Geräusch geweckt, das dem Meeresrauschen glich - es war Jetta, die ihr Haar wusch. Das weckte in ihm die Sehnsucht nach dem Meer. »Es gibt nichts Bezaubernderes als das Meer; auf dem Vorderdeck eines kleinen Schiffes allein, die Fische, die Wolken, das immer wechselnde Spiel der Wellen, die fortwährenden Veränderungen des Wetters«. Am folgenden Tag schrieb er einen Brief an die Compagnia Adria in Fiume, eine Gesellschaft, die innerhalb der Mittelmeerregion Reisen auf Frachtern organisierte, die in Fahrgastkabinen einige Passagiere mitnehmen konnten.

Sein Vorschlag war bemerkenswert: Er wollte eine Rundreise für sich und seine Frau mit seinen Graphiken bezahlen. Er schlug vor, 48 Drucke zu liefern, 4 Abzüge von 12 Stöcken, sie sollten nach Skizzen geschnitten werden, die er auf der Reise anfertigen wollte. Die Antwort der Gesellschaft war noch denkwürdiger: Sie nahm das Angebot an! Niemand in der Gesellschaft kannte Escher, und es war fraglich, ob sich auch nur ein einziges Mitglied des Managements für Holzschnitte oder Lithographien interessierte.

Ein Jahr später notierte Escher in sein Buchhaltungsheft: »1936. An Bord von Frachtschiffen der Gesellschaft Adria/Fiume machen Jetta und ich die folgenden Reisen: Ich, vom 27. April 1936 bis 16. Mai 1936 von Fiume nach Valencia. Ich, vom 6. Juni 1936 bis 16. Juni 1936 von Valencia nach Fiume. Jetta vom 12. Mai 1936 bis 16. Mai 1936 von Genua nach Valencia. Jetta vom 6. Juni 1936 bis 11. Juni 1936 von Valencia nach Genua, im Tausch gegen die folgenden Drucke, welche ich im Winter 1936/37 verfertigte«.

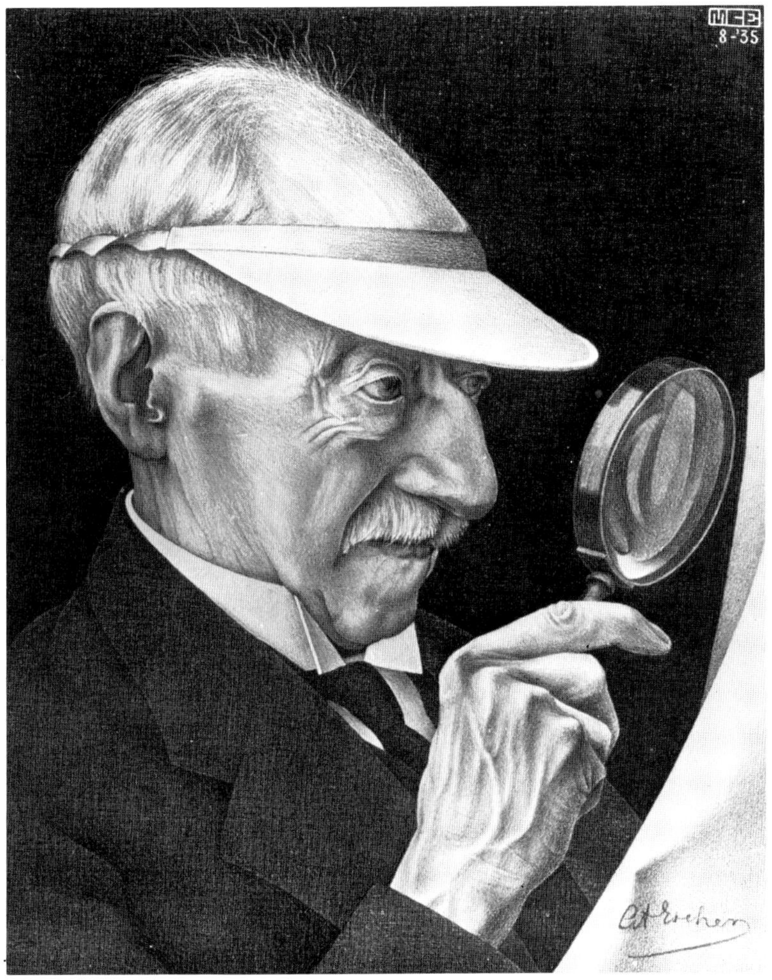

14. Porträt von G.A. Escher, Vater des Künstlers, in seinem 92. Lebensjahr, Lithographie, 1935

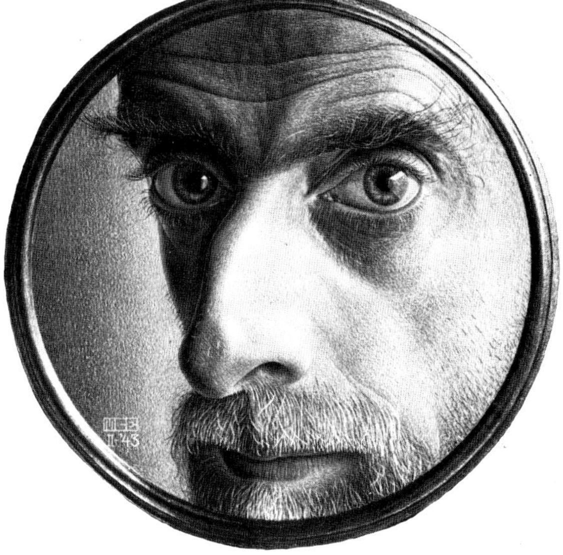

15. Selbstporträt, Lithographische Kreide (Kratzzeichnung), 1943

Dann folgt eine Liste von Drucken, unter denen sich auch *Bullauge, Frachter* und *Marseille* finden. Gleich neben einer langen geschwungenen Klammer schreibt Escher 530 Gulden mit der Anmerkung: »Wert der im Tausch gegen 48 Abzüge von graphischen Platten erhaltenen Reisen, berechnet nach dem Tarif der Adria-Linie plus 300 Lire, die ich für entstandene Unkosten erhielt«.

So gab es einst eine Zeit, da der Wert eines Druckes von Escher nach den Passagiertarifen von Frachtschiffen bestimmt wurde. Diese Reisen, teilweise im Süden Spaniens, hatten großen Einfluß auf Eschers Werk. Er besuchte mit seiner Frau die Alhambra in Granada, wo sie intensiv die maurischen Ornamente studierten, mit denen die Wände und Böden bedeckt waren. Er sah sie nun zum zweiten Mal und kopierte zusammen mit seiner Frau viele Motive. Hier wurde der Grund gelegt für sein bahnbrechendes Werk auf dem Gebiet der regelmäßigen Flächenaufteilung.

Auch während dieser spanischen Reise bringt ein Mißverständnis Escher für einige Stunden ins Gefängnis. In Cartagena zeichnete er die alten Mauern, die über die Hügel laufen. Einem Polizisten schien das höchst verdächtig: ein Fremder zeichnete spanische Verteidigungsanlagen ... sicher war er ein Spion. Escher mußte mit ihm zur Polizeistation gehen und seine Zeichnungen wurden konfisziert. Unten im Hafen dröhnte die Dampfsirene des Schiffs mit dem Escher reiste: Der Kapitän gab das Abfahrtssignal. Jetta eilte als Kurier zwischen Schiff und Polizeistation hin und her. Eine Stunde später wurde er freigelassen, aber seine Zeichnungen bekam er nie wieder. Noch nach dreißig Jahren wurde er ärgerlich, wenn er davon erzählen sollte.

1937 zog die Familie nach Ukkel bei Brüssel in Belgien. Der Ausbruch des Krieges schien bevorzustehen und Escher wollte seiner Heimat näher sein. Als der Krieg begann, wurde das Wohnen in Belgien für einen Niederländer psychologisch schwierig. Viele Belgier versuchten, nach Südfrankreich zu fliehen, und unter den Zurückbleibenden wuchs ein stilles Ressentiment gegen die Ausländer, die die abnehmenden Nahrungsmittelvorräte aufaßen.

Im Januar 1941 zog Escher nach Baarn in Holland. Die Wahl fiel auf Baarn, weil die dortige Oberschule einen guten Namen hatte. In Holland mit seinem unfreundlichen Klima, in dem kalte, feuchte und wolkige Tage vorherrschen und man Sonne und Wärme wie ein Geschenk empfindet, wuchs in Ruhe das reichste Werk des Künstlers. Äußerlich gab es keine Ereignisse oder Veränderungen von Bedeutung mehr. George, Arthur und Jan wuchsen auf, studierten und fanden ihren Weg in die Welt. Escher unternahm noch mehrere Reisen auf einem Frachter im Mittelmeer. Doch empfing er keine direkte Inspiration mehr für sein Werk. Mit der Regelmäßigkeit eines Uhrwerks entstanden neue Drucke. Nur 1962, als er krank war und sich einer schweren Operation unterziehen mußte, stand die Produktion still.

1969 machte er noch ein Bild, *Schlangen*, das zeigte, daß seine Geschicklichkeit in keiner Weise gemindert war; es war ein Holzschnitt, der nach wie vor eine feste Hand und ein scharfes Auge verriet. 1970 zog Escher in das Rosa-Spier Haus in Laren, Nord-Holland – ein Haus in dem ältere Künstler ihre eigenen Studios haben konnten und versorgt wurden. Dort starb er am 27. März 1972.

3 Ein Künstler, der nicht einzuordnen war

Mystisch?

»Einst rief mich eine Dame an und sagte ›Herr Escher, ich bin fasziniert von Ihrem Werk. In Ihrem Blatt Reptilien haben Sie schlagend die Reinkarnation dargestellt.‹ Ich antwortete: ›Madame, wenn Sie das darin sehen, wird es wohl stimmen.‹ «

Das bemerkenswerteste Beispiel dieses »Hineininterpretierens« ist zweifellos das folgende: Wer die Lithographie *Balkon* betrachtet, wird unmittelbar getroffen von der Hanfpflanze im Zentrum des Bildes. Durch diese Akzentuierung hätte Escher versucht, Haschisch als ein Hauptthema einzuführen, um uns so die psychedelische Absicht seines ganzen Werkes deutlich zu machen.
Aber diese stilisierte Pflanze in der Mitte von *Balkon* hat nichts mit einer Hanfpflanze zu tun; als Escher dieses Bild schuf, war Haschisch für ihn nicht mehr als ein Wort in einem Wörterbuch. Und was die psychedelische Bedeutung seines Druckes betrifft, kann man diese allein bemerken, wenn man so »farbenblind« ist, daß man weiß für schwarz und schwarz für weiß hält.
Kein großer Künstler bleibt davon verschont, daß seine Werke willkürlich interpretiert werden, daß ihnen Bedeutungen zugesprochen werden, die nicht im mindesten in der Absicht des Künstlers lagen, eher seinen Absichten diametral entgegengesetzt sind. Eines der berühmtesten Werke Rembrandts, ein Gruppenbild der Amsterdamer Schützengilde, ist zu dem Namen *Nachtwache* gekommen – und nicht nur Laien, selbst viele Kunstkritiker gründen Interpretationen des Bildes auf ein nächtliches Ereignis. Dabei malte Rembrandt die Bürgerwehr im vollen Tageslicht, bei Sonnenschein, wie sich nach Entfernung der jahrhunderte-alten gelben und braunen Schichten von rauchfleckigem Firnis zeigte.
Möglich, daß die Titel, die Escher selbst seinen Blättern gab, oder auch die Gegenstände, die er benutzte, zu den tiefsinnigen Deutungen führten, die aber nichts mit den Intentionen des Künstlers zu tun hatten. So fand er selbst die Titel *Prädestination* und *Lebensweg* etwas zu dramatisch, ebenso den Totenkopf in der Pupille von *Auge.* Escher selbst hat gesagt, man müsse nicht irgendwelche tieferen Bedeutungen dahinter suchen. »Ich wollte nie etwas Mystisches darstellen; was manche Leute geheimnisvoll nennen, ist nichts als eine bewußte oder unbewußte Täuschung! Ich habe ein Spiel gespielt, mich ausgelebt in Bildgedanken mit keiner anderen Absicht, als die Möglichkeit des Darstellens selbst zu untersuchen. Alles was ich in meinen Blättern biete, sind Berichte meiner Entdeckungen.«
Aber trotzdem: es bleibt die Tatsache, daß allen Blättern Eschers etwas Fremdes, wenn nicht Abnormes anhaftet, und das fasziniert den Betrachter.
So ist es mir auch ergangen: Jahrelang sah ich nahezu jeden Tag auf *Oben und Unten,* und je mehr ich mich in den Anblick vertiefte, desto fremder berührte mich die Lithographie.
In seinem Buch *Graphik und Zeichnungen* sagt Escher nicht mehr, als das, was jeder sehen kann. »...wenn der Betrachter seinen Blick vom Boden nach oben wendet, sieht er den gekachelten Boden, auf dem er steht, im Mittelpunkt der Komposition als Decke sich wiederholen. Aber diese fungiert gleichzeitig als Fußboden für die obere Hälfte des Bildes. Am oberen Rande wiederholt sich die gekachelte Fläche noch einmal, diesmal ausschließlich als Decke.«
Diese Beschreibung ist so selbstverständlich, so deutlich, daß ich mich fragte »wie paßt das alles zusammen, und warum sind alle vertikalen Linien gebogen? Welche Grundprinzipien verbergen sich hinter dem Werk? Warum hat Escher dieses Blatt gemacht?« Es war, als sei mir ein flüchtiger Blick auf die Oberseite eines komplizierten Teppichmusters gestattet worden und diese selbst werfe die Frage auf: »Wie sieht die Rückseite aus? Wie ist das gewebt?«
Da Escher selbst die einzige Person war, die mich darüber aufklären konnte, schrieb ich ihm und bat ihn um Auskunft. In dem Antwortbrief lud er mich ein, zu ihm zu kommen, damit wir uns darüber unterhalten könnten. Das war im August 1956. Seitdem besuchte ich ihn regelmäßig. Er war ausgesprochen glücklich darüber, nach dem Hintergrund seines Werkes gefragt zu werden, – nach dem Wie und Warum – und er war immer interessiert an den Artikeln, die ich über sein Werk schrieb.
Als ich 1970 dieses Buch vorbereitete, hatte ich den Vorzug, ihn das ganze Jahr hindurch jede Woche ein paar Stunden besuchen zu dürfen.
Er hatte sich damals noch kaum von einer schweren Operation erholt, so daß manche Gespräche manchmal sehr ermüdend für ihn waren. Doch wünschte er selbst, daß sie weitergeführt würden; er hatte das Bedürfnis zu zeigen, wie er zu seinen Bildern gekommen war, und wollte ihr Zustandekommen anhand vieler vorbereitender Studienblätter, die er noch besaß, erklären.

Kunstkritik

Bis vor kurzem hatten es fast alle Graphischen Kabinette unterlassen, auch die holländischen, eine angemessene Sammlung von Eschers Werk anzulegen. Als Künstler wurde er nicht anerkannt. Die Kunstkritiker konnten mit seinem Werk nichts anfangen und ignorierten es einfach. Anfänglich zeigten Mathematiker, Kristallographen und Physiker großes Interesse. Und doch wird jeder, der willens ist, sich ohne Vorurteil mit seinem Werk zu befassen, große Freude daran haben. Wer sich ihm jedoch allein mit kunsthistorischen Begriffen nähert, wird merken, daß diese nur Hemmnis sind.

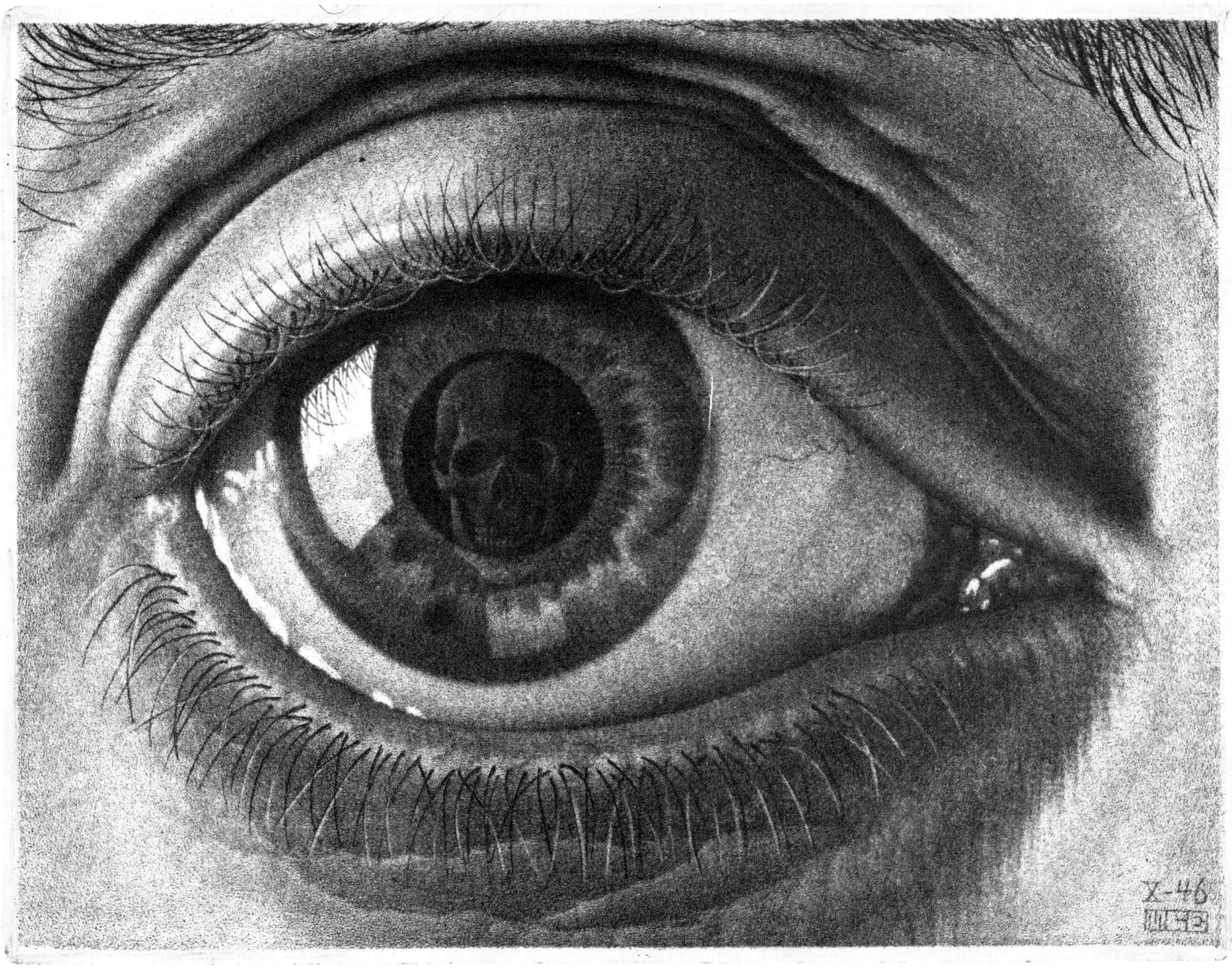

16. Auge, Mezzotinto, 1946

Nun, da die Zeiten sich geändert haben, und das Publikum von Eschers Graphiken gefesselt zu sein scheint, bildet das Interesse der offiziellen Kunstkritik die Nachhut. Anläßlich der großen Retrospektiv-Ausstellung in Den Haag, zur Feier von Eschers 7o. Geburtstag veranstaltet, versuchte man historische Parallelen zu ziehen. Aber es gelang nicht: Escher steht abseits. Er kann nicht eingeordnet werden, denn er verfolgte völlig andere Ziele als seine Zeitgenossen.
Bei einem modernen Kunstwerk ist es unangebracht zu fragen: Was stellt es dar? Wer das tut, hat keine Ahnung von Kunst. Er hält besser den Mund oder beschränkt sich auf Bemerkungen wie: eine gute Arbeit, man fühlt sich angesprochen, es gibt einem einiges usw.
Mit Eschers Werk ist das anders. Vielleicht zögerte er darum, wenn er nach seinem Platz in der heutigen Kunstwelt gefragt wurde. Vor 1937 wäre eine Antwort nicht so schwierig gewesen, denn damals war sein Werk - allgemein gesagt - noch rein malerisch. Er skizzierte und zeichnete alles, was er schön fand, und benutzte das Beste, um es in Holzschnitte, Holzstiche und Lithographien umzusetzen.
Wäre er auf diesem Weg weitergegangen, er hätte seinen festen Platz unter den Graphikern seiner Zeit erhalten. Es würde keine Mühe machen, anhand von Werken aus dieser Zeit über einen Künstler zu schreiben, dessen Landschaften zugleich poetisch und fesselnd sind,

17. »... was ich in der Dunkelheit der Nacht gesehen habe...«

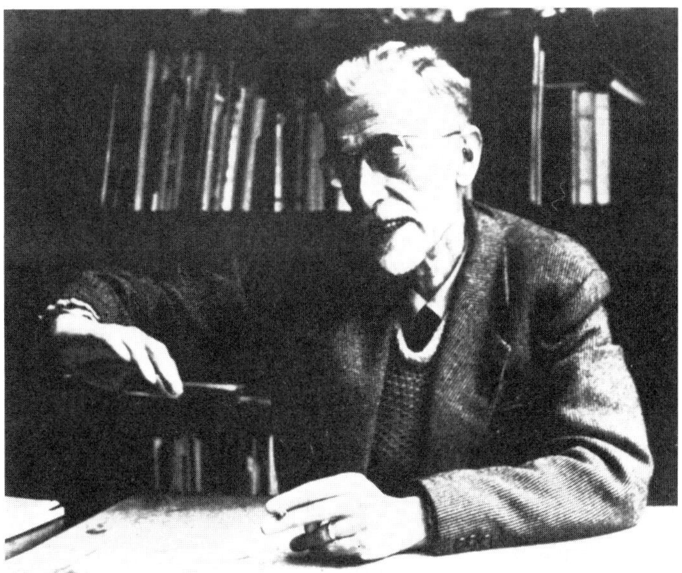

dessen Porträts große Aussagekraft haben, obgleich er nur seinen Vater, seine Frau, seine Kinder und sich selbst porträtierte. Er war ein Künstler, der die Technik mit großer Virtuosität beherrschte. Alle gängigen Floskeln, mit denen die Kunstkritiker normalerweise versuchen, das Werk eines Künstlers dem Publikum näherzubringen, könnten dann mühelos auf ihn angewandt werden.
Nach 1937 wurde das Malerische Nebensache. Ihn fesselten nunmehr Gleichmaß und mathematische Strukturen, Kontinuität und Unendlichkeit und das Problem, das in jedem Bild steckt: Wiedergabe von drei Dimensionen auf der zweidimensionalen Fläche. Von diesen Themen war er besessen. Hier betrat er Pfade, die von anderen noch nicht begangen waren - und da war so unendlich viel zu entdecken. Diese Themen haben ihre Eigengesetzlichkeit, die aufgespürt und dann befolgt werden muß. Hier herrscht kein Zufall. Hier entsteht nichts, das ebenso gut anders hätte sein können. Das Malerische wird Zugabe. Von da an findet die Kunstkritik keinen Zugang mehr zu seinem Werk.
Selbst ein sehr wohlwollender Kritiker äußert sich mit einer gewissen Skepsis: »Die Frage, die sich im Hinblick auf Eschers Werk immer wieder stellt, ist die, ob seine jüngeren Arbeiten unter den Begriff »Kunst« fallen...er rührt mich gewöhnlich an, doch kann ich unmöglich sein ganzes Werk als gut bezeichnen. Das wäre lächerlich, und Escher ist klug genug, das zu erkennen« (G.H.'s Gravesande, *De Vrije Bladen,* Den Haag, 1940).
Es verdient festgehalten zu werden, daß dies von einem Werk gesagt wurde, das heute höchstes Ansehen genießt. Derselbe Kritiker fährt fort: »Eschers Vögel, Fische und Eidechsen sind nicht zu beschreiben; *sie verlangen eine Denkweise, die nur bei wenigen Menschen zu finden ist.«*
Die Zeit hat gelehrt, daß 's Gravesande sein Publikum unterschätzte oder vielleicht nur die schmale Schicht vor Augen hatte, die regelmäßig Galerien und Ausstellungen besucht und kein Konzert ausläßt.
Es ist erstaunlich, wie Escher selbst - scheinbar unberührt von der Kritik - auf dem eingeschlagenen Weg weiterschritt. Seine Arbeiten verkauften sich schlecht, die offizielle Kunstkritik übersah sie; selbst in seiner engeren Umgebung hatte er wenig Bewunderer, dennoch fuhr er fort, das darzustellen, was ihn fesselte.

Verstandesmäßig-zerebral

Wer Kunst als Ausdruck von Gefühlen betrachtet, muß Eschers ganzes Werk nach 1937 ablehnen. Denn es ist vom Verstand bestimmt - was das Ziel wie auch die Ausführung anlangt. Das schließt nicht aus, daß er zusammen mit dem, was er erzählt, mit dem Inhalt, den er vermitteln will, den Enthusiasmus über seine Entdeckung *eindringlich,* wenn auch ohne Pathos, zum Ausdruck bringt.
Doch alle Kritiker, die Escher bewundern, vermeiden angstvoll das Wort »verstandesmäßig«. In der Musik und in noch höherem Maße in den bildenden Künsten ist es beinahe gleichbedeutend mit Antikunst. Sonderbar, daß das Verstandesmäßige in diesen beiden Bereichen so ängstlich ausgeschaltet wird. Bei Abhandlungen über Literatur spielt das Wort »verstandesmäßig« kaum eine Rolle, und es ist bestimmt kein Ausdruck, der Tadel oder Ablehnung enthält. Augenfällig ist, daß es meist darum geht, einen Gedankeninhalt zu übermitteln, natürlich in einer Form, die fesselt und bewegt. Ich glaube, daß es irrelevant für ein Kunstwerk ist, ob es verstandesmäßig genannt wird oder nicht. Es ist nun einmal so, daß die übergroße Mehrheit der bildenden Künstler nicht so durch Gedankeninhalte gefesselt ist, daß sie daraus die Inspiration für ihr Werk bezieht.
Es handelt sich darum, ob sie dem, was fesselt und beschäftigt, die einzig gemäße Form geben können, dergestalt, daß das Unaussprechbare Gestalt bekommt und vermittelt wird. Escher beschäftigen Ideen über Gleichmaß, Struktur, Kontinuität, und sein Staunen über die Art und Weise, wie sich räumliche Objekte auf einer Fläche darstellen lassen, ist unerschöpflich. Ideen, die er nicht in Worte fassen, aber wohl in Bildern deutlich machen kann. Sein Werk ist in hohem Grade »verstandesmäßig«, aber zuallerletzt »literarisch« in dem Sinne, daß er Dinge, die in Worten wiedergegeben werden könnten, mit einem Bild umschreibt, oder daß er Bildchen machen würde, die einen Text benötigen.
Die wichtigste Funktion jeder Kunstkritik besteht darin, dem Betrachter ein Werk so nahe zu bringen, daß es unmittelbar zu ihm spricht.
In gewisser Hinsicht scheint es der Kritiker mit Eschers Werk besonders leicht zu haben: Er muß exakt beschreiben, was auf dem Blatt zu sehen ist; seine eigenen subjektiven Gefühle braucht er dabei nicht auszubreiten. Für ein erstes Kennenlernen genügt es völlig, jeden Betrachter dazu zu bringen, daß für ihn mit dem »Begreifen« des Werks das Vergnügen einer Entdeckung verbunden ist. Dieses Vergnügen bildete den Kern von Eschers eigener Inspiration - es zu übermitteln, war Ziel und Zweck seiner Kunst.
Die meisten seiner Blätter haben jedoch viel mehr zu bieten. Ein Bild von Escher ist immer eine (vorläufige) Endphase. Wer diese Endphase mehr als oberflächlich begreifen und sich an ihr erfreuen will, muß mit dem ganzen Kontext konfrontiert werden. Sein Werk trägt den Charakter einer Untersuchung. In seinen Bildern legt er einen Bericht vor, verzeichnet er vorläufige Ergebnisse. Und hier wird die Aufgabe des Kritikers schwieriger. Er muß sich in die allgemeine Problematik einarbeiten, die das Bild aufwirft, und zeigen, wie das Bild da hineinpaßt. Und wo die gefundene Lösung auf der Konstruktionsebene liegt, wird er auch anhand der vielen Vorskizzen, die Escher für seine Bilder machte, den mathematischen Hintergrund des Blattes beachten müssen.
Wenn er dies tut, wird er dem Betrachter helfen, das Blatt im Feuer seiner Schöpfung zu sehen, und auf diese Weise seinem Sehen eine neue Dimension hinzufügen. Nur dann kann der Druck ein Erlebnis werden, das dem Reichtum und der Mannigfaltigkeit der ursprünglichen Inspiration des Künstlers angemessen ist.
Über diese Inspiration hat Escher selbst gesagt: »Wenn Ihr nur wüßtet, was ich in der Dunkelheit der Nacht gesehen habe...ich bin manchmal wahnsinnig vor Kummer gewesen, weil ich das nicht darstellen konnte. Jedes Bild ist im Vergleich dazu ein Fehlschlag, der noch nicht einmal einen Bruchteil von dem wiedergibt, was hätte sein müssen.«

4 Eingebaute Kontraste

Dualismus

Eschers Vorliebe für den Gegensatz von schwarz und weiß hat eine Parallele in seiner Vorliebe für das Dualitätsprinzip in seiner Gedankenwelt.

»Das Gute kann nicht ohne das Böse existieren, und wenn man einen Gott akzeptiert, dann muß man auf der anderen Seite dem Teufel einen gleichwertigen Platz geben. Das ist das Gleichgewicht. Ich lebe von dieser Dualität. Aber das scheint auch nicht erlaubt zu sein. Die Menschen werden über diese Dinge gleich so tiefsinnig, daß ich bald überhaupt nichts mehr davon verstehe. Doch in Wirklichkeit ist es sehr einfach: weiß und schwarz, Tag und Nacht - der Graphiker lebt davon«. Diese Dualität liegt deutlich seinem ganzen *Charakter* zugrunde. Der Zerebralität seines Werkes und der peinlichen Sorgfalt, mit der er es plante, steht eine große Spontaneität im Erleben der Schönheit der Natur, der alltäglichsten Ereignisse des Lebens, der Musik und Literatur gegenüber. Er war sehr feinfühlend und seine Reaktionen waren eher gefühlsmäßig als von der Vernunft bestimmt. Für diejenigen, die ihn nicht persönlich kannten, wird das vielleicht am besten durch einige Auszüge aus den vielen Briefen, die er mir geschrieben hat, illustriert.

12. Oktober 1956

»... inzwischen ärgert es mich, daß ich so zittrig schreibe; das kommt von der Müdigkeit, selbst in meiner rechten Hand, obwohl ich doch mit der linken zeichne und schneide. Aber offenbar spannt sich die rechte Hand doch so an, daß auch sie müde wird.

Der Umkehreffekt der Prismen ist so verblüffend, daß ich versuchen will, mir einige zu beschaffen (ich hatte ihm zwei Prismen geschickt und ihn auf den pseudoskopischen Effekt aufmerksam gemacht, der damit erreicht werden kann, Bruno Ernst). Soweit ich mit ihnen experimentiert habe, sind ›ferne Kulissen‹ das Frappanteste ... Die entferntesten Zweige, halb im Nebel, erscheinen plötzlich vor dem Baum, nahebei wie ein seltsamer Dunst. Warum trifft uns ein solches Phänomen so? Unzweifelhaft ist dazu ein gut Teil kindlichen Staunens nötig-.- Und das besitze ich in reichem Maße; Staunen ist das Salz der Erde ...«

6. November 1957

»Der Mond ist für mich ein Sinnbild für die Gleichgültigkeit, den Mangel an Staunen, den die meisten Menschen haben. Wer wundert sich noch, daß er dort am Himmel hängt? Für die meisten Menschen ist er nur eine flache Scheibe, von der dann und wann ein Stück fehlt, ein schlechter Ersatz für eine Straßenlaterne. Leonardo da Vinci schrieb über den Mond ... ›La luna grave e densa, come sta la luna?‹ Grave e densa - schwer und kompakt möchte man übersetzen. Mit diesen Worten drückt Leonardo genau das atemlose Staunen aus, das uns erfüllt, wenn wir diesen Gegenstand betrachten, diese ungeheure kompakte Kugel, die da einfach schwebt.«

26. September 1957

»Nach einer Reise von sechseinhalb Wochen auf einem Frachter im Mittelmeer wieder zu Hause. War es ein Traum oder war es Wirklichkeit? Ein altes Dampfschiff, ein Traumschiff mit dem passenden Namen *Luna*, trug mich willenlosen Passagier über das Marmarameer nach Byzanz, dieser absolut unwirklichen Weltstadt mit einer Bevölkerung von 1 1/2 Millionen wie Ameisen wimmelnden Orientalen ... dann an idyllische Strände mit winzigen byzantinischen Kirchen zwischen Palmen und Agaven ...

Ich stehe noch unter dem Bann der Traumwogen, die über mich kamen im Zeichen des Kometen Mrkos (1957). Länger als einen Monat folgte ich ihm, Nacht für Nacht, auf dem pechschwarzen Vorderdeck der *Luna* ... am glitzernden Sternenhimmel mit seinem etwas gekrümmten Schweif entfaltete er sich kühn und staunenerregend.«

1. Dezember 1957

»Während ich schreibe, kann ich unmittelbar vor meinem großen Studiofenster ein fesselndes Schauspiel beobachten - aufgeführt von einer vorzüglichen Akrobatengruppe. Ich habe für sie zwei Meter vor meinem Fenster entfernt einen Draht gespannt. Hier führen meine Akrobaten ihre Kunststücke mit solcher Meisterschaft aus und schlagen ihre augenscheinlich fröhlichen Purzelbäume, daß ich meine Augen kaum von ihnen lassen kann.

Meine Protagonisten sind Kohlmeisen, Blaumeisen, Sumpfmeisen, langgeschwänzte Meisen und Haubenmeisen. Dann und wann werden sie von ein paar hitzigen Kleibern (blauer Rücken und orangefarbene Brust) mit ihrem sehr kurzen Stützschwanz und Spechtschnabel verjagt. Das scheue Rotkehlchen (hinsichtlich seiner eigenen Familie so intolerant und selbstsüchtig wie jedes andere Individuum) wagt nur sporadisch, ein Korn aufzupicken, aber verschwindet schleunigst, sobald eine Meise auf dem Futterplatz auftaucht. Einen Buntspecht habe ich noch nicht gesehen; der kommt meist erst später in der Wintersaison. Einfältige Amseln und Finken stehen unten und begnügen sich mit den Körnern, die herabfallen, und es fällt eine ganze Menge herab: besonders die Kleiber sind so grob, ungezogen und unordentlich wie echte Piraten. So gibt es geradezu einen Regen von Körnern, wenn sie auf dem Futterplatz einfallen. Das Picken mit dem Kopf nach unten hängend, um so die aufgefädelten Erdnüsse zu erwischen, müssen die Meisen jedes Jahr von neuem lernen. Zu Beginn versuchen sie flügelschlagend, über der hin- und herschaukelnden Nuß im Gleichgewicht zu bleiben. Aber offenbar können sie nicht flügelschlagend picken oder pickend mit den Flügeln schlagen. Und zum Schluß machen sie die Entdeckung, daß eine Erdnuß am besten mit dem Kopf nach unten hängend zu picken ist ...«

Der Mitmensch

»Mein Werk hat nichts mit dem Menschen zu tun, auch nichts mit Psychologie. Ich weiß nicht recht, was ich mit der Wirklichkeit anfangen soll; mein Werk hat damit nichts zu tun. Ich weiß, daß das falsch ist! ... Ich weiß, daß man verpflichtet ist, daran mitzuwirken, daß sich alles zum Besten wendet. Aber ich habe kein Interesse an der Menschheit. Ich habe einen großen Garten, um mir alle diese Leute vom Leib zu halten. Aber in meine Gedanken dringen sie ein und rufen ›Was machst Du mit diesem großen Garten!‹ Da haben sie natürlich recht, aber ich kann nicht arbeiten, wenn ich merke, daß sie da sind. Ich bin scheu und finde es schwierig, mit Fremden umzugehen. Ich habe niemals Freude am Ausgehen gehabt ... ich muß mit meiner Arbeit allein sein. Ich kann es nicht leiden, wenn jemand an meinem Fenster vorbeigeht. Ich meide Lärm und Bewegung. Ich bin psychisch unfähig, ein Porträt zu machen. So ein Kerl, der vor einem sitzt, so eine Person stört mich viel zu sehr.

Warum muß man mit der Nase immer auf die elende Wirklichkeit gestoßen werden? Warum darf man nicht spielen? Manchmal habe ich das Gefühl: Darf das sein? Ist meine Arbeit wohl ernst genug? Wenn Du dies tust, während im Fernsehen diese abscheuliche Vietnam-Geschichte gezeigt wird...

Ich empfinde dies nicht brüderlich, und ich glaube nicht so sehr an all dieses Mitleid für einander, außer bei den wirklich Guten - und die sprechen nicht darüber.«

All diese ziemlich zynischen Äußerungen stammen aus einem Interview mit einem Journalisten des Magazins *Het Vrij Nederland*. Sie könnten durch viele Bemerkungen aus persönlichen Gesprächen ergänzt werden - angefangen bei der großen Täuschung, die von denen praktiziert wird, die jedem Menschen religiöse Gefühle aufreden wollen, über seine Ansicht, daß alle Menschen um sich beißen, und daß der Stärkste gewinnt, bis zu seiner Auffassung vom Selbstmord: »wenn Du es leid bist, mußt Du selbst entscheiden können, ob Du verschwinden willst.«

Als Escher diesen Gedanken aussprach, war er davon bis auf den Grund seines Herzens überzeugt, aber hier ergibt sich eine merkwürdige Dualität. Im Umgang mit anderen war er ein wahrhaft sanftmütiger Mensch, der niemand etwas Böses antun konnte oder ihm schaden wollte.

In demselben Gespräch, in dem er seinen Widerwillen darüber äußerte, daß noch immer Menschen in Klöstern leben und damit ihr Leben einem Wahnideal opfern, zeigte er mir mit großer Begeisterung einen Zeitungsartikel, der den Bericht über eine Nonne enthielt, die sich ganz und gar der Linderung des Leidens in Vietnam verschrieben hatte.

Finanzielle Schwierigkeiten hatte Escher nie gekannt, wenn Not am Mann war, unterstützte ihn sein Vater. Als er nach 1960 gut verdiente, interessierte ihn das Geld überhaupt nicht. Er lebte weiter bescheiden wie bisher, *sehr* bescheiden, fast asketisch.

Es machte ihm Freude, daß sein Werk sich so gut verkaufte. Er sah darin ein deutliches Zeichen der Wertschätzung. Daß dabei auch sein Bankkonto wuchs, ließ ihn kalt: »Ich kann im Augenblick unglaublich viel von meinen Arbeiten verkaufen. Wenn ich Assistenten in meinem Studio hätte, könnte ich Multimillionär sein. Sie müßten den ganzen Tag Holzschnitte abziehen, um die Nachfrage zu befriedigen. Aber ich denke nicht daran... Das ist wie eine Banknote; Du druckst sie eben und dann bekommst Du soundsoviel Geld dafür.«

In einem persönlichen Gespräch sagte er: »Wissen Sie noch, daß ich jahrelang an einem Entwurf für die 100-Gulden-Banknote im Auftrag der Niederländischen Bank gearbeitet habe? Der wurde verworfen, aber heute drucke ich meine eigenen 500-Dollar-Scheine auf meine einfache Weise!«

Einen großen Teil seines Vermögens verwendete er, um anderen, die es schwer haben, zu helfen... und dies trotz seiner Idee, daß jeder nur für sich selbst sorgen möge und ihn das Leid anderer eigentlich nichts anginge.

Dieser Gegensatz blieb bei ihm konstant. Vielleicht kann man das Zusammengehen so gegensätzlicher Elemente in einer Person mit Eschers Aversion gegen jeden Kompromiß und mit seinem unbedingten Bedürfnis nach Ehrlichkeit und Klarheit erklären. Er wußte, daß er gefühlsmäßig nicht engagiert war. Es fehlte ihm ein gewisses Etwas, das ihm geholfen hätte, leichter mit seinen Mitmenschen umzugehen. Aber dann wollte er auch nicht das Gegenteil vortäuschen. Er war zu sehr von seiner Arbeit und seinen Idealen, die ausschließlich auf dem Gebiet seiner Kunst lagen, beansprucht, als daß er sich um das Wohl und Wehe der Menschheit hätte kümmern können. Weil er sich dessen bewußt war, und es eigentlich auch bedauerte, konnte er die Erklärung nicht unterlassen, daß das Leid anderer ihn nichts anginge. Und wo er sich doch genötigt fühlte, sich das Schicksal anderer zu Herzen zu nehmen, beließ er es nicht bei Worten, sondern half tatkräftig.

Dies alles mag den Eindruck erwecken, als hätte er keinen Mitmenschen für sein Werk gebraucht, als ließe ihn positive wie negative Kritik kalt. Er hatte seine eigene Richtung und seinen eigenen Stil gefunden, trotz des geringen Interesses, dem er begegnete.

Dem gegenüber steht die Tatsache, daß seine ganze Arbeitsweise auf weite Verbreitung ausgerichtet war. Er machte keine Unika, limitierte nicht die Zahl der Abzüge. Er druckte langsam und sorgfältig, soweit Nachfrage bestand. Und als ich ihn fragte, ob ich sechs Drucke in voller Größe reproduzieren lassen dürfe, um sie zum Kostenpreis jungen Lesern der mathematischen Zeitschrift *Pythagoras* anzubieten, hatte er nicht den leisesten Einwand. Als der bibliophile Verlag De Roos ihn bat, ein kleines Buch zu schreiben und zu illustrieren, schrieb er mir: »... es erscheint in einem wunderbaren, meines Erachtens übertrieben kostbaren, (aber so sind nun mal die halb verrückten Bibliophilen) preziösen Gewand, in einer Auflage von 175 Exemplaren - ausschließlich bestimmt für die Mitglieder von »De Roos« (die horrend dafür bezahlen müssen). Das Preziöse liegt mir nicht, und ich bedaure am meisten, daß die Mehrzahl der Exemplare in die Hände von Leuten kommt, die mehr auf die Form als auf den Inhalt Wert legen und die den Text nicht oder kaum lesen werden... Ich bin immer ein wenig bitter und verärgert über Bücher, die in einer begrenzten Auflage für eine sogenannte auserwählte Gruppe herausgebracht werden«.

Escher war stolz, als Professor Hugh Nichol 1960 einen Artikel über sein Werk schrieb unter der Überschrift »Jedermanns Künstler« (»Everyman's Artist«). Es rührte ihn, wenn Menschen, von denen er wußte, daß sie nur wenig Geld hatten, seine Drucke kauften: »Sie haben ihre lieben Pfennige dafür übrig, das will doch was heißen; hoffentlich gibt es ihnen Inspiration.« Und er zeigte mir glücklich und gerührt einen Brief, den er von einigen jungen Amerikanern erhalten hatte: unter eine Zeichnung hatten sie geschrieben: Mr. Escher, Dank für Ihr Da-sein (Thank you for being).«

Es wurde gelegentlich behauptet, daß Escher im Umgang schwierig sei; doch kenne ich wenig Menschen, die freundlicher waren als er. Aber er konnte es nicht leiden, wenn sich ihm Menschen näherten, die sein Werk nicht schätzten, aber doch gern einmal mit ihm gesprochen hätten, oder Menschen, die ihn vor ihren Karren spannen wollten. Seine Ablehnung war dann aber nie grob, sondern freundlich und bestimmt. Seine Zeit war ihm zu kostbar für derartige Gespräche.

Seine Bilder, sein Werk gingen ihm über alles. Aber er konnte es doch auch als ein Außenstehender sehen - in der ganzen Relativität eines menschlichen Produktes. So lange er mit einem Bild beschäftigt war, schien ihm nichts anderes wichtig, und dann ertrug er auch keine Kritik, sogar nicht von seinen engsten Freunden. Das hätte ihm den Mut genommen, daran weiterzuarbeiten. Hatte das Bild einmal seine endgültige Form bekommen, dann stand er selbst ihm sehr kritisch gegenüber und vertrug auch Kritik von anderen. »Ich finde, was ich mache, mal sehr schön, mal sehr häßlich.«

Seine eigenen Arbeiten hing er niemals in seinem Haus auf, auch nicht in seinem Atelier - sie um sich zu haben, konnte er nicht ertragen.

»Was ich mache, ist nichts besonderes. Ich verstehe nicht, daß nicht viel mehr Menschen so etwas machen. Die Menschen sollten sich nicht in meine Bilder vergaffen; laßt sie selbst etwas machen; das scheint mir amüsanter für sie zu sein.

Während ich mit etwas beschäftigt bin, denke ich, daß ich die schönste Sache der Welt mache. Wenn etwas gelingt, dann sitze ich am Abend verliebt davor. Und diese Verliebtheit ist weit größer als irgendeine Verliebtheit in einen Menschen. Am nächsten Tag öffnen sich einem die Augen schon wieder...«

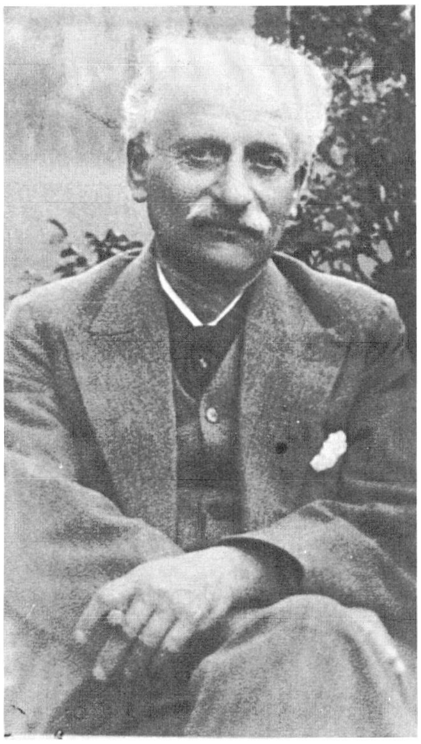

18. Jesserun de Mesquita

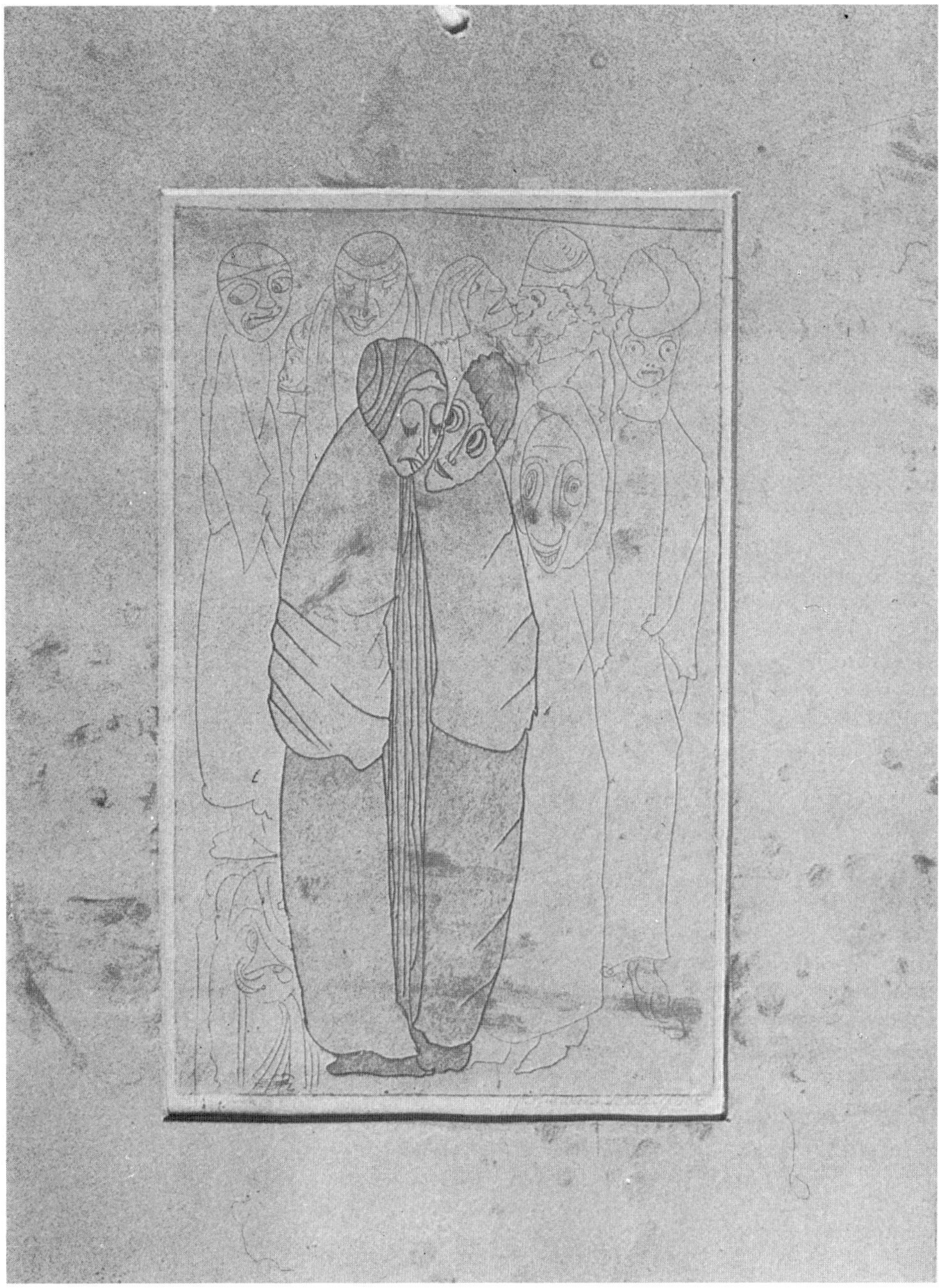

19. Bild von De Mesquita, beschmutzt von einem deutschen Soldatenstiefel

Escher und Jesserun de Mesquita

Charakteristisch für Escher und seine Treue und Dankbarkeit gegenüber seinem Lehrer in der Kunst des Holzschnittes ist es, daß er immer eine Photographie seines Lehrers an einer Schrankwand in seinem Studio angeheftet hatte. Als ich ihn bat, eine Reproduktion davon machen zu dürfen, stimmte er nur unter der Bedingung zu, daß er das Original innerhalb einer Woche zurückbekäme.

Ebenso hing er an einem von Mesquitas Bildern, das er in seinem verwüsteten Haus gefunden hatte, nachdem Mesquita in ein deutsches Konzentrationslager verschleppt worden war. Die Worte, die Escher 1945 auf die Rückseite dieses Druckes schrieb, bezeugen mit der ihm eigenen Präzision die Intensität seiner Gefühle: »Ende Februar 1944 gefunden im Haus von S. Jesserun de Mesquita unten an der Treppe, unmittelbar hinter der Eingangstür, zertrampelt von deutschen Nagelstiefeln.

Etwa vier Wochen vorher, in der Nacht vom 31. Januar zum 1. Februar 1944, war die Familie de Mesquitas aus dem Bett geholt und verschleppt worden. Die Eingangstür stand offen, als ich Ende Februar ankam. Ich ging hinauf ins Atelier; die Fenster waren kaputt und der Wind blies durch das Haus. Auf dem Boden lagen in unbeschreiblicher Unordnung hunderte von graphischen Blättern verstreut. In fünf Minuten sammelte ich zusammen, so viel ich tragen konnte, machte aus einigen Kartons eine Art Mappe und nahm sie mit nach Baarn. Es waren etwa 160 Bilder, fast alles graphische Blätter, signiert und datiert. Im November 1945 gab ich sie alle dem Stadtmuseum in Amsterdam, wo ich eine Ausstellung plante, zusammen mit anderen Werken von de Mesquita, die dort und bei D. Bouvy in Bussum aufbewahrt wurden. Es ist nun wohl als sicher anzunehmen, daß S. Jesserun de Mesquita, seine Frau und sein Sohn Jaap in einem deutschen Lager umgekommen sind.

1. November 1945 M.C. Escher«

5 Die Entstehungsgeschichte seines Werkes

Themen

Wenn wir Eschers ganzes Werk überblicken, finden wir neben einer Reihe von Drucken, die vor allem süditalienische und mediterrane Landschaften zum Thema haben und die fast alle vor 1937 entstanden sind, noch rund 70 Bilder (nach 1937) mit einem mathematischen Einschlag. In diesen 70 Bildern wiederholt sich Escher nirgends. Wiederholungen gibt es nur da, wo er im Auftrag arbeitete. Bei den freien Arbeiten gewinnt man den Eindruck, daß er sich vom ersten bis zum letzten Bild auf einer Entdeckungsreise befindet und daß jedes Bild ein Bericht über seine Funde ist. Um einen Einblick in sein Werk zu gewinnen, muß man nicht nur jedes einzelne Bild sorgfältig analysieren, sondern alle 70 Bilder wie ein »Logbuch« von Eschers Entdeckungsreise lesen. Diese Reise erstreckt sich über drei Gebiete - das sind die drei Themen, die wir unter den mathematischen Bildern unterscheiden können.

1. Die Struktur des Raumes

Wenn man sein Werk als Ganzes betrachtet, sieht man, daß auch in den Landschaftsdrucken vor 1937 nicht so sehr das Malerische, sondern eher die Struktur gesucht wird. Wo diese kaum vorhanden ist, wie zum Beispiel bei Ruinen, interessiert Escher sich nicht dafür. Trotz seines zehnjährigen Aufenthaltes in Rom, mitten unter den Resten der antiken Kultur, widmet er diesen kaum ein einziges Bild; und Besuche in Pompeji haben auch keine Spur in seinem Werk hinterlassen.
Nach 1937 behandelt er räumliche Struktur nicht länger analytisch. Er läßt den Raum, wie er ihn vorfindet, nicht mehr intakt, sondern bringt Synthesen zustande, wobei verschiedene Räume zu gleicher Zeit auf ein und demselben Bild mit zwingender Logik erscheinen. Die Resultate sehen wir in Bildern, bei denen sich verschiedene Räume gegenseitig durchdringen. Die Aufmerksamkeit für streng mathematische Figuren kommt erst später zur Entfaltung und beruht auf seiner Bewunderung für Kristallformen. Innerhalb dieses Raumstruktur-Themas gibt es drei Kategorien:

a) Landschaftsbilder
b) Durchdringung verschiedener Welten
c) Abstrakte, mathematische Körper

2. Die Struktur der Fläche

Diese beginnt mit dem Interesse an regelmäßiger Flächenaufteilung, insbesondere angeregt durch seine Besuche der Alhambra. Nach einem intensiven Studium, das ihn als Nicht-Mathematiker viel Mühe kostete, arbeitete er ein ganzes System für regelmäßige Aufteilung der ebenen Fläche aus, die später die Bewunderung der Kristallographen und Mathematiker erwecken sollte. Bilder, die ausschließlich diese Flächenaufteilung zum Thema haben, gibt es nicht. Man findet sie nur in seinen Skizzenbüchern. Er verwendet sie aber bei seinen Metamorphosebildern, wobei streng mathematische Figuren langsam übergehen in erkennbare Formen: Mensch, Pflanzen, Tiere, Häuser usw.. Auch bei den Kreislaufbildern, bei denen die Anfangs- und Endphase ineinander übergeht, wird meist regelmäßige Flächenaufteilung angewandt. Schließlich kehrt die regelmäßige Flächenaufteilung in seinen Annäherungen an die Unendlichkeit wieder. Dann aber wird die Fläche nicht mit kongruenten sondern mit gleichförmigen Figuren gefüllt. Dies bringt kompliziertere Probleme mit sich, und diese Art von Bildern erscheint denn auch erst später.
Die Flächenstruktur bildet die Grundlage für drei Gruppen von Bildern:

a) Metamorphosen
b) Zyklen
c) Annäherungen an die Unendlichkeit

3. Die Beziehung zwischen Raum und Fläche im Verhältnis zur Abbildung

Escher selbst sah sich früh mit der Konfliktsituation konfrontiert, die jeder räumlichen Darstellung eigen ist: drei Dimensionen sollen auf einer zweidimensionalen Fläche dargestellt werden. Seine Verwunderung darüber drückte er in seinen »Konfliktbildern« aus.
Er setzt die Gesetze der Perspektive, die seit der Renaissance für räumliche Darstellung gelten, einem kritisch forschenden Blick aus und findet neue Gesetze, die er in seinen perspektivischen Bildern illustriert. Die räumliche Suggestion auf der Bildfläche kann so weit gehen, daß auf der Fläche Welten suggeriert werden, die es dreidimensional nicht geben kann. Das Bild erscheint als die Projektion eines dreidimensionalen Objektes auf einer Fläche, doch es ist eine Figur, die im Raum nicht existieren könnte.
In dieser letzten Kategorie finden wir auch wieder drei Gruppen von Bildern:

a) Das Wesen des Darstellens (Konflikt Raum - Fläche)
b) Perspektive
c) Unmögliche Figuren

Chronologie

Eine sorgfältige Analyse der Bilder nach 1937 zeigt, daß die verschiedenen Themen in verschiedenen Perioden vorkommen. Daß dies nicht früher bemerkt worden ist, hat seine Ursache möglicherweise in der Schwierigkeit, die Bilder zu analysieren, und in dem Umstand, daß in jeder Periode mehrere Themen gleichzeitig Eschers Geist beschäftigten. Darüber hinaus hatte jede Periode eine Anlaufzeit, so daß eine neue Periode sich nicht sehr deutlich ankündigte. Auf der anderen Seite konnte ein bestimmtes Thema sehr wohl wieder auftauchen, selbst wenn die Zeit der vollen Aufmerksamkeit für dieses Thema vorüber war.
Wir werden versuchen, die verschiedenen Perioden durch Jahreszahlen zu begrenzen, Anfang und Ende mit bestimmten Bildern anzudeuten und auch angeben, welches Bild unserer Meinung nach als der Höhepunkt der fraglichen Periode angesehen werden kann.

1. Struktur des Raumes

Landschaftsbilder

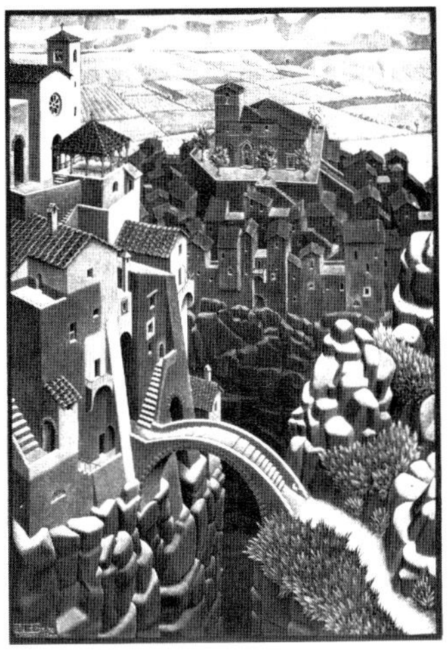

Die Brücke

Durchdringung von Welten

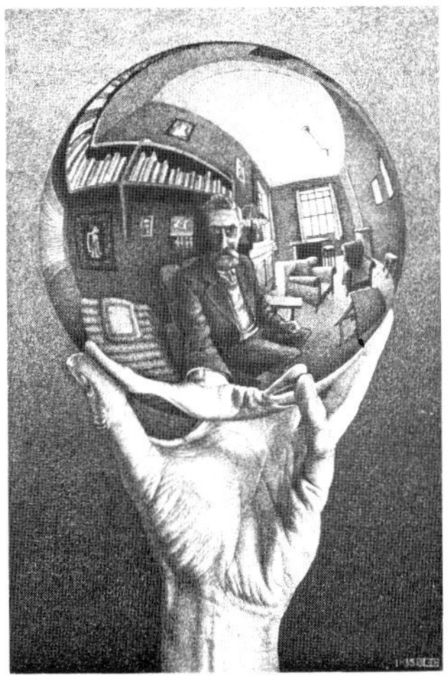

Hand mit spiegelnder Kugel

Abstrakte mathematische Körper

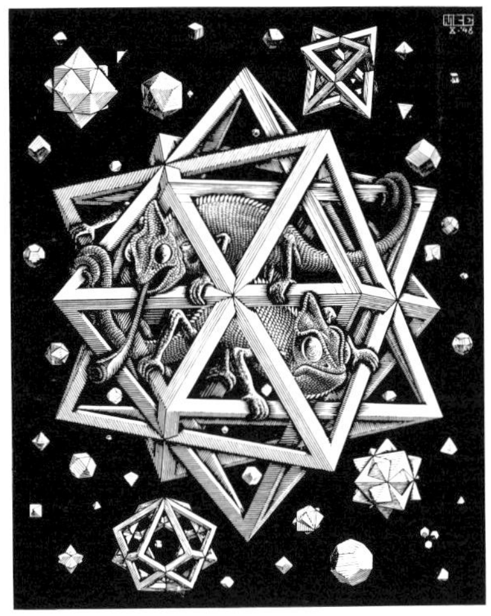

Sterne

2. Flächenstrukturen

Metamorphosen

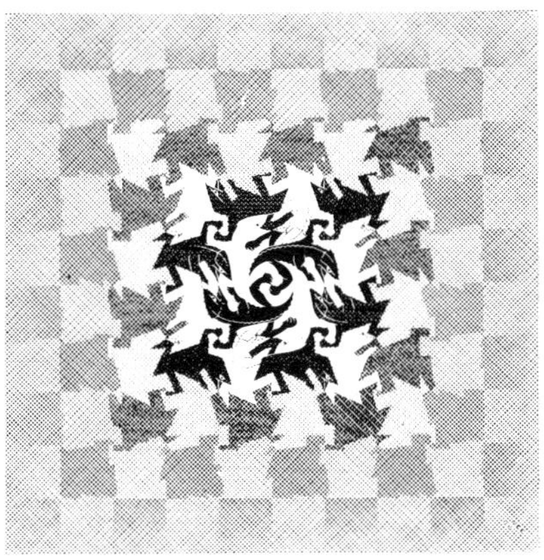

Entwicklung I

Zyklen

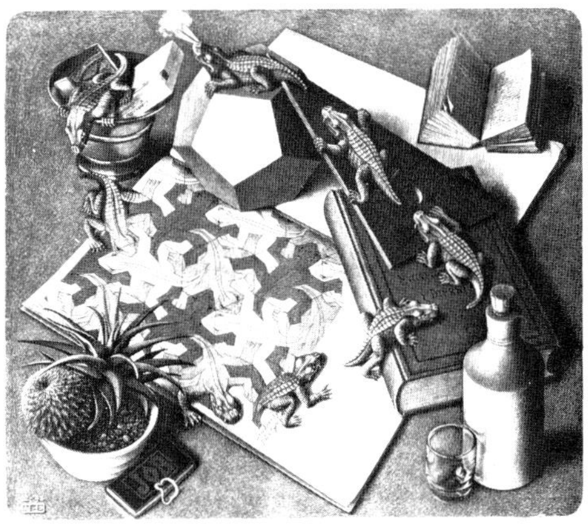

Reptilien

Annäherungen an Unendlichkeit

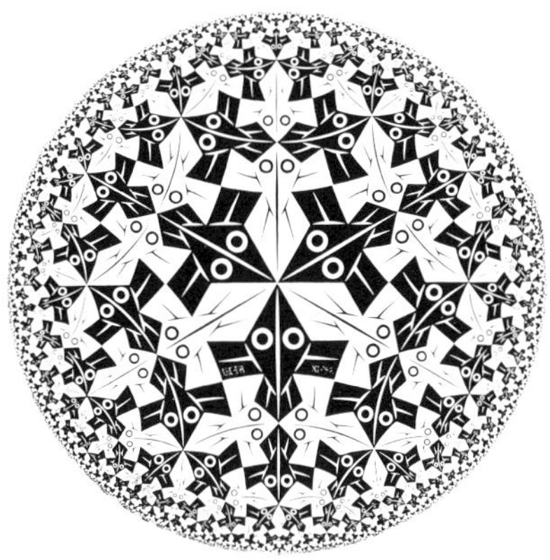

Kreislimit I

3. Die Beziehung zwischen Raum und Fläche im Verhältnis zur Abbildung

Das Wesen des Darstellens

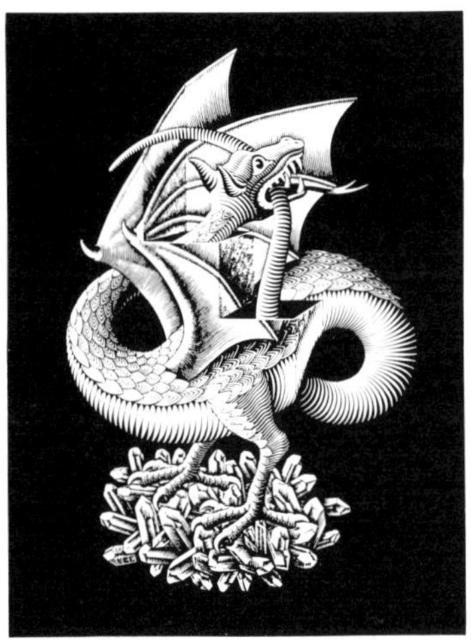

Drache

Perspektive

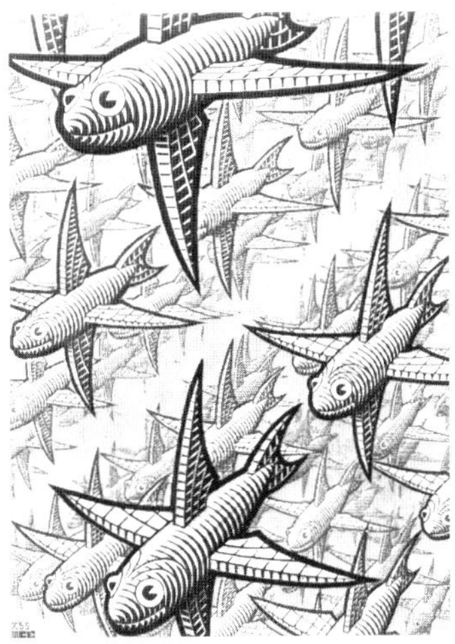

Tiefe

Unmögliche Figuren

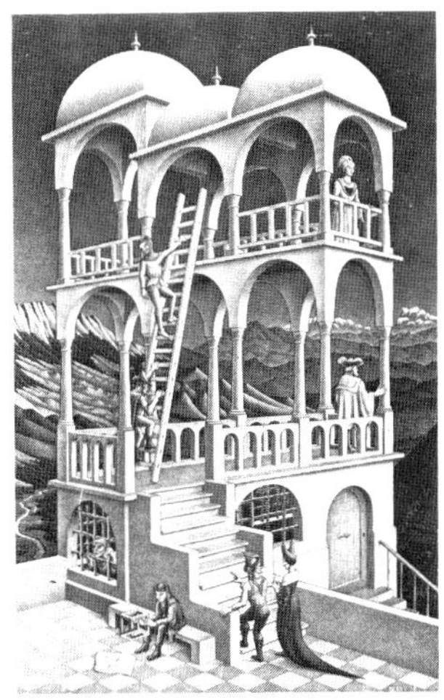

Belvedere

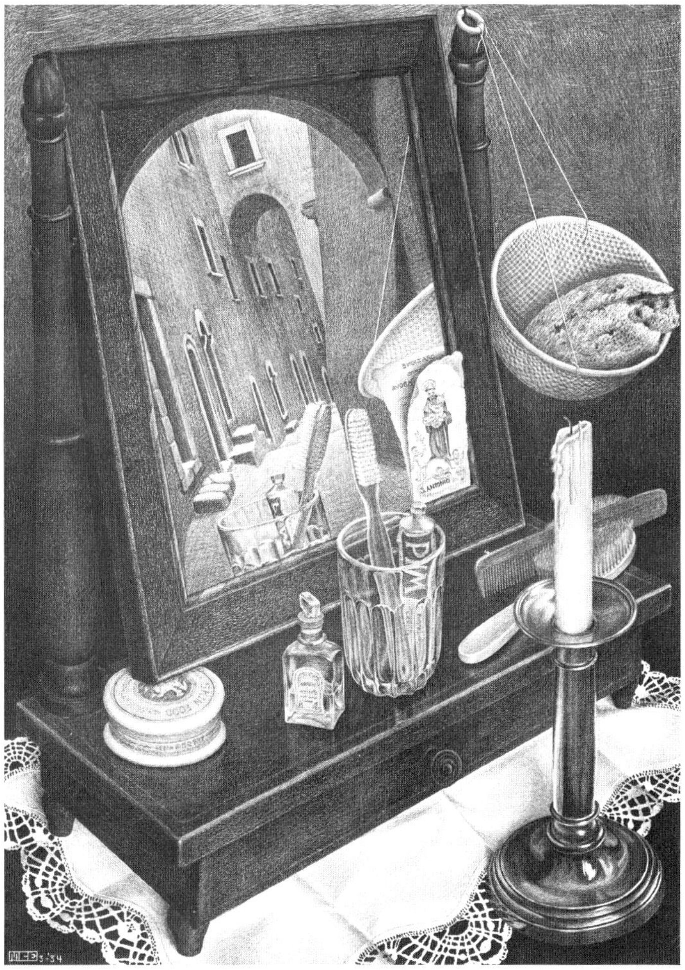

23. *Stilleben mit Spiegel, Lithographie, 1934*

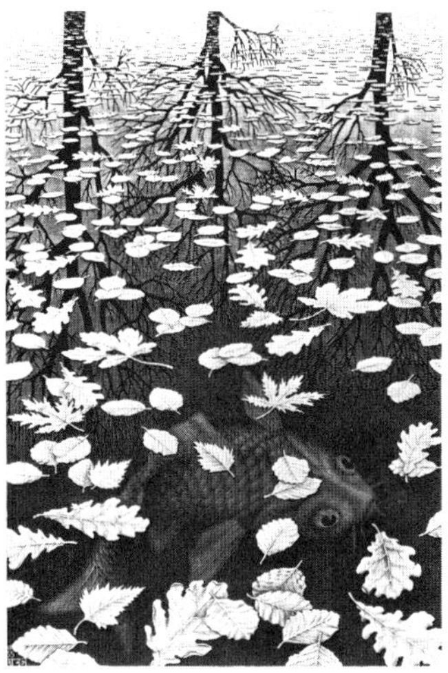

24. *Drei Welten, Lithographie, 1955*

1922-1937 Periode der Landschaften

Die meisten dieser Bilder stellen Landschaften und kleine Städte in Unteritalien und den mediterranen Küstengebieten vor. Abgesehen davon gibt es ein paar Porträts, einige Pflanzen und Tiere. Ein Höhepunkt war zweifellos mit *Castrovalva* (1930) erreicht, einer großen Lithographie von einer kleinen Stadt in den Abruzzen. Ein neuer Gedankengang kündigte sich schon 1934 in der Lithographie *Stilleben mit Spiegel* an, in welcher die Durchdringung zweier Welten durch Reflexion in einem Toilettenspiegel erreicht wird. Gerade dieses Thema, das als eine direkte Fortsetzung der Landschaftsbilder gesehen werden kann, ist das einzige, das nicht mit einer besonderen Periode verbunden ist. Das letzte Bild dieser Art, das wir zugleich als den Höhepunkt ansehen müssen, entsteht 1955: *Drei Welten,* eine Lithographie voll ruhiger, herbstlicher Schönheit; der arglose Betrachter kann sich kaum vorstellen, was für ein Triumph es für Escher war, auf so natürliche Weise drei verschiedene Welten an einem Ort darzustellen.

1937-1945 Periode der Metamorphosen

Das Bild, das diese Periode ankündigt, *Metamorphose I* (1937), zeigt die stufenweise Verwandlung einer kleinen Stadt über Kuben in eine chinesische Puppe.

Es ist nicht leicht in dieser Periode einen Höhepunkt zu benennen. Ich will dafür *Tag und Nacht* (1938) herausgreifen. Alle charakteristischen Merkmale dieser Periode sind darin zu finden; es ist eine Metamorphose, gleichzeitig ein Zyklus, und daneben können wir auch den Übergang von zweidimensionalen Formen (z.B. ein gepflügtes Feld) in dreidimensionale (Vögel) beobachten. 1946 entstand das letzte eindeutige Metamorphose-Zyklus-Bild dieser Periode: *Zauberspiegel.* Das Wesen des Darstellens, das bereits in den ersten Metamorphosebildern implizite vorhanden ist (das heißt, die Verwandlung der Zweidimensionalität in die Dreidimensionalität), kommt erst am Ende dieser Periode explizit in dem Blatt *Dorische Säulen* (1945) zur Darstellung. 1948 entstand das schönste Bild, *Zeichnen,* während das allerletzte Bild zu diesem Thema 1952 entstand, *Drache.* Die zuletzt genannten Bilder reichen chronologisch weit in die folgende Periode hinein.

1946-1956 Periode der perspektivischen Bilder

Schon bei den Arbeiten *St. Peter,* Rom (1935) und *der Turm zu Babel* (1928) wurde Eschers besonderes Interesse für ungewöhnliche Standpunkte sichtbar. Bereits hier ging es nicht so sehr um die Abbildung selbst, als vielmehr um die Eigenart der Perspektive. Aber erst 1946

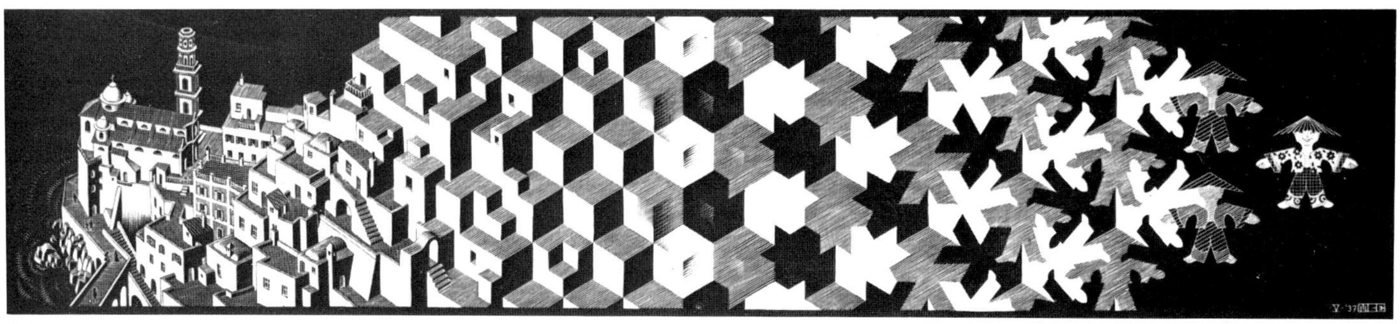

25. *Metamorphose I, Holzschnitt, 1937*

begann das große Forschen über die traditionellen Regeln der Perspektive. Das noch nicht ganz gelungene Mezzotinto-Blatt *Andere Welt* (1946), zeigt bereits einen Punkt, der zur gleichen Zeit Zenith, Nadir und Fluchtpunkt ist. Der Höhepunkt dieser Periode ist zweifelsohne *Oben und Unten* (1947), worin außer der Relativität der Fluchtpunkte Bündel von parallelen Linien als gebogene konvergierende Linien wiedergegeben werden.

Am Ende dieser Periode – 1955 – können wir eine Rückkehr zur traditionellen Perspektive wahrnehmen *(Tiefe)*, mit dem Ziel, die Unendlichkeit des Raumes zu suggerieren. In derselben Periode trat Eschers Interesse an schlichten geometrischen Raumfiguren, zum Beispiel regelmäßigen Polyedern, Raumspiralen und Moebius-Bändern hervor. Der Ausgangspunkt dieses Interesses liegt in Eschers Bewunderung für natürliche Kristallformen. Sein Bruder war Professor für Geologie und schrieb ein wissenschaftliches Handbuch über Mineralogie und Kristallographie. Das erste Bild war *Kristall* (1947). *Sterne* (1948) ist sicher schon der Höhepunkt. 1954 entstand das letzte jener Bilder, die ganz einer stereometrischen Figur gewidmet waren, *(Vierflächenplanetoid)*. Auch auf späteren Bildern begegnen uns noch Raumfiguren, aber dann nur als gelegentliche »Verzierung«, wie beispielsweise die Gebilde auf den Ecktürmen bei dem Blatt *Wasserfall* (1961).

Die Moebius-Bilder, obwohl später entstanden, gehören auch zu dieser Gruppe. Solche Figuren waren Escher zu dieser Zeit noch völlig unbekannt, aber sobald ein befreundeter Mathematiker ihn darauf hingewiesen hatte, gebrauchte er sie in seinen Bildern beinahe, als wolle er eine Unterlassung gutmachen.

1956–1970 Periode der Annäherungen an die Unendlichkeit

Diese Periode wurde 1956 mit dem Holzstich *Kleiner und Kleiner I* eingeläutet. Der kolorierte Holzschnitt *Kreis-Limit III* (1959) war, auch nach seiner eigenen Meinung, bei weitem das beste Bild aus dieser Periode. Eschers letztes Bild aus dem Jahr 1969 *(Schlangen)* ist eine Annäherung an die Unendlichkeit.

In dieser Periode entstanden auch die sogenannten unmöglichen Figuren: die erste ist *Konkav und Konvex* (1955) und die letzte *Wasserfall* (1961).

Das gelungenste und eindruckvollste Bild dieser Periode, ohne Zweifel ein Höhepunkt in Eschers Gesamtwerk, ist *Bildgalerie* (1956). Wenn man die ästhetischen Maßstäbe einer früheren Zeit anlegte, könnte man daran sehr viel tadeln. Aber was für jedes einzelne Bild Eschers gilt, gilt auch hier: Eine gefühlsmäßige Annäherung würde die tiefsten Intentionen des Künstlers völlig verfehlen. Nach Eschers eigener Meinung hatte er in *Bildgalerie* die äußersten Grenzen seines Denkens und Darstellens erreicht.

Der merkwürdige Umschwung in Eschers Werk fand zwischen 1934 und 1937 statt. Dieser hängt deutlich mit einem Wechsel des Domizils zusammen, obwohl er in keiner Weise dadurch erklärt wird. Als Escher in Rom wohnte, war er völlig auf die Schönheit der italienischen Landschaft ausgerichtet. Unmittelbar nach seinem Umzug, erst in die Schweiz und dann nach Belgien und Holland, vollzog sich ein innerer Wandel. Nicht länger inspirierte ihn die sichtbare Außenwelt, sondern weit mehr geistige Konstruktionen, die nur mathematisch ausgedrückt und beschrieben werden können.

Es ist klar, daß solch eine abrupte Wandlung einen Künstler nicht plötzlich überfällt. Hätte da nicht eine Prädisposition bestanden, hätte sich das Werk niemals in diese mathematische Richtung entwickeln können. Wir dürfen diese Prädisposition nicht in irgendeinem wissen-

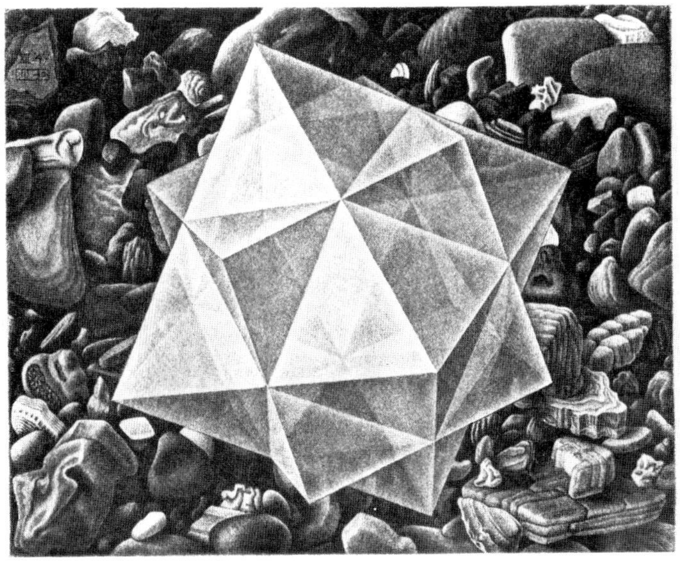

26. Kristall, Mezzotinto, 1947

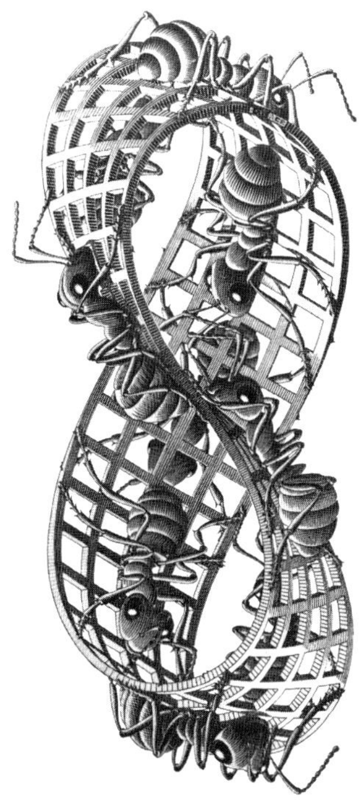

27. Möbiusband II, Holzstich, 1963

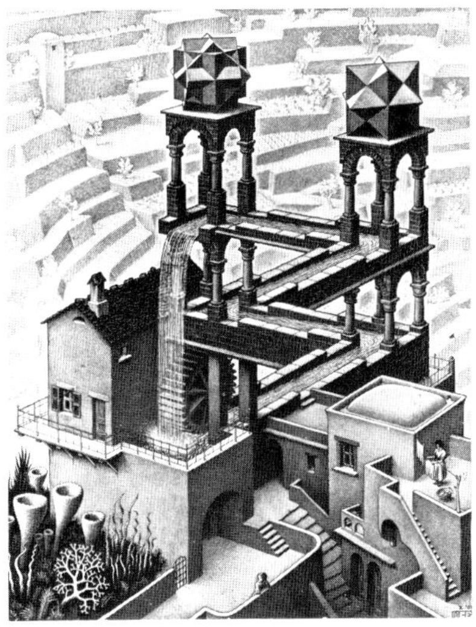

28. Wasserfall, Lithographie, 1961

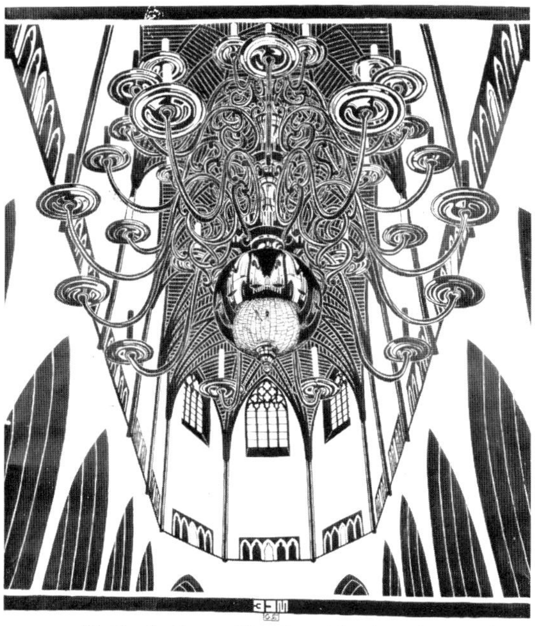

29. Sankt Bavo, Haarlem, Tuschzeichnung, 1920

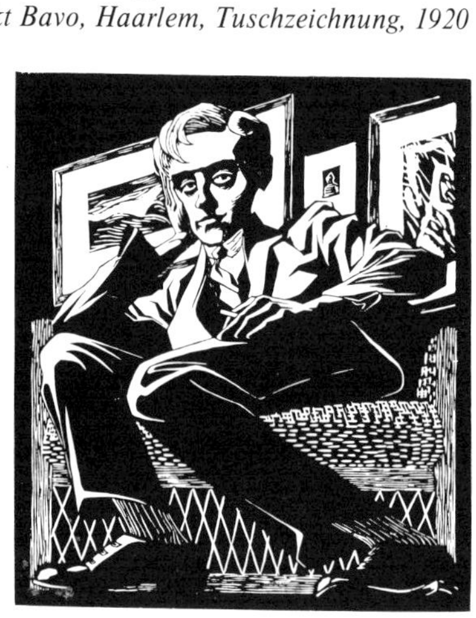

30. Selbstporträt im Stuhl, Holzschnitt

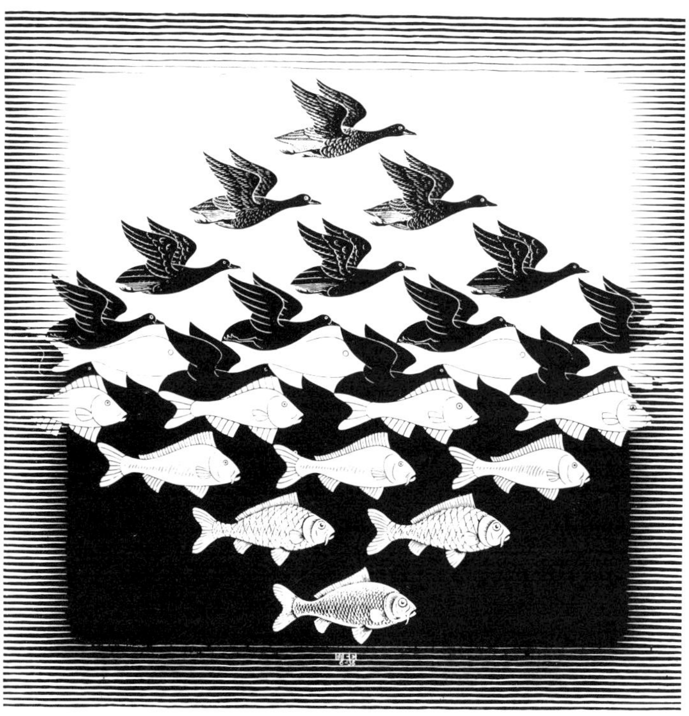

31. Luft und Wasser I, Holzschnitt, 1938

schaftlich-mathematischen Interesse suchen. Allen, die es hören wollten, erklärte Escher, daß er ein völliger Laie auf dem Gebiet der Mathematik sei. So sagte er einst in einem Interview, »Ich bekam nicht mal ein ›Befriedigend‹ in Mathematik. Das Komische ist, ich scheine mathematische Theorien anzuschneiden, ohne es selbst zu wissen. Nein, ich war ein netter, dummer Junge auf der Schule. Und dann sich vorzustellen, daß Mathematiker ihre Bücher mit meinen Bildern illustrieren! Und daß ich mit all den gelehrten Leuten wie ein Bruder und Kollege umgehe. Sie können sich überhaupt nicht vorstellen, daß ich nichts davon verstehe.«
Aber es ist die Wahrheit. Wer versuchte, Escher eine mathematische Darlegung beizubringen, die über die Kenntnisse eines Mittelschülers hinausging, erlebte die gleiche Enttäuschung wie Professor Coxeter, der Eschers Bilder gerade wegen ihres mathematischen Gehalts so bewunderte. Er nahm den Künstler mit zu einer seiner Vorlesungen, überzeugt, daß Escher imstande wäre, ihr zu folgen. Coxeter las gerade über ein Thema, das Escher in seinen Bildern verwendet hatte. Wie zu erwarten, verstand Escher absolut nichts davon. Abstaktionen waren ihm zuwider, auch wenn er sie klug fand und jeden bewunderte, der sich in dieser abstrakten Welt zu Hause fühlte. Wo die Abstraktion auch einen konkreten Anknüpfungspunkt bot, konnte Escher etwas damit anfangen, und dann bekam die Idee von ihm ein Maximum an Konkretheit mit. Er arbeitete nicht wie ein Mathematiker, viel eher wie ein geschickter Zimmermann, der nur mit Zollstock und Zirkel auf ein konkretes Ziel hinarbeitet.
In seinem frühesten Werk, aus der Zeit als er noch auf dem College in Haarlem war, sehen wir bereits ein Präludium, obwohl diese wiederkehrenden Themen sich nur denen enthüllen, die sein späteres Werk auch wirklich kennen. 1920 machte er in der Kathedrale St. Bavo in Haarlem eine große Federzeichnung auf einem mehr als einen Meter großen Blatt. Ein ungeheurer Messingkandelaber wird sozusagen von den Seitenschiffen der Kathedrale gefangen gehalten. Aber in der glänzenden Kugel, unten am Kandelaber, sehen wir die ganze Kathedrale und den Künstler selbst sich widerspiegeln. Hier ist bereits die Aufmerksamkeit für die Perspektive und für die Durchdringung zweier Welten mittels einer Kugelspiegelung vorhanden. Selbstporträts werden gewöhnlich vor einem Spiegel gemacht, aber dies kommt auf dem Porträt meist nicht zum Ausdruck. Bei einem Selbstporträt aus Eschers Schulzeit (einem Holzschnitt) ist der Spiegel gleichwohl deutlich und doch unsichtbar. Escher hat den Spiegel schräg gegen den Rand seines Bettes gestellt und erlangt so einen ungewöhnlichen Blickpunkt für dieses Selbstporträt.
Ein Holzschnitt von 1922 zeigt eine ganze Fläche gefüllt mit Köpfen. Sie entstand durch das wiederholte Drucken eines einzigen Blockes, auf dem acht Köpfe geschnitten waren, vier davon aufrecht und vier auf dem Kopfe stehend. Diese Art Drucke standen nicht auf dem Programm seines Lehrers de Mesquita. Sowohl die vollständige Ausfüllung der Fläche als die Wiederholung eines Themas durch Nebeneinandersetzen von Abdrucken immer desselben Blockes gehen auf Eschers eigene Initiative zurück. Nachdem Escher das erste Mal die Alhambra besucht hatte, sehen wir einen neuen Versuch von periodischer Flächen-Aufteilung. Einige Skizzen davon und ein paar Textildrucke von 1926 sind erhalten geblieben.

Nachdem Escher diesen Teil des Manuskriptes gelesen hatte, fügte er folgenden Kommentar hinzu: »Er ist auch immer an der Erkennbarkeit der Figuren interessiert, die er zu seiner Flächenfüllung benützt. Jedes Element, sei es lebend (gewöhnlich ein Tier, manchmal eine Pflanze) oder zu Zeiten ein Objekt des täglichen Gebrauchs, muß den Betrachter an erkennbare Formen denken lassen.« Es sind mühsame, ziemlich unbeholfene Anstrengungen. Die Hälfte der Tiere steht noch auf dem Kopf, die kleinen Figuren sind arg primitiv und wenig differenziert.

Vielleicht verdeutlichen diese Versuche am besten, wie schwierig die Erforschung dieses Gebietes selbst für Escher war!
Nach einem zweiten Besuch der Alhambra 1936 und dem darauffolgenden systematischen Studium der Möglichkeiten von regelmäßiger Flächenaufteilung erschien in rascher Folge eine Anzahl Bilder von außerordentlicher Originalität: im Mai 1937, *Kleine Metamorphose I,* im November *Entwicklung;* und dann im Februar 1938 der bekannte Holzschnitt *Tag und Nacht,* der augenblicklich bei denen einschlug, die Eschers Werk bewunderten, und der von diesem Moment an zu den begehrtesten Bildern gehörte. Im Mai 1938 erschien die Lithographie *Kreislauf* und im Juni *Luft und Wasser I,* ein Druck in dem mehr oder weniger das Thema von *Tag und Nacht* wiederaufgenommen wurde. Die süditalienischen Landschafts- und Städteszenen verschwanden nun für immer. Eschers Gedächtnis war voll von ihnen und seine Mappen mit Hunderten solcher Skizzen gefüllt. Er gebrauchte sie später, nicht als Hauptthema für ein Bild, sondern mehr als Füllsel, als zweitrangiges Material für Bilder mit ganz anderem Inhalt. 1938 widmete G.H.'s-Gravesande in der November-Nummer von *Elseviers Maandschrift* diesem neuen Werk einen Artikel: »Aber immerzu Landschaften zu machen, kann seinen philosophischen Geist nicht befriedigen. Er sucht nach anderen Objekten; so entstand sein Glas-Globus mit dem Porträt darin, ein bemerkenswertes Kunstwerk. Eine neue Vorstellung drängt ihn, Bilder zu machen, in welchen seine unzweifelhaften Neigungen für Architektur sich mit seinem philosophisch-literarischen Geist verbinden können.« Dann folgt eine Beschreibung der Bilder, die 1937 und 1938 entstanden sind.
Am Ende eines Artikels, wieder von 's-Gravesande, lesen wir: »Was Escher uns in der Zukunft geben wird - und er ist noch ein vergleichsweise junger Mann - läßt sich nicht voraussagen. Wenn ich die Dinge richtig sehe, dann wird er über diese Experimente hinausgehen und sein Können für Kunstgewerbe, Textil-Entwürfe, Keramik etc. anwenden müssen, für das es besonders geeignet ist.« Es war in der Tat nicht vorauszusagen, weder durch 's-Gravesande, noch durch Escher selbst. Eschers neues Werk machte ihn nicht bekannter; die offizielle Kunstkritik überging ihn zehn Jahr lang völlig, wie schon gesagt. In der Februar-Nummer 1951 von *The Studio,* schrieb Marc Severin einen Artikel über Eschers Werk nach 1937 und machte ihn mit einem Schlage bekannt. Severin nennt Escher einen bemerkenswerten und originellen Künstler, der die Poesie der mathematischen Seite der Dinge auf schlagende Weise darzustellen weiß. Niemals zuvor war eine solch umfangreiche und verständnisvolle Wertung von Eschers Werk in einem offiziellen Kunstmagazin erschienen, und das war herzerwärmend für den 53-jährigen Künstler. Noch freimütiger und differenzierter war die positive Kritik in einem Artikel des Graphikers Albert Flocon in *Jardin des Arts* im Oktober 1965.

»Seine Kunst ist immer begleitet von einer passiven Erregung, dem intellektuellen Schauer, darin eine zwingende Struktur zu entdecken, die unserer alltäglichen Erfahrung zuwider läuft und diese selbst zur Diskussion stellt. Solche fundamentalen Begriffe wie oben und unten, innen und außen, rechts und links, nah und fern scheinen plötzlich relativ und austauschbar zu sein. Hier sehen wir völlig neue Zusammenhänge zwischen Punkten, Flächen und Räumen, zwischen Ursache und Wirkung, die Raum-Strukturen formen, die zugleich fremde und doch durchaus mögliche Welten heraufbeschwören«. Flocon stellt Escher neben die »denkenden Künstler« - Piero della Francesca, Da Vinci, Dürer, Jamnitzer, Bosse-Desargues und Le Père Niçon - für die die Kunst des Sehens und der Darstellung des Gesehenen zusammenging mit einer fundamentalen Untersuchung auf diesem Gebiet. »Sein Werk lehrt uns, daß der vollkommenste Surrealismus in der Realität selbst beschlossen liegt - wenn einer sich nur die Mühe nähme, die zugrundeliegenden Gesetzmäßigkeiten kennenzulernen.«

1968, anläßlich des 70. Geburtstages von Escher, veranstaltete das Stadt-Museum in Den Haag eine große retrospektive Ausstellung seines Werkes. Was die Besucherzahl anlangt, blieb diese Ausstellung nicht hinter der großen Rembrandt-Ausstellung zurück. Es gab Tage, an denen man kaum an die Bilder herangelangen konnte. Die Besucher standen in dichtgedrängten Reihen vor den Schauwänden und der ziemlich teure Katalog mußte nachgedruckt werden.
Der Außenminister der Niederlande gab einen Film über Escher und sein Werk in Auftrag. Er wurde 1970 vollendet. Der Komponist Jurriaan Andriessen komponierte, inspiriert von Eschers Bildern, ein modernes Werk, das zusammen mit einer gleichzeitigen Projektion von Eschers Bildern vom Rotterdam Filharmonisch Orkest aufgeführt wurde. Die drei Aufführungen, Ende 1970, bescherten volle Häuser mit einer Zuhörerschaft, die besonders aus jungen Leuten bestand. Die Begeisterung war so groß, daß ganze Teile des Werkes wiederholt werden mußten.
Gegenwärtig ist Escher als Graphiker viel bekannter und geschätzter als irgendeiner seiner Fachgenossen.

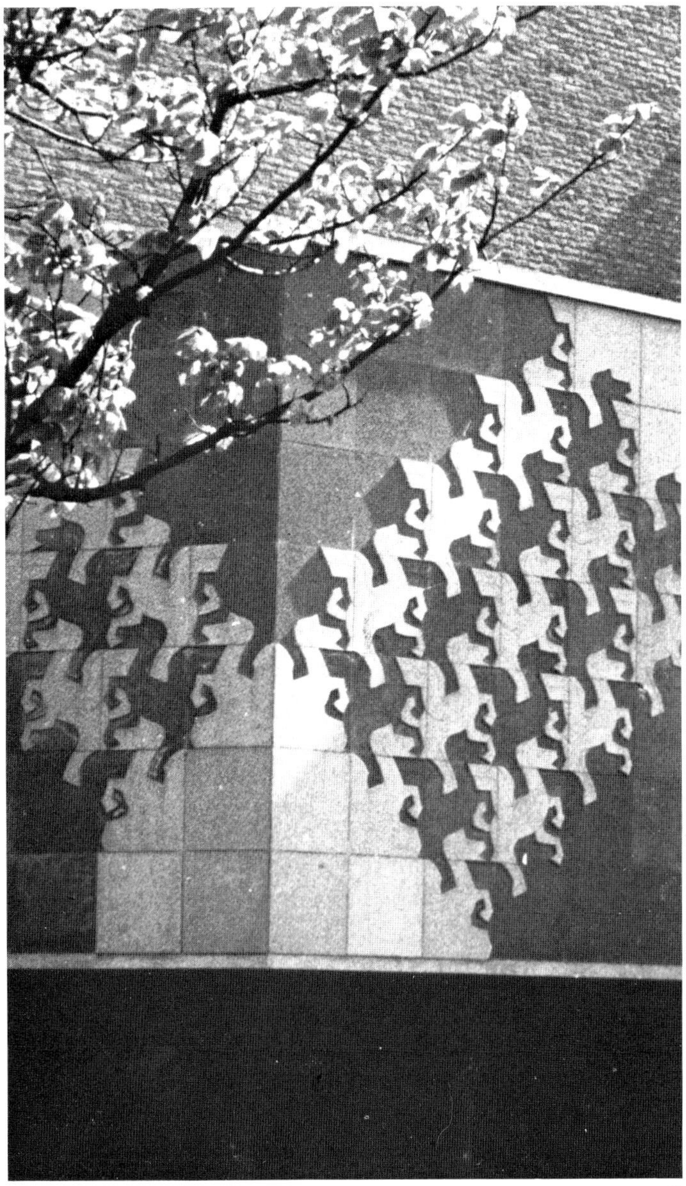

32. Kacheltableau, (l.) freisinniges christliches Lyzeum, Den Haag, 1960

6 Zeichnen ist Täuschung

Wenn eine Hand eine Hand zeichnet und wenn diese zweite Hand zugleich eifrig damit beschäftigt ist, die erste Hand zu zeichnen und wenn all dies auf einem Stück Papier dargestellt ist, das mit Reißnägeln auf einem Zeichenbrett befestigt ist... und wenn das Ganze dann obendrein wieder gezeichnet ist, dürfen wir wohl von einer Art Supertäuschung sprechen.

Zeichnen ist in der Tat Täuschung: Wir sind überzeugt gewesen, daß wir auf eine dreidimensionale Welt schauten, derweil das Zeichenpapier nur zweidimensional ist. Escher sah dies als eine Konfliktsituation an, und er versuchte, diese sehr genau in einer Anzahl von Bildern zu zeigen, zum Beispiel in der Lithographie *Zeichnen* (1948). Nicht allein diese Bilder, sondern auch einige, in denen dieser Konflikt indirekt erscheint, werden in diesem Kapitel behandelt.

Der widerspenstige Drache

Bei oberflächlichem Hinsehen schildert der Holzstich *Drache* (1952) lediglich einen ziemlich dekorativen, kleinen, geflügelten Drachen, der auf Quarzkristallen steht. Aber dieser besondere Drache steckt seinen Kopf geradewegs durch einen seiner Flügel und seinen Schweif durch seinen Unterleib. Sobald uns bewußt geworden ist, daß das auf eine eigentümliche mathematische Weise geschieht, sind wir der Bedeutung des Bildes nahe.

Wir würden keinen weiteren Gedanken an einen Drachen wie den in Abbildung 35 verschwenden; doch ist auch hier, wie bei jeder Abbildung zu bedenken, daß der Drache vollkommen flach ist. Er ist zweidimensional! Wir sind es jedoch so gewohnt, Bilder von dreidimensionalen Dingen in den zwei Dimensionen eines Zeichenpapiers, einer Fotografie oder einer Kinoleinwand dargestellt zu sehen, daß wir tatsächlich den Drachen dreidimensional sehen. Wir meinen zu sehen, wo er dick ist und wo dünn, und wir könnten selbst sein Gewicht schätzen! Eine bestimmte Rangordnung von neun Linien nehmen wir augenblicklich als ein räumliches Objekt, das heißt, einen Kubus wahr. Reine Selbsttäuschung. Das ist es, was Escher in diesem Drachen-Bild zu demonstrieren versucht. »Nachdem ich den Drachen gezeichnet hatte (wie in Abbildung 35), schnitt ich das Papier von A bis B und von C bis D ein und faltete es, um quadratische Löcher zu erhalten. Durch diese Öffnung zog ich die Stücke Papier, auf denen der Kopf und der Schwanz gezeichnet waren. Nun war es für jedermann augenfällig, daß er vollkommen flach war. Aber der Drache schien mit diesem Arrangement nicht zufrieden zu sein, denn er biß in seinen Schwanz, was ja nur in drei Dimensionen möglich ist. Er machte sich eben lustig über meine Versuche.«

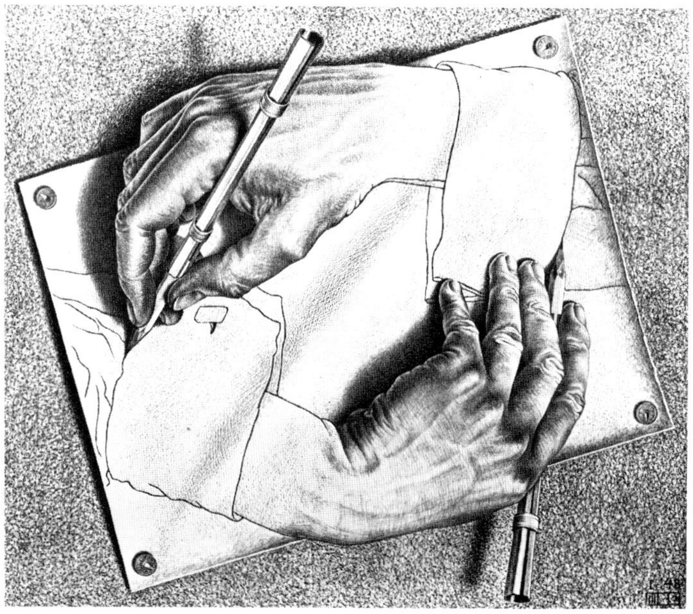

33. Zeichnen, Lithographie, 1948

Das Resultat ist ein Beispiel für fehlerlose Technik, und wenn wir auf das Bild schauen, begreifen wir kaum, wie ungeheuer schwierig es gewesen ist, diesen Konflikt zwischen den drei Dimensionen, die wir suggerieren wollen, und den zwei Dimensionen, die dafür verfügbar sind, deutlich zu machen. Glücklicherweise sind ein paar Vorstudien für diesen Druck erhalten geblieben. Abbildung 36 zeigt einen Pelikan, der seinen langen Schnabel durch seine Brust steckt. Dieser Entwurf wurde verworfen, weil er zu wenig Möglichkeiten bot. In Abbildung 37 finden wir eine Skizze des Drachens, in der alle wesentlichen Bildelemente schon vorhanden sind. Es blieb die schwierige Aufgabe, den aufgeschnittenen und gefalteten Teil in die richtige Perspektive zu bringen, so daß der Betrachter die Löcher deutlich sehen kann. Denn Escher kann doch nur suggerieren, daß der Drache völlig flach ist, wenn er die beiden Einschnitte und die Kniffe sehr realistisch wiedergibt – das heißt dreidimensional. Die Täuschung wird so enthüllt durch eine andere Täuschung! Das Karomuster in Abbildung 38 dient dazu, die perspektivische Darstellung zu erleichtern. In Abbildung 39 ist der Drache wirklich flach, geschnitten und gefaltet. Abbildung 40 endlich führt eine mögliche Variante vor: Die Kniffe sind hier nicht parallel, sondern stehen rechtwinklig zueinander. Diese Idee ist nicht weiter ausgearbeitet worden.

Und dennoch ist es flach ...

Der obere Teil des Holzstiches *Drei Kugeln II* (1945, Abbildung 41) besteht aus einer Anzahl von Ellipsen, oder, wenn man so will, aus einer Anzahl von kleinen Vierecken, die entlang von Ellipsen angeodnet sind. Es ist uns praktisch unmöglich, uns von der Vorstellung zu befreien, daß wir eine Kugel sehen. Aber Escher würde uns gern mit der Nase drauf stoßen, daß da keine Kugel zu sehen ist; daß alles flach ist. So faltet er den oberen Teil zurück und zeichnet das Resultat unter die sogenannte Kugel. Aber noch immer sind wir bei einer dreidimensionalen Interpretation, wir sehen eine Halbkugel mit einem Deckel! Gut, dann zeichnet Escher die oberste Figur eben noch einmal, aber diesmal flach liegend. Aber auch jetzt wollen wir das Flache noch nicht akzeptieren, denn nun sehen wir einen ovalen, aufgeblasenen Ballon und sicher keine Fläche, auf die Kurven gezeichnet sind. Die Photographie (Abbildung 42) illustriert, was Escher getan hat.

Der Stich *Dorische Säulen* aus demselben Jahr hat genau die gleiche Wirkung. Es gelingt Escher nicht, uns von der Flachheit des Bildes zu überzeugen, und es ist merkwürdig: Das Mittel, das Escher gebraucht, ist dasselbe wie das Übel, das er bekämpft. Um sichtbar zu machen, daß die mittlere Figur von *Drei Kugeln* auf einer Fläche gezeichnet ist, macht er von dem Faktum Gebrauch, daß auf einer Fläche drei Dimensionen dargestellt werden könne. Als Konstruktion und als

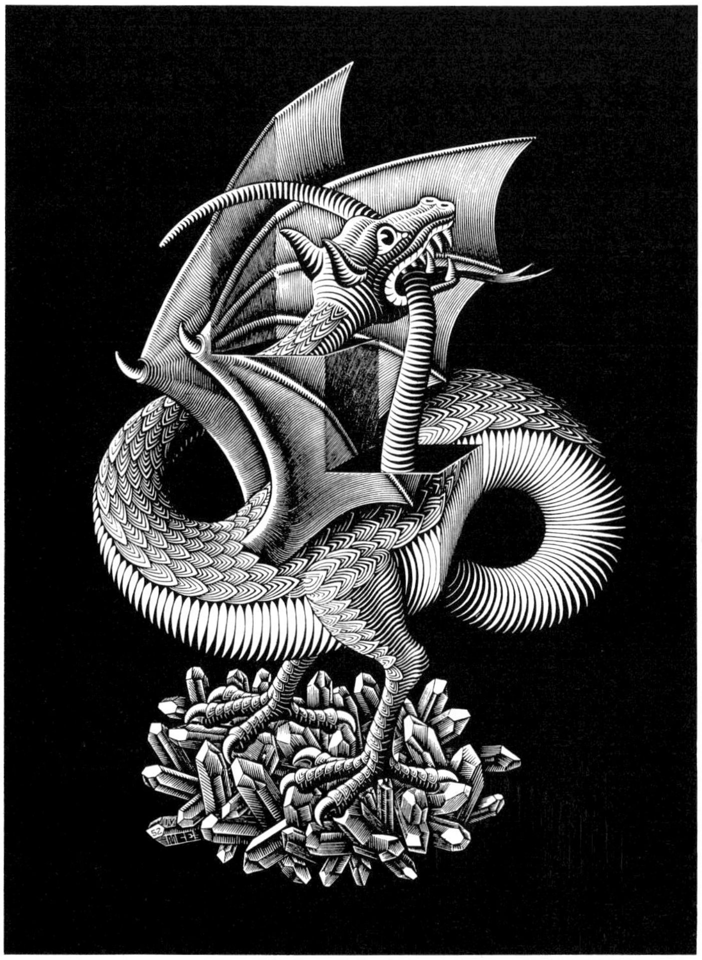

34. Drache, Holzstich, 1952

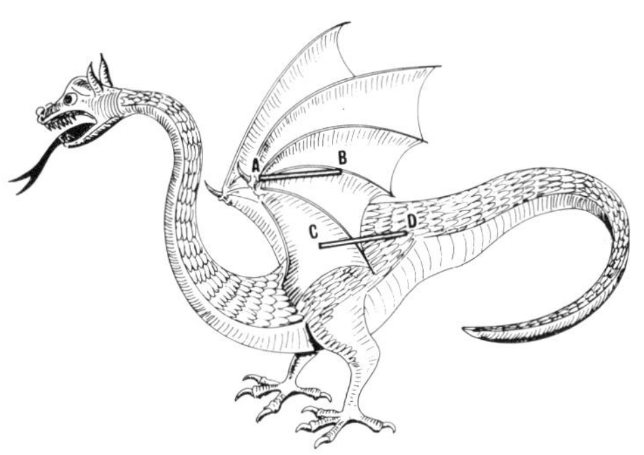

35. Der Papierdrache

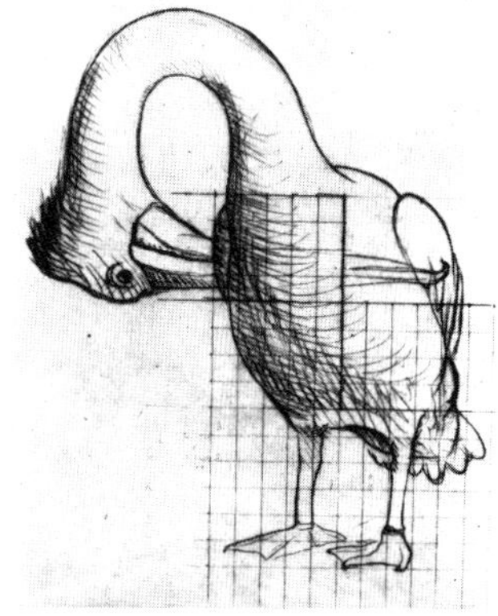

36. Ein Pelikan bietet nicht genug Möglichkeiten

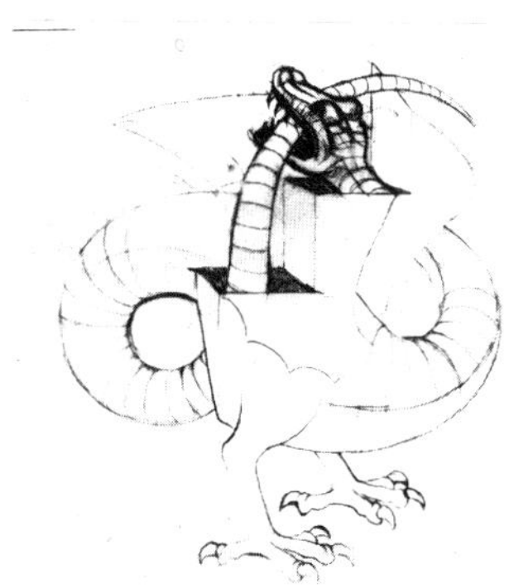

37.

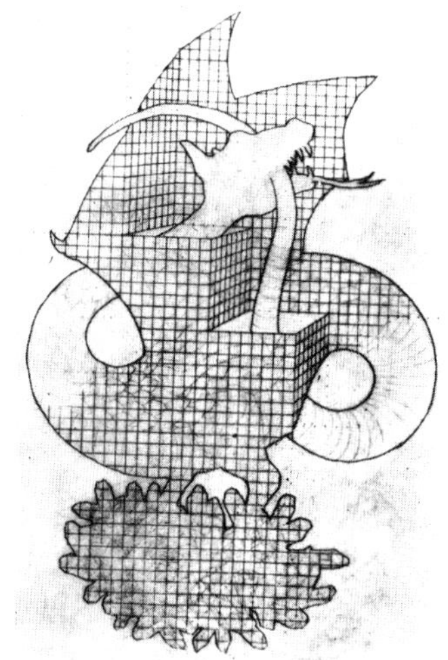

39.

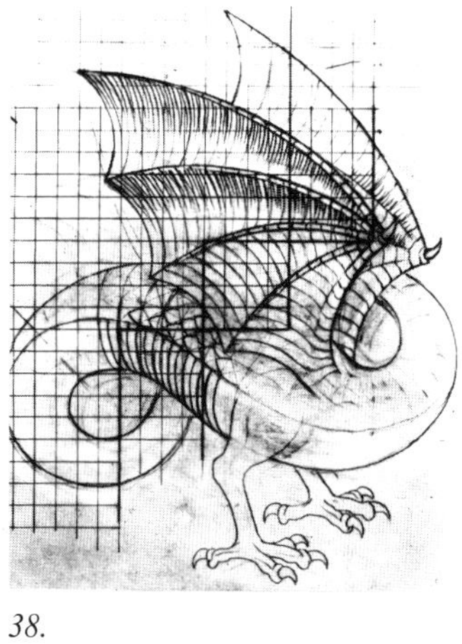

38.

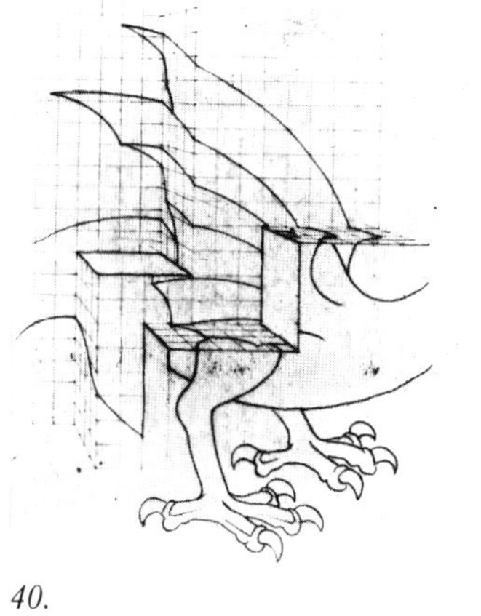

40.

37.–40. Vorstudien für Drache

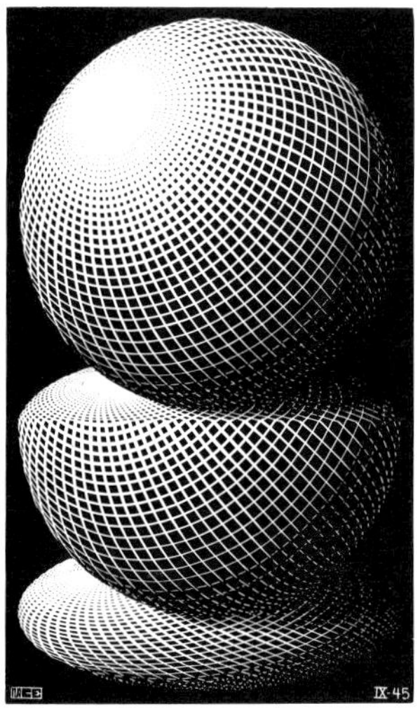

41. Drei Kugeln I, Holzstich, 1945

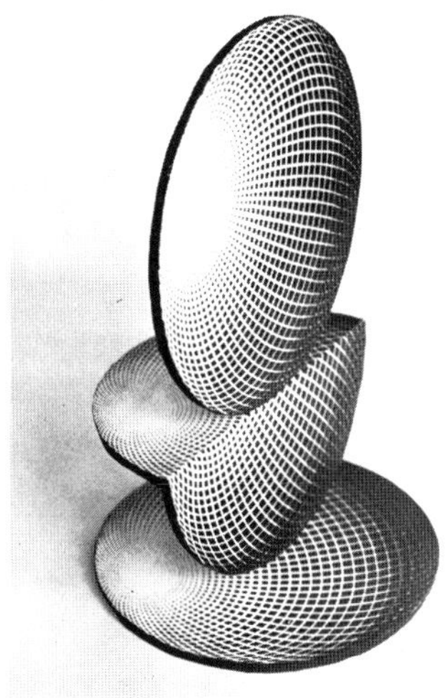

42. Foto von Drei Kugeln - nicht Kugeln, sondern flache Kreise

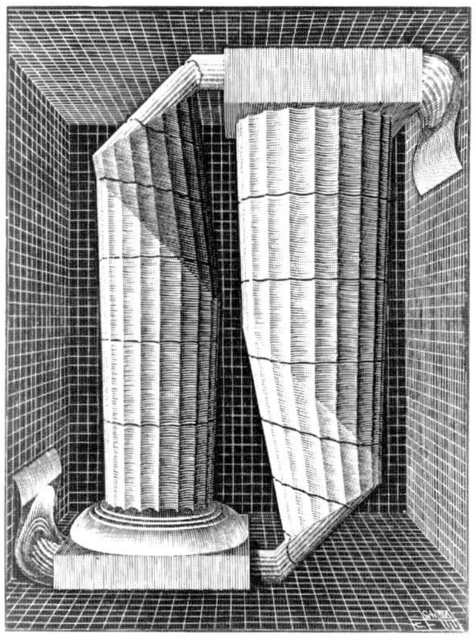

43. Dorische Säulen, Holzstich, 1945

Holzstich ist dieses Bild unglaublich gelungen. In früheren Zeiten hätte es als Meisterstück eines Holzstechers gelten können.

Reptilien kriechen aus der Zeichenfläche

Weil Zeichnen Täuschung ist - Suggestion anstelle von Wirklichkeit - könnten wir gut noch einen Schritt weiter gehen und eine dreidimensionale Welt aus einer zweidimensionalen entstehen lassen.
In der Lithographie *Reptilien* (1943, Abbildung 44) sehen wir Eschers Skizzenbuch, worin er Ideen für Flächenaufteilungen sammelte. Am linken unteren Rand fangen die kleinen, flachen, skizzenhaften Figuren an, eine phantastische Dreidimensionalität zu entwickeln und scheinen dadurch imstande zu sein, rechts aus der Skizze herauszukriechen. Wenn dieses Reptil über das Tierkundebuch und ein Zeichendreieck den Dodekaeder (12-seitigen Würfel) erreicht hat, schnaubt es Triumph und bläst Rauch aus seinen Nasenlöchern. Aber das Spiel ist aus, wenn es von dem Messingmörser auf den Skizzenblock herabspringt. Es verwandelt sich wieder zurück in eine Figur, die eingeklemmt in dem Netzwerk von regelmäßigen Sechsecken sitzt.
In Abbildung 45 sehen wir die Zeichenblockseite wiedergegeben. Das Interessanteste an dieser Flächeneinteilung sind die verschiedenen Drehpunkte: wo drei Köpfe zusammenkommen, drei Füße sich berühren und wo drei Knie sich treffen. Wenn wir den Entwurf auf Transparentpapier durchpausen, und dann eine Nadel an einem der oben genannten Punkte durch beide Papiere stecken, könnten wir das Pauspapier um 120 Grad drehen und damit erreichen, daß die Figuren auf dem Pauspapier sich wieder mit denen auf der Zeichnung decken.

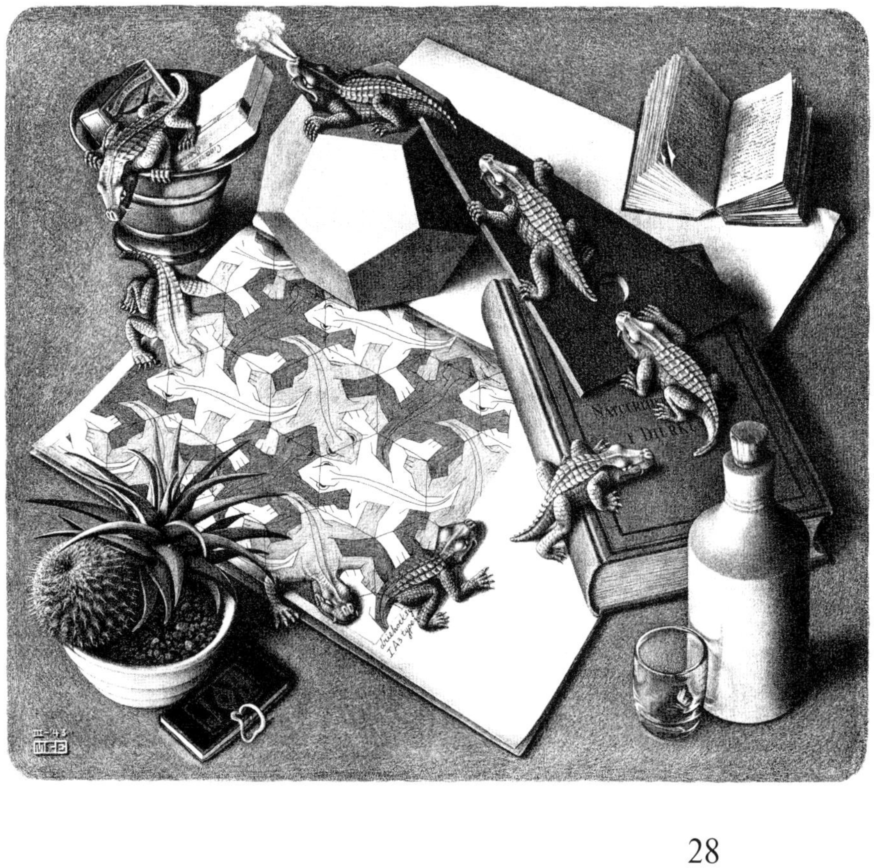

44. Reptilien, Lithographie, 1943

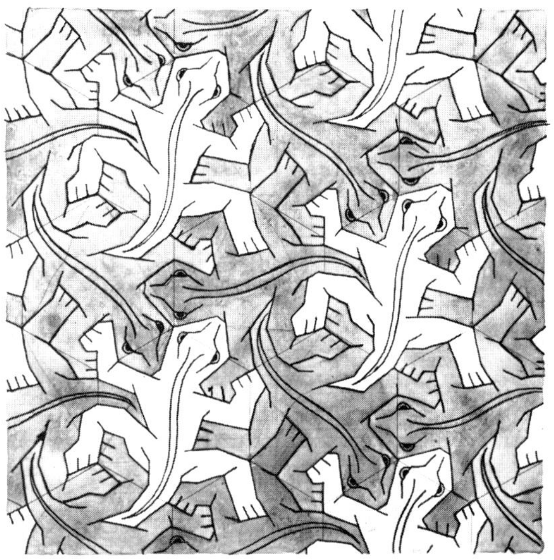

45. Skizze für Reptilien, Feder, Tinte und Wasserfarben, 1939

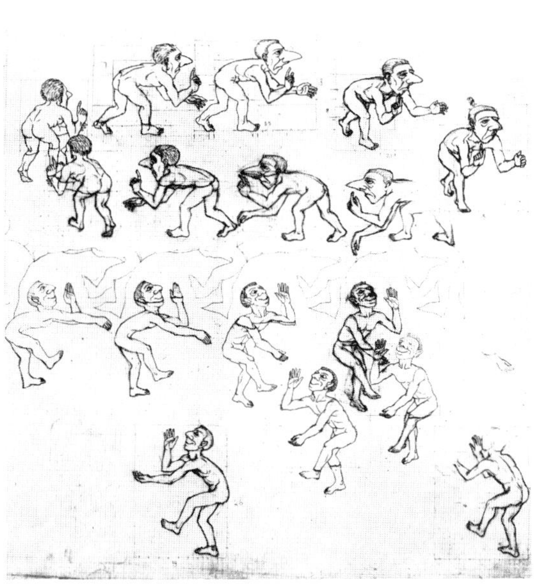

46. Skizze für Begegnung, Bleistift, 1944

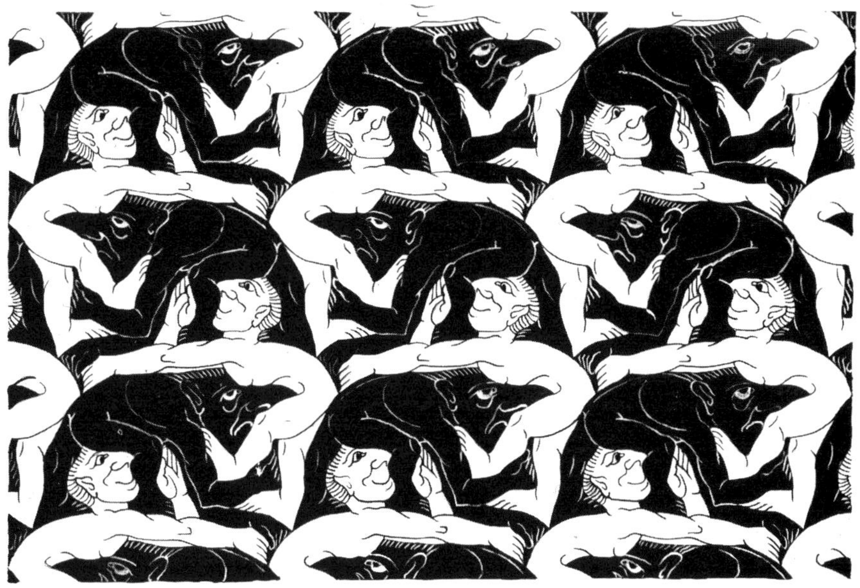

48. Regelmäßige Flächenaufteilung für Begegnung, Bleistift und schwarze Tusche, 1944

Weiß trifft schwarz

In der Lithographie *Begegnung* (1944, Abbildung 47) sehen wir auf der Wand eine periodische Flächenteilung, die aus schwarzen und weißen Figuren besteht. Im rechten Winkel zur Wand liegt ein Boden mit einem kreisrunden Loch darin. Die kleinen Männer scheinen die Nähe des Bodens zu spüren, denn sobald sie ihm nahe kommen, steigen sie von der Wand herunter - dabei eine weitere Dimension annehmend - und dann schlürfen sie etwas hölzern am Rande des Loches entlang. Wenn schwarze und weiße Figuren sich treffen, ist die Umwandlung in wirkliche Männchen so weit fortgeschritten, daß sie sich gegenseitig die Hand geben können. Als dieses Blatt vervielfältigt wurde, zögerte ein Kunsthändler noch, es auszustellen, weil der kleine weiße Mann Colijn. einem populären holländischen Premierminister ähnelte. Escher hatte das nicht im mindesten beabsichtigt; die Figuren hatten sich sozusagen spontan aus der regelmäßigen Aufteilung der Fläche entwickelt (Abbildung 48). Diese Flächenaufteilung hat zwei verschiedene Gleitspiegelachsen, die vertikal verlaufen. Mit Hilfe von Pauspapier kann man sie leicht finden. Im nächsten Kapitel kommen wir darauf zurück.

Ein Tag auf Malta

Auf seinen Frachtschiffreisen durch das Mittelmeer kam Escher zweimal nach Malta. Es waren kurze Besuche, die höchstens einen Tag dauerten - gerade lang genug, um ein Schiff zu löschen und zu laden. Eine Skizze von Senglea, einer kleinen Hafenstadt auf Malta, datiert 27. März 1935, ist erhalten geblieben (Abbildung 49). Im Oktober desselben Jahres macht Escher danach einen Holzschnitt in drei Farben. Dieser ist hier reproduziert, weil er fast unbekannt ist und weil Escher später wichtige Elemente aus diesem Blatt für zwei andere Bilder verwendete.

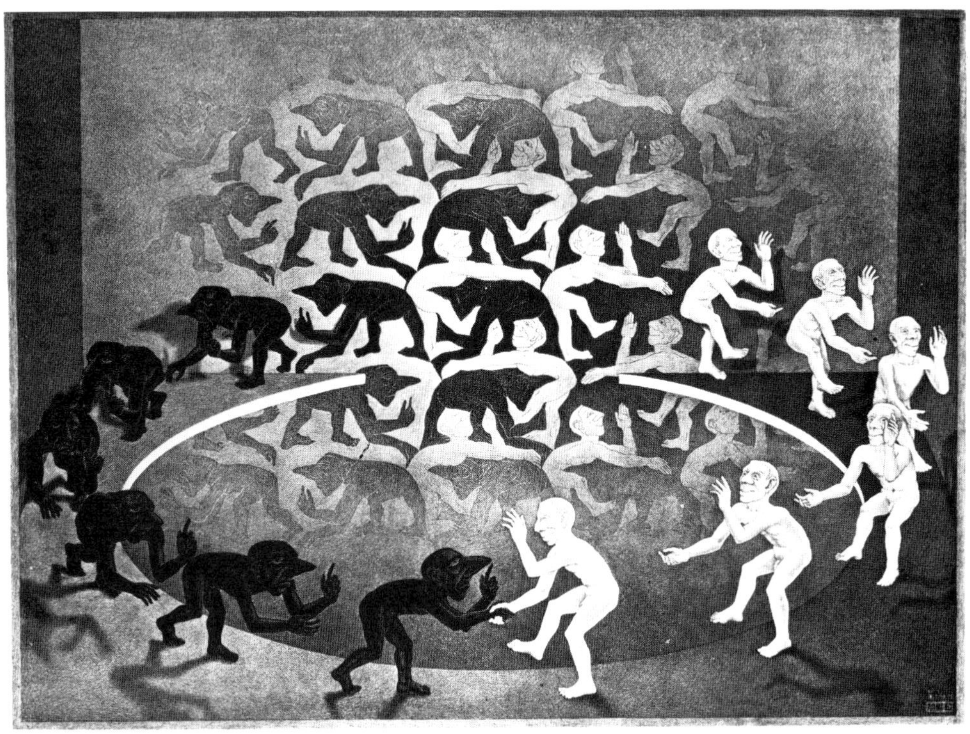

47. Begegnung, Lithographie, 1944

Ein Jahr später (18. Juni 1936), als Escher der Schweiz entfloh, um die Mittelmeertour zu machen, die einen so großen Einfluß auf sein Werk haben sollte, lief das Schiff wieder Malta an, und Escher skizzierte praktisch den gleichen Teil der kleinen Hafenstadt. Es muß etwas sehr Faszinierendes an der Struktur dieses Hintergrunds von Gebäuden gewesen sein, denn als er zehn Jahre später für ein Bild nach einer lebendigen, wohl ausgewogenen, rhythmischen Gruppierung von Gebäuden Ausschau hielt, deren Zentrum eine Ausdehnung duldete *(Balkon)*, fiel seine Wahl auf dieses Malta-Bild von 1935. Und nach weiteren 10 Jahren verwendete er dieselbe Skizze für sein einzigartiges Blatt *Bildgalerie* (1956). Wir erkennen darauf nicht nur die verschiedenen Häusergruppen und die felsige Küste (wie in *Balkon*) sondern diesmal auch den Frachter.

Blow-up

In *Balkon* (Abbildung 51) ist die Bildmitte im Verhältnis zu den Ecken vierfach vergrößert. Auf welche Weise dieser Effekt erzielt wird, werden wir gleich sehen. Das Resultat ist eine riesige Ausstülpung. Es ist, als ob das Bild auf eine Gummihaut gezeichnet und dann von hinten aufgeblasen worden sei. Details, die erst gänzlich unbedeutend gewesen sind, werden nun zum Mittelpunkt unserer Aufmerksamkeit. Vergleichen wir den Druck mit den Werkzeichnungen, die dafür gemacht worden sind, und auf denen dasselbe unverformt gezeigt ist (Abbildung 55), dann ist dieser besondere Balkon gar nicht leicht zu finden; es ist der fünfte Balkon von unten. Auf den Werkzeichnungen sind die vier tieferliegenden Balkone beinahe gleich weit voneinander entfernt, während im Bild die Abstände zwischen denen, die der An-

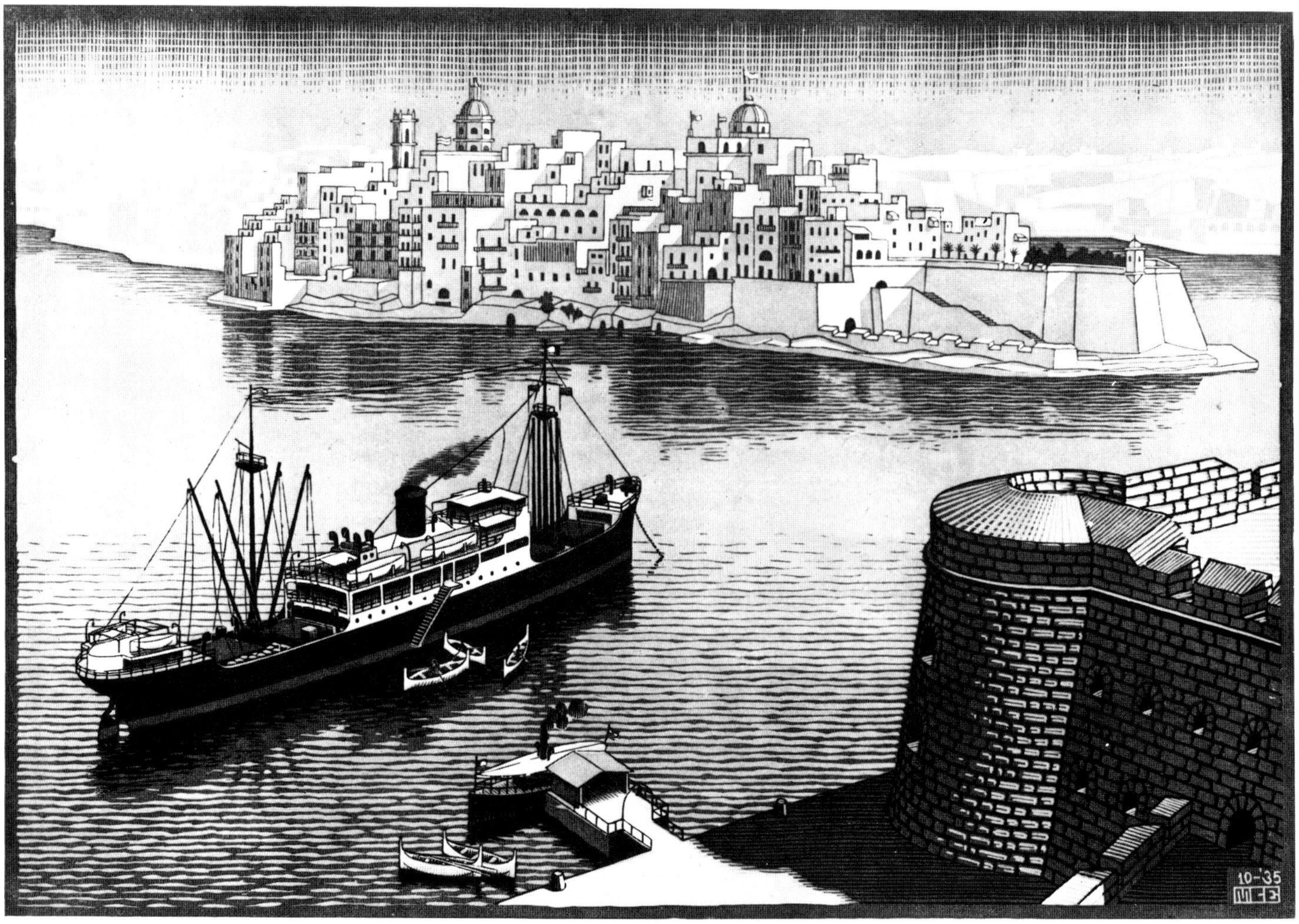

50. Senglea, Holzschnitt, 1935

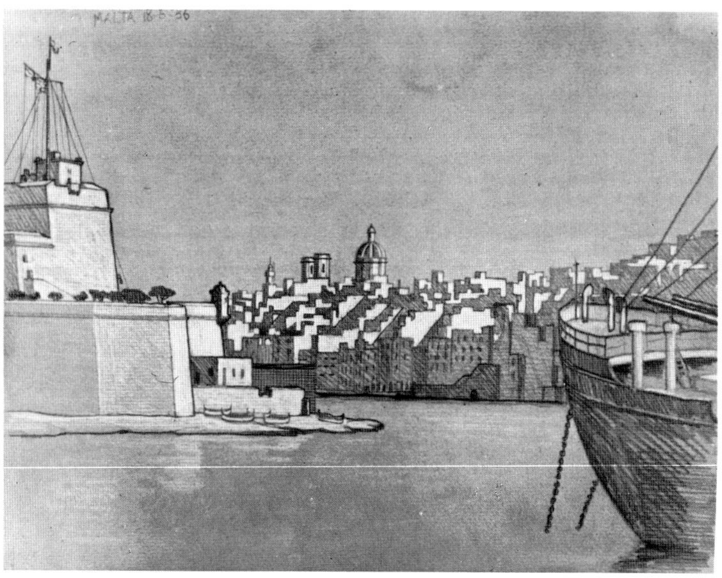

49. Skizze von Senglea, Malta

schwellung am nächsten liegen, beträchtlich zusammengerückt sind. Die Aufblähung der Zone in der Mitte muß irgendwo anders kompensiert werden, denn der Bildinhalt in Skizze und fertiger Lithographie ist derselbe. In Abbildung 52 sehen wir ein Quadrat in kleinere Quadrate aufgeteilt. Der gestrichelte Kreis markiert die Grenze der oben erwähnten Verzerrung. Die vertikalen Linien PQ und RS und die horizontalen KL und MN erscheinen in Abbildung 53 als gekrümmte Linien. In Abbildung 53 ist die Mittelzone aufgeblasen. A, B, C und D sind gegen den Rand verschoben und nehmen die Positionen A', B', C' und D' ein. Natürlich ist es möglich, das ganze Netzwerk in dieser Weise zu verformen. So bemerken wir, daß rund um den Mittelpunkt eine Ausdehnung stattgefunden hat: die horizontalen und vertikalen Linien sind sozusagen nach außen, gegen den Rand des Kreises gedrückt worden. Abbildung 51 und 55 zeigen den Bildinhalt verzerrt und nicht verzerrt. Abbildung 54 zeigt das stark verformte Zentrum des Bildes.

256 mal vergrößert

Bildgalerie (Abbildung 56) entstand aus der Idee, daß es auch möglich sein müßte, eine ringförmige Ausdehnung zustande zu bringen. Nähern wir uns dem Bild zunächst als unvoreingenommener Betrachter. In der rechten unteren Ecke sehen wir den Eingang einer Galerie, in der eine Ausstellung von Bildern stattfindet. Wenn wir uns nach links wenden, sehen wir einen jungen Mann stehen, der ein Bild an der Wand anschaut. Er sieht auf diesem Bild ein Schiff und weiter oben links einige Häuser entlang eines Quais. Wenn wir nun nach rechts hinüber schauen, setzt sich diese Häuserreihe fort, und an der äußersten Rechten wandert unser Blick hinab, um unten ein Eckhaus zu entdecken, in dem ein Eingang zu einer Gemädegalerie führt, in der eine Kunstausstellung gezeigt wird ... So steht unser junger Mann auf eben jenem Bild, das er betrachtet. Die ganze Täuschung beruht darauf, daß Escher als Gerippe für dieses Bild (Abbildung 59) ein

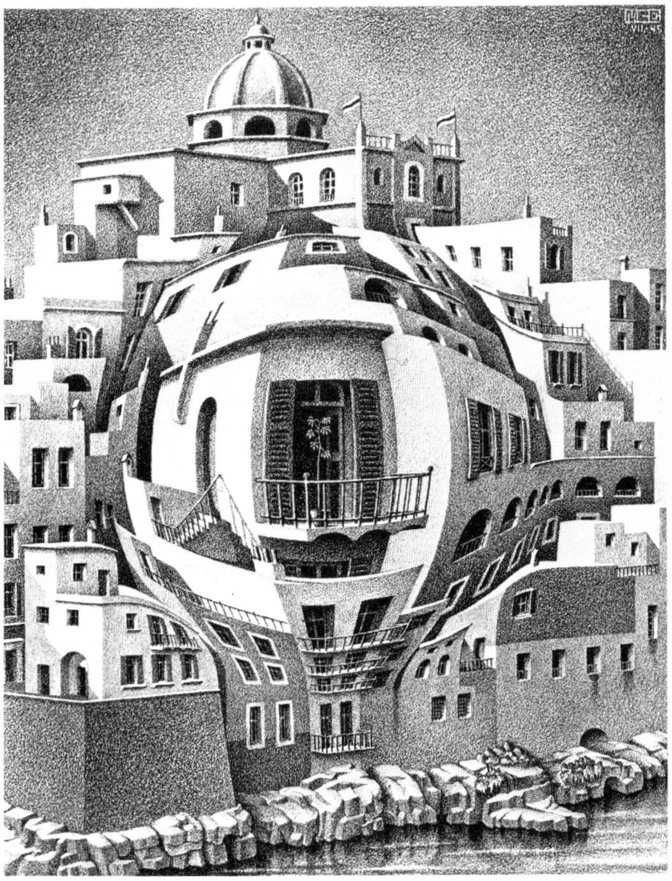

51. Balkon, Lithographie, 1945

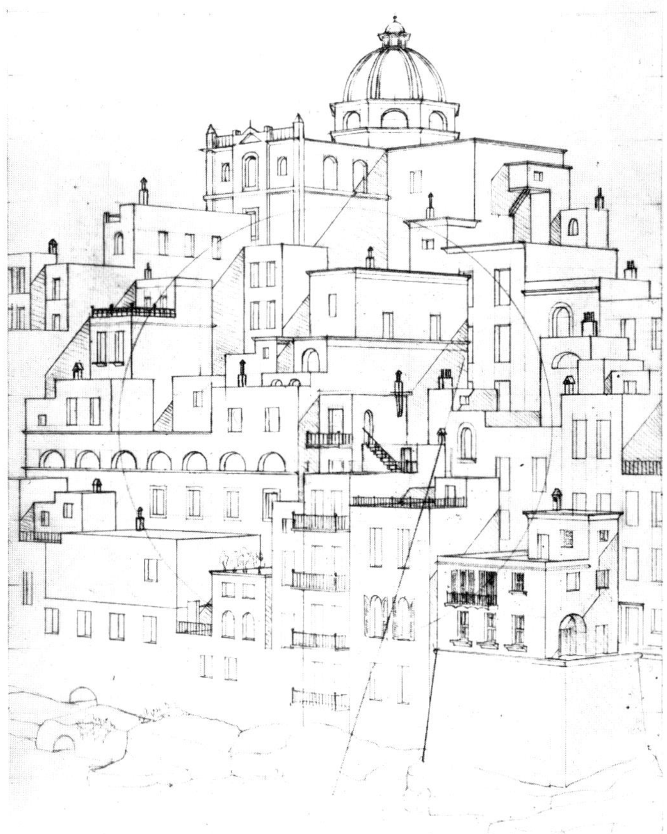

55. Skizze von Balkon vor der Deformation des Zentrums

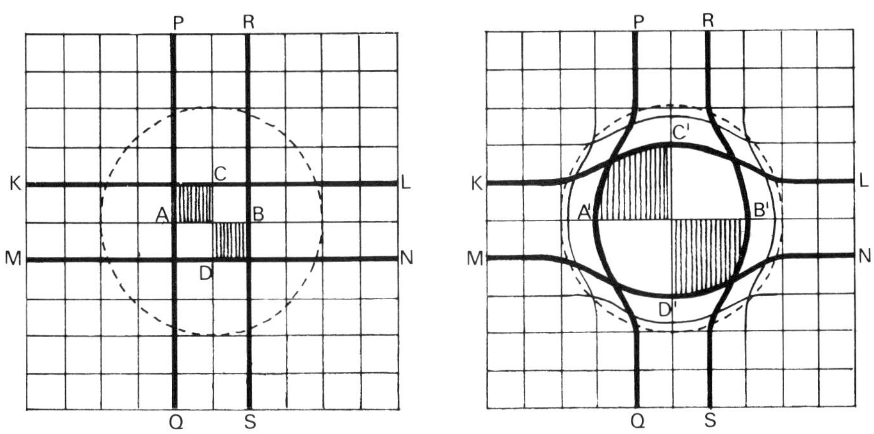

52.–53. Die Konstruktion des Gitters für die Aufblähung des Zentrums

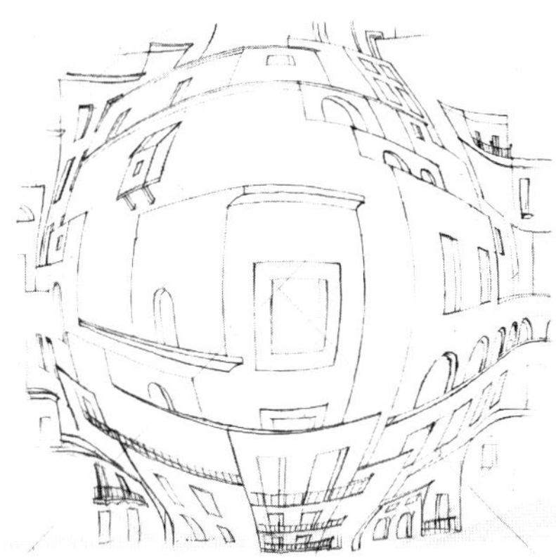

54. Die Deformation des Zentrums

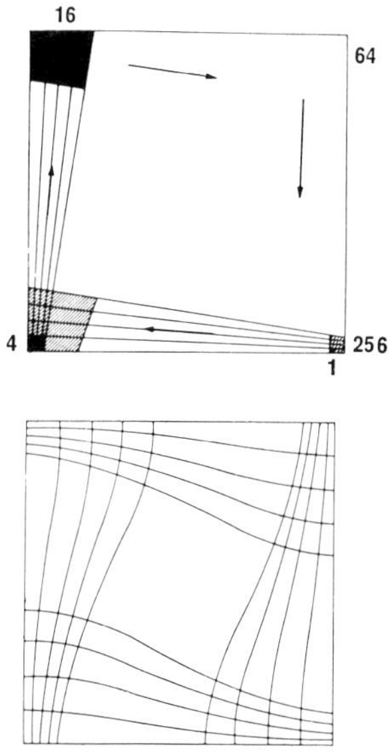

57.–58. Entstehen des Gitters

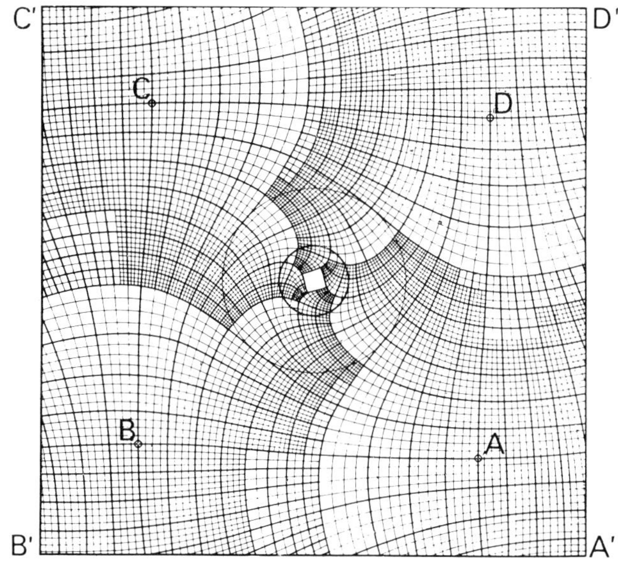

59. Gitter für Bildgalerie

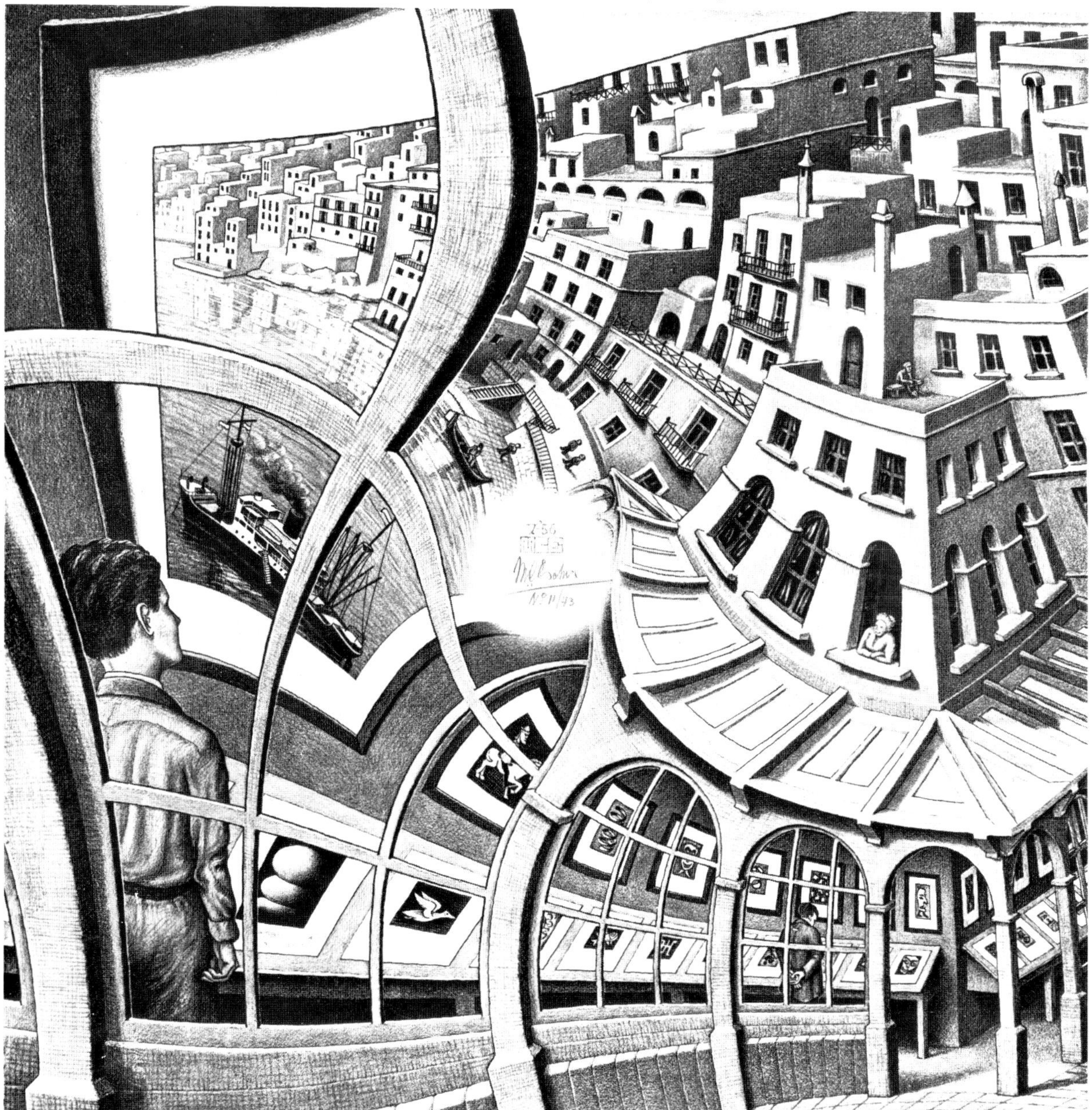

56. Bildgalerie, Lithographie, 1956

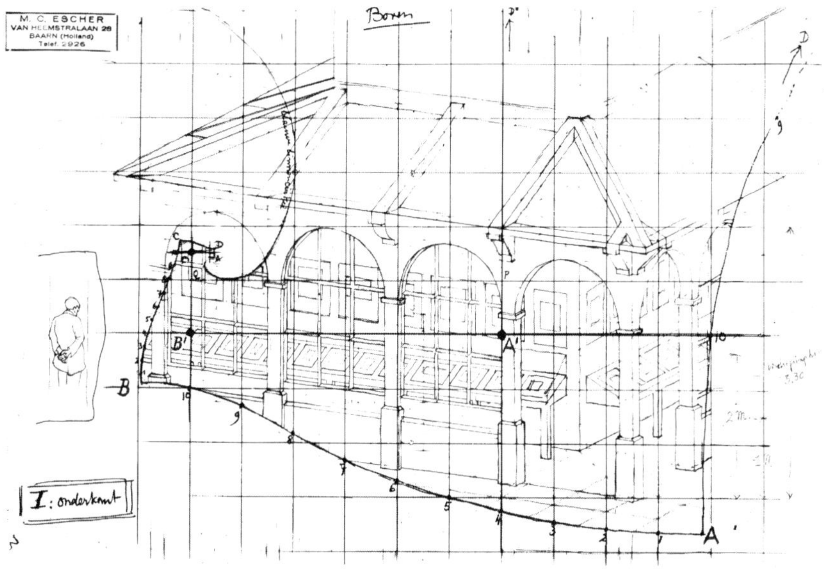

60. *Die Bildgalerie vor der Ausdehnung*

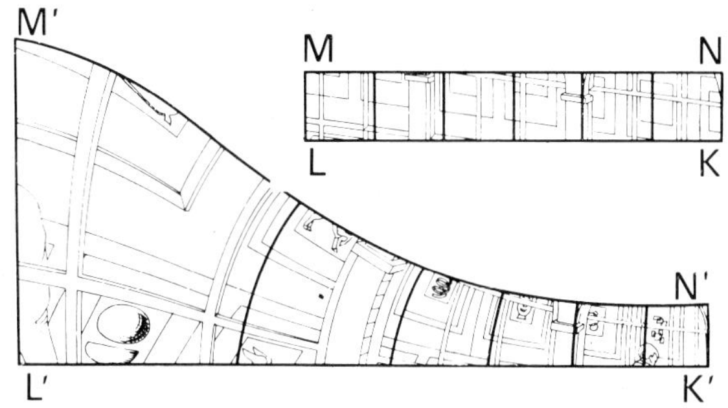

61.*a.b. Die Konstruktion der Ausdehnung*

Gitter gefunden hat, das eine geschlossene ringförmige Ausdehnung markiert, die weder Anfang noch Ende hat. Wir können diese Konstruktion am ehesten anhand einiger schematischer Zeichnungen begreifen.

In der rechten unteren Ecke des Quadrats (Abbildung 57) ist ein kleines Rechteck zu sehen; wenn wir am unteren Rand entlang nach links sehen, wird diese Figur stets größer, bis sie am linken Rand eine vierfache Vergrößerung erreicht hat. Die Abmessungen der ursprünglichen Figur sind nun auch viermal so groß geworden. Wenn wir am linken Rand entlang aufwärts schauen, ist oben wieder eine vierfache Vergrößerung erreicht und die Ausgangsfigur 16-mal so groß geworden. Wenn man am oberen Rand entlang nach rechts geht, ist die Figur 64-mal so groß wie die ursprüngliche, und die rechte Seite abwärts gehend, kommen wir an den Ausgangspunkt zurück; die Vergrößerung ist dann 256-fach. Was ursprünglich 1 cm groß war, ist nun 2,56 m groß geworden!

Es wäre natürlich eine unmögliche Aufgabe, dies ins Bild umzusetzen. In der Figur erreichen wir denn auch nicht mehr als die ersten zwei Stufen - oder besser - nur eine große Stufe, denn für die zweite Vergrößerung ist nur ein kleiner Teil der schon vergrößerten Figur gebraucht.

Escher versuchte anfangs, seine Idee mit geraden Linien zu verwirklichen, aber dann wählte er intuitiv die krummen Linien, wie in Abbildung 58. Die ursprünglichen kleinen Rechtecke blieben dann auch besser »rechteckig«. Mit Hilfe des Gitters konnte bereits ein großer Teil des Blattes gezeichnet werden; aber es blieb nur ein leeres Quadrat in der Mitte übrig. Es schien möglich, dieses Quadrat mit einem Gitter ähnlich dem ursprünglichen zu versehen, und durch mehrfache Wiederholung dieses Prozesses kam das Gitter, das in Abbildung 59 wiedergegeben wird, zustande. A B C D ist das ursprüngliche Quadrat und A'B'C'D' ist eine nach außen gerichtete Ausdehnung, die eine notwendige Konsequenz und ein logisches Ergebnis war. Dieses wunderbare Gitter hat mehrere Mathematiker erstaunt, und sie haben darin eine Darstellung einer »Riemannschen Fläche« gesehen.

In unserer Abbildung 58 sind nur zwei Stufen der Vergrößerung gezeigt. Faktisch tut Escher dies auch in seinem Bild. Wir können sehen, wie die Galerie von rechts unten nach links oben immer größer wird. Die letzten beiden Stufen konnten innerhalb des Quadrats nicht gut ausgeführt werden, weil eine immer größere Fläche nötig ist, um die Vergrößerung des Ganzen wiederzugeben. Es war eine brillante Idee Eschers, für die letzten zwei Stufen die Aufmerksamkeit auf eines der Bilder in der Galerie zu lenken, denn dieses Bild selbst kann wieder innerhalb des Quadrats vergrößert werden. Eine neue Idee war es, daß Escher auf dem zuletzt genannten Bild eine Galerie vorkommen läßt, die mit derjenigen zusammenfällt, von der aus er aufgebrochen ist.

Nun müssen wir versuchen herauszufinden, wie Escher, von einer normalen Zeichnung ausgehend, imstande war, diese auf ein vorher konstruiertes Gitter zu übertragen. Wir müssen nur einen kleinen Teil dieses ziemlich komplizierten Prozesses verfolgen. Abbildung 60 zeigt eine der Detailzeichnungen der Galerie. Über diese Zeichnung wurde ein Gitter von Quadraten gelegt. Wir begegnen wieder den Punkten A, B und A' und B' von Abbildung 59. Und wir sehen dort auch dasselbe Gitter, aber in abgewandelter Form - das heißt, nach links kleiner werdend. Nun ist das Bild von jedem kleinen Quadrat auf der ursprünglichen Zeichnung auf das entsprechende Quadrat des Gitters übertragen. Dadurch wird die zunehmende Vergrößerung des Bildes automatisch erreicht. So geht zum Beispiel das Rechteck KLMN in Abbildung 61a in K'L'M'N' in Abbildung 61b über.

Ich habe *Bildgalerie* entstehen sehen, und bei einem meiner Besuche bei Escher sagte ich spontan, daß ich den Balken links vom Mittelpunkt furchtbar häßlich fände; ich schlug vor, daß er eine Clematis darüber wachsen lassen solle. Escher kam darauf in seinem Brief zurück: »Zweifellos wäre es hübsch, wenn ich die Balken meiner *Bildgalerie* von Clematis umranken ließe. Nichtsdestoweniger sind diese Balken als Fensterkreuze gedacht. Wahrscheinlich hatte schon das Ausdenken solch einer Vorstellung so viel Energie gebraucht, daß ich zu abgestumpft war, um ästhetische Erfordernisse in größerem Umfang zu befriedigen. Diese Bilder, von denen keines mit dem hauptsächlichen Ziel produziert wird, etwas Schönes zu machen, bereiten mir einfach Kopfzerbrechen. Das ist denn auch der Grund, warum ich mich niemals zu Hause fühle unter meinen Graphikkollegen; sie streben zuerst und vor allem nach ›Schönheit‹, obwohl sich die Definition dieses Begriffs seit dem 17. Jahrhundert gewandelt hat. Vielleicht strebe ich hauptsächlich nach Staunen und versuche auch hauptsächlich Staunen bei den Betrachtern meiner Arbeiten zu wecken.«

Escher hielt viel von diesem Bild und kehrte oft zu ihm zurück. »Zwei gelehrte Herren, Prof. van Dantzig und Prof. van Wijngaarden, versuchten mich einst vergebens zu überzeugen, daß ich eine ›Riemannsche-Fläche‹ dargestellt hätte. Ich zweifele, ob sie Recht haben - trotz der Tatsache, daß eine der Besonderheiten dieser Art Fläche zu sein scheint, daß das Zentrum leer bleibt. Auf jeden Fall - Riemann ist jenseits von mir - ebenso wie theoretische Mathematik, die nicht-Euklidische Geometrie gar nicht zu erwähnen. Mir ging es nur um eine geschlossene, ringförmige Ausdehnung oder Aufblähung ohne Anfang und Ende. Ich suche ganz bewußt serielle Objekte, zum Beispiel eine Reihe von Bildern an der Wand oder die Häuserblöcke einer Stadt. Ohne die zyklischen Elemente wäre es noch viel schwieriger, meine Absicht einem zufälligen Betrachter begreiflich zu machen. Auch so begreift er nur selten etwas davon.«

Immer größere Fische

1959 nutzte Escher dieselbe Idee und fast dasselbe Gittersystem für einen abstrakteren Holzschnitt, *Fische und Schuppen* (Abbildung 62). Links sehen wir den Kopf eines großen Fischs. Die Schuppen auf dem Rücken dieses Fischs verändern sich von oben nach unten allmählich in kleine schwarze und weiße Fische, welche beim Umwenden an Größe zunehmen. Sie bilden zwei Abteilungen, die ineinander schwimmen. Fast das Gleiche sehen wir, wenn wir mit dem großen schwarzen Fisch an der rechten Seite beginnen. Abbildung 64 zeigt das Schema für die untere Bildhälfte, und die obere Hälfte kommt zum Vorschein, wenn wir Abbildung 64 um 180 Grad drehen (Drehpunkt ist das kleine schwarze Quadrat). Nur sind in der oberen Hälfte die Augen und der Mund so umgekehrt, daß wir keinen einzigen Fisch verkehrt herum finden. Pfeile zeigen an, in welche Richtung die schwarzen und weißen Fische schwimmen.

Dann sehen wir, daß die Schuppe bei A zu dem kleinen Fisch bei B anschwillt, der schwimmt weiter nach C und entwickelt sich zu dem großen schwarzen Fisch in der oberen Bildhälfte. Wenn wir oben und unten die Schwimmrichtungen in Linien einzeichnen und dann vorsichtig dasselbe System von Linien auf rechts und links übertragen, kommt in groben Zügen das im Bild verwendete Gitter zum Vorschein (Abbildung 63). Auf folgende Weise können wir noch besser verstehen, was hier geschieht: Wir beginnen bei P, wo wir eine Schuppe des großen schwarzen Fischs sehen, der sich aufwärts bewegt. Diese Schuppe wächst und verwandelt sich in den kleinen Fisch bei Q. Wenden wir uns nach links, wächst dieser Fisch weiter, bis er in den großen schwarzen Fisch an der linken Seite übergeht. Wenn wir nun von R abwärts schauen, müßte diesem Fisch ein noch größerer folgen. Das ist aber im Bereich dieses Bildes unmöglich. Deshalb nimmt Escher wieder eine Schuppe von dem großen Fisch, um die Vergrößerung von R nach S fortzusetzen, gerade wie in *Bildgalerie,* wo er von der Galerie auf den Druck umsteigt, sobald der verfügbare Raum zu klein wird. Der große Fisch spielt in diesem Prozess seine Rolle, denn bevor er selbst seine volle Größe erreicht hat, bricht er auf und bringt wieder neue kleine Fische hervor. Auf diesem Wege setzt sich die Vergrößerung ohne Bruch von S an weiter fort. Der kleine Fisch bei S wächst nun zu dem großen Fisch rechts, von dem wir wieder eine Schuppe aussuchen können usw.

Hieraus wird deutlich, daß das Gitter für *Fische und Schuppen* ein Spiegelbild des Gitters für *Bildgalerie* ist (Abbildung 58). In *Fische und Schuppen* sind auch noch zwei weitere beliebte Themen Eschers verarbeitet worden, nämlich regelmäßige Flächenfüllung und Metamorphose (von Schuppe zu Fisch).

Zeichnen ist Täuschung. Auf der einen Seite hat Escher versucht, diese Täuschung in verschiedenen Bildern zu enthüllen, auf der anderen Seite hat er sie vervollkommnet und zu einer Superillusion gesteigert, wodurch völlig unmögliche Dinge mit solcher Geschmeidigkeit, Logik und Klarheit hervorgezaubert werden, daß wir unseren Augen nicht mehr trauen können!

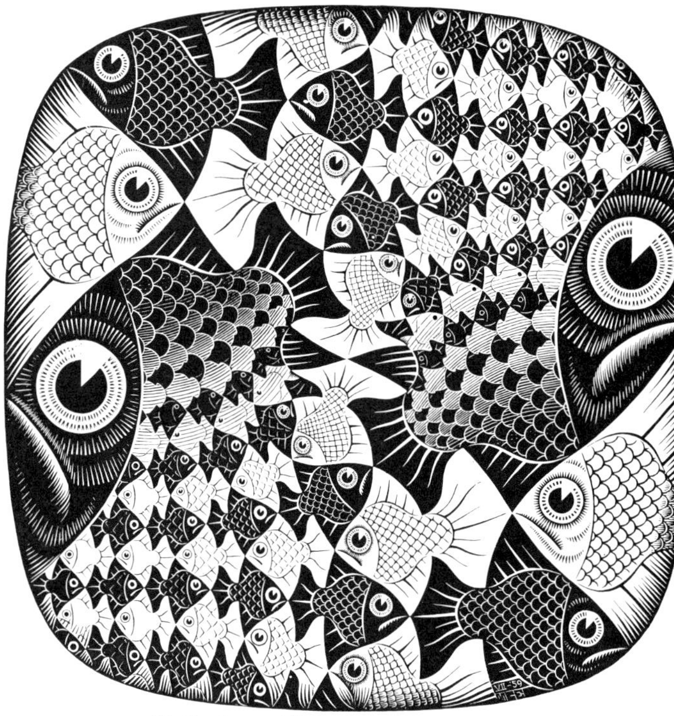

62. Fische und Schuppen, Holzschnitt, 1959

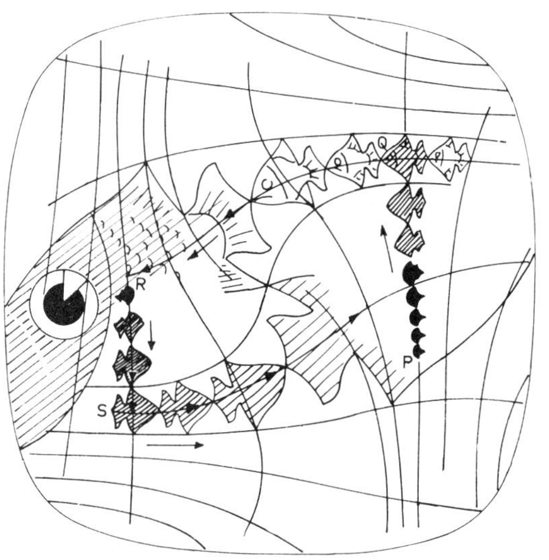

63. Von der Schuppe zum Fisch

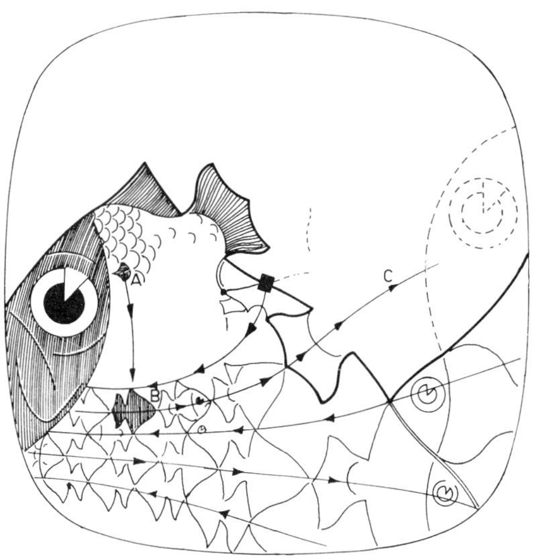

64. Gerüst für Fische und Schuppen

7 Die Kunst der Alhambra

Die widerspenstige Fläche

Kein Thema, kein Gegenstand lag Escher so am Herzen wie zyklische Aufteilung von Flächen. Er schrieb eine ausgedehnte Abhandlung darüber, worin er auch auf technische Details eingeht. Es gibt nur noch ein anderes Thema, über das er geschrieben hat, – wenngleich bei weitem nicht so ausführlich – und das hieß Annäherungen an Unendlichkeit. Was er in der späteren Schrift sagte, kann vielleicht mit noch größerer Berechtigung auf die regelmäßige Flächenaufteilung angewendet werden. Es ist ein Bekenntnis: »Mit ruhigem Gewissen kann ich mich über diese Vollkommenheit freuen und von ihr Zeugnis ablegen, denn nicht ich habe sie ›erfunden‹, oder auch nur entdeckt. Mathematische Gesetze sind keine menschlichen Erfindungen oder Schöpfungen. Sie ›sind‹, sie bestehen ganz unabhängig vom menschlichen Geist.

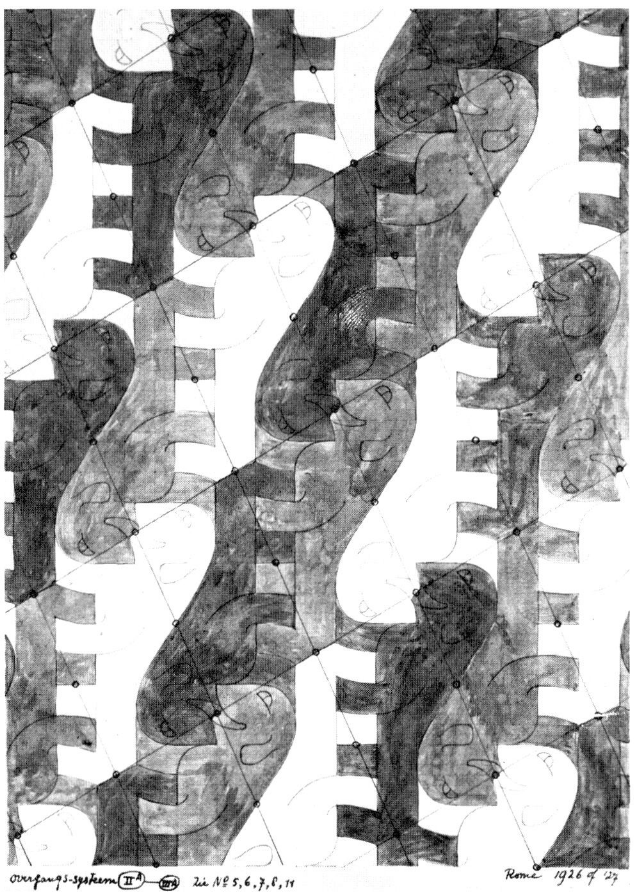

65. Erster Versuch zu regelmäßiger Flächenaufteilung, mit imaginären Tieren (Detail), Bleistift und Wasserfarben, 1926 oder 1927

Ein Mensch mit klarem Verstand kann höchstens herausfinden, daß sie da sind und sich darüber Rechenschaft geben.« Über die regelmäßige Flächenaufteilung schreibt er ferner: »Sie ist die reichste Quelle der Inspiration, die ich jemals angezapft habe, und sie ist noch keineswegs ausgetrocknet.«

Wie sehr Escher für die Entdeckung und Verwendung der Prinzipien der regelmäßigen Flächenaufteilung prädisponiert war, sehen wir auch in einem Werk aus seiner Studienzeit bei de Mequita in Haarlem. Das detaillierteste und am weitesten entwickelte Produkt dieser Periode ist sicher der Holzschnitt *Acht Köpfe* (1922). Auf einem Block sind acht verschiedene Köpfe geschnitten, vier senkrecht und vier verkehrt herum. In Abbildung 66 sehen wir den Block viermal abgedruckt. Diese 32 Köpfe machen einen theatralischen Eindruck, unwahr, unwirklich, »fin de siècle«.

Weder das Bedecken der ganzen Fläche mit erkennbaren Figuren noch der wiederholte Abdruck von einem Block, um eine rhythmische Wiederholung des einen Motivs der acht Köpfe zu erzeugen, sind dem Einfluß oder der Inspiration de Mesquitas zuzuschreiben.

Bis 1926 sah es so aus, als gehörten diese Anstrengungen einer Jugend-Periode an und könnten nicht als ein hoffnungsvoller Keim betrachtet werden, der erst später zur vollen Blüte gelangen sollte. 1926, nachdem er schon die Alhambra von einem flüchtigen Besuch kannte, unternahm Escher kolossale Anstrengungen, die Fläche zu rhythmisieren;

aber er brachte es nicht fertig. Alles was ihm gelang, waren einige eher häßliche, mißgestaltete Tiere. Es ärgerte ihn besonders, daß die Hälfte dieser Vierfüßler darauf bestand, verkehrt herum auf seinem Zeichenpapier zu gehen (Abbildung 65).
Es wäre nicht überraschend gewesen, wenn Escher nach der Enttäuschung mit all diesen ernsthaften Versuchen zu dem Schluß gekommen wäre, in eine Sackgasse geraten zu sein.. Zehn Jahre lang war regelmäßige Flächenaufteilung für ihn tabu – bis er 1936 zusammen mit seiner Frau wieder die Alhambra besuchte. Wieder gewann er den Eindruck, daß in der rhythmischen Aufteilung einer Fläche reiche Möglichkeiten beschlossen liegen. Einige Tage lang kopierten er und seine Frau die maurischen Ornamente (Abbildung 67) und nach seiner Heimkehr untersuchte er sie gründlich. Er las Bücher über Ornamentik und mathematische Abhandlungen, die er nicht verstand. Die einzige Hilfe für ihn waren die Illustrationen, die er abzeichnete und skizzierte. Er erkannte nun, wonach er wirklich suchte. 1937 arbeitete er in großen Zügen ein sehr praktisches System aus, das er 1941 und 1942 schriftlich fixierte. Aber da war er schon längst damit beschäftigt, seine Entdeckungen in Metamorphosen und Kreislaufbildern zu verarbeiten.
Die ganze Geschichte von Eschers Kampf mit dieser widerspenstigen Materie und von seinem Sieg – sie geht soweit, daß Escher später erzählte, nicht er habe seine Fische, Reptilien, Menschen, Pferde und so weiter zu ersinnen brauchen, sondern die Gesetze der regelmäßigen Flächenaufteilung hätten das für ihn getan – würde mehr Raum beanspruchen, als dieses Buch zur Verfügung hat. Wir müssen uns hier mit einer kurzen Einführung begnügen, die diesen wichtigen, für Escher wichtigsten, Aspekt zugänglich macht.

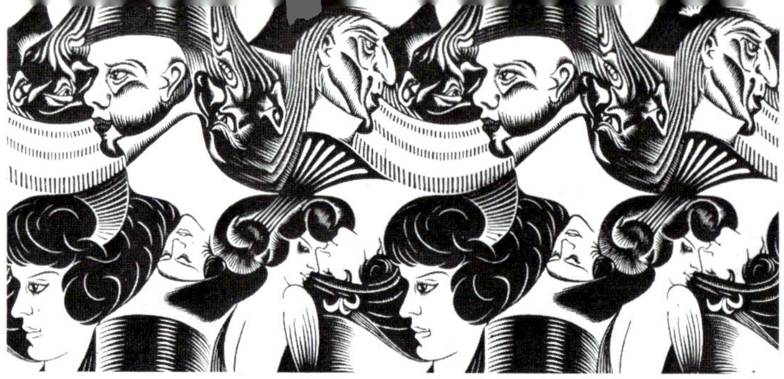

66. Acht Köpfe, Holzschnitt, 1922.

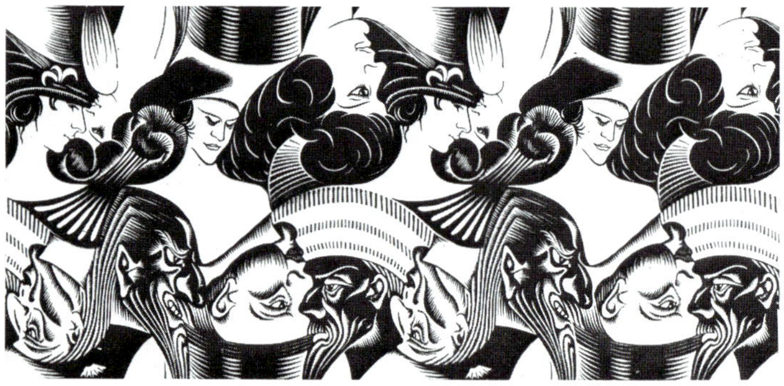

Dasselbe Bild um 180 Grad gedreht

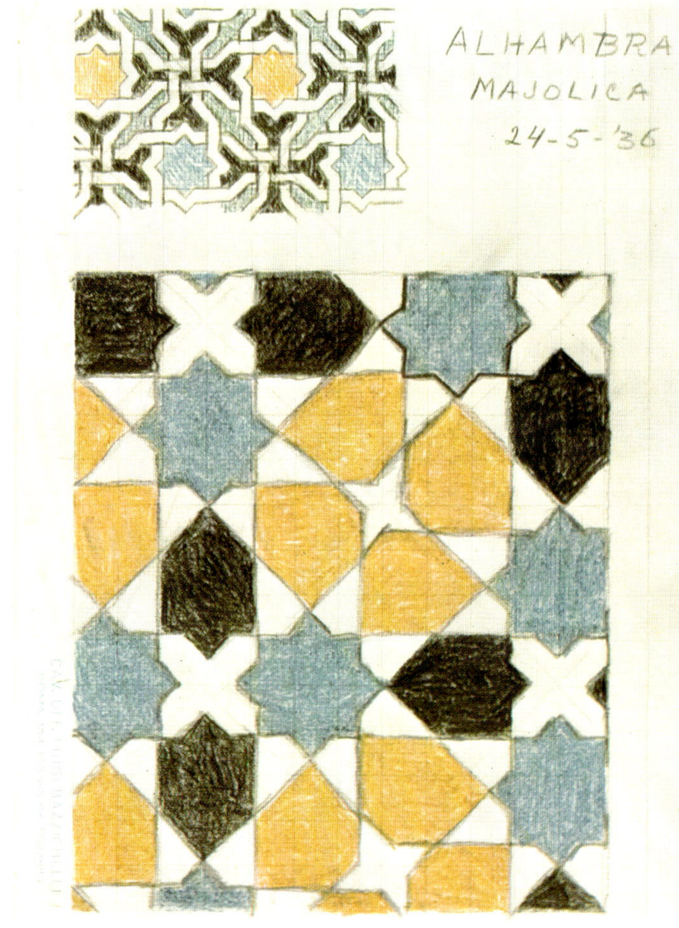

67. Skizzen, in der Alhambra gemacht, Bleistift und farbige Kreide, 1936

Verschieben, spiegeln und drehen

In Abbildung 68 sehen wir ein einfaches Ornament: die ganze Fläche ist mit gleichseitigen Dreiecken bedeckt. Nun müssen wir prüfen, welche Bewegungen dieses Ornament dazu bringen, sich selbst zu decken. Dafür müssen wir ein Duplikat anfertigen, indem wir es auf Transparentpapier durchpausen und es dann auf das ursprüngliche Muster legen, so daß die Dreiecke sich decken.
Wenn wir das Duplikat von A nach B schieben, wird es das darunterliegende Muster noch einmal bedecken. Diese Bewegung nennen wir eine Translation (= Verschiebung). Wir können sagen, daß das Ornament durch Translation von A nach B in sich selbst übergeht. Wir können das Duplikat auch um 60 Grad um den Punkt C drehen und wieder deckt es das ursprüngliche Muster exakt. Dieses Ornament kann also auch durch Rotation in sich selbst übergehen.
Wenn wir auf der ursprünglichen Figur und auf dem Duplikat die gestrichelte Linie PQ einzeichnen, dann das Duplikat hochnehmen, umdrehen und es wieder so auflegen, daß die gestrichelten Linien aufeinander liegen, werden wir ein weiteres Mal bemerken, daß sich Duplikat und Original decken. Diese Bewegung nennen wir eine *Spiegelung* auf der Spiegelachse PQ. Das Duplikat ist nun das Spiegelbild der ursprünglichen Figur und kann diese doch wieder bedecken. Translation, Rotation, Spiegelung und – die später noch zu besprechende Gleitspiegelung - das sind die möglichen Bewegungen, die ein Muster in sich selbst überführen können. Es gibt einige Muster, die nur eine Translation zulassen, oder die außer Translationen nur noch Spiegelungen zulassen, und so weiter. Wenn wir die Muster daraufhin betrachten, welche Bewegungen das Ornament in sich selbst überführen können, entdecken wir, daß es 17 verschiedene Gruppen gibt. Wir wollen sie hier nicht ableiten, nicht einmal aufzählen, sondern nur auf die bemerkenswerte Tatsache hinweisen, daß Escher ohne irgendwelche angemessenen mathematischen Vorkenntnisse alle diese Möglichkeiten entdeckte.

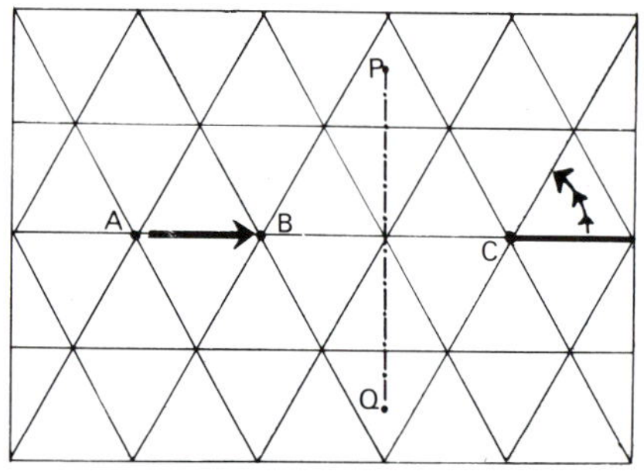

68. Translation, Rotation und Spiegelung

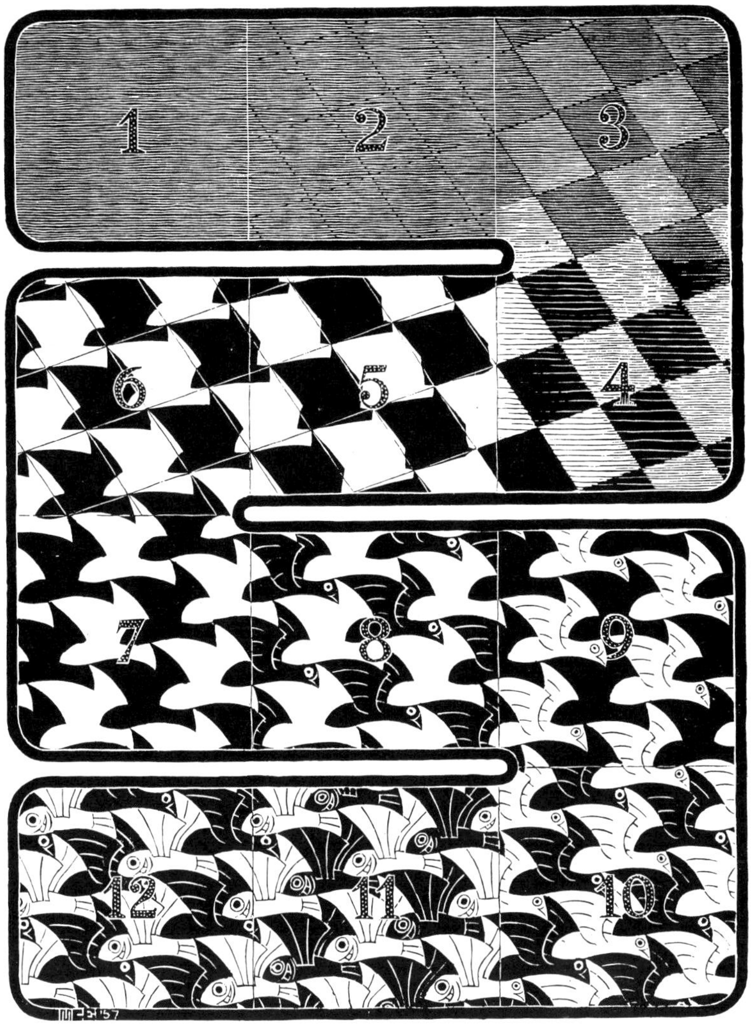

69. Das Entstehen einer Metamorphose

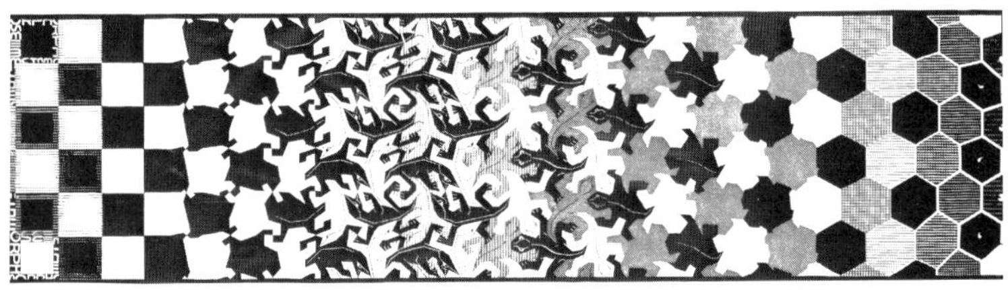

70. Der überraschende Übergang in Metamorphose II

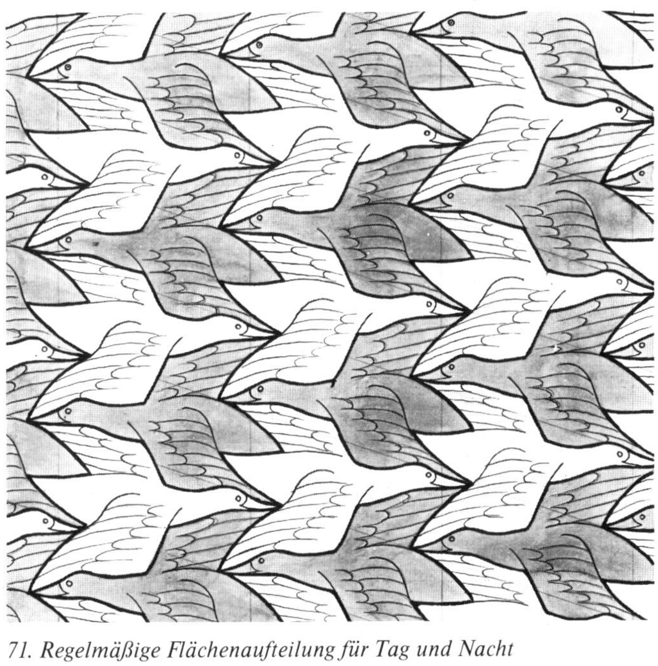

71. Regelmäßige Flächenaufteilung für Tag und Nacht

In ihrem Buch *Symmetry Aspects of M.C. Escher's Periodic Drawings,* 1965 in Utrecht bei A. Oosthoeks zum Gebrauch für Studenten der Kristallographie publiziert, spricht Frau Professor C. H. Macgillavry von ihrer Verwunderung über die Tatsache, daß Escher sogar neue Möglichkeiten entdeckte, wobei auch die Farbe eine bedeutende Rolle spielt, was in der Literatur vor 1956 nicht erwähnt worden ist.

Ein besonderes – und einzigartiges – Charakteristikum von Eschers Flächenaufteilungen ist, daß er immer Motive auswählt, die etwas Konkretes darstellen. Darüber schreibt er: »Die Mauren waren Meister darin, Flächen mit immer denselben Figuren lückenlos zu füllen. In der Alhambra in Spanien schmückten sie die Wände und Böden, indem sie gleichförmige, bunte Stücke von Majolika ohne Lücken zusammensetzten. Schade, daß es der Islam verbot, Bilder zu machen. In ihren Mosaiken beschränkten sie sich auf abstrakte geometrische Formen. Kein maurischer Künstler hat es, soweit ich weiß, jemals gewagt (oder sollte ihm niemals die Idee gekommen sein?) konkrete, erkennbare Figuren, zum Beispiel Vögel, Fische, Reptilien und Menschen als Elemente seiner Mosaiken zu verwenden.

Die Beschränkung ist für mich desto unannehmbarer, weil die *Erkennbarkeit* der Komponenten meiner eigenen Muster der Grund für mein nie schwindendes Interesse auf diesem Gebiet ist.«

Wie eine Metamorphose entsteht

Escher sah regelmäßige Flächenaufteilung als ein Instrument an, als ein Mittel, und er machte niemals ein selbständiges Bild, das die regelmäßige Flächenaufteilung zum Hauptthema hatte. Den deutlichsten Gebrauch von regelmäßiger Flächenaufteilung machte er bei zwei eng verwandten Themen; der Metamorphose und dem Zyklus. Bei der Metamorphose sehen wir unbestimmte abstrakte Formen sich in scharf begrenzte konkrete Formen umwandeln und dann wieder zurückverwandeln. So kann ein Vogel nach und nach zu einem Fisch, oder eine Eidechse zur Zelle einer Honigwabe werden.

Obgleich Metamorphosen im oben beschriebenen Sinne auch in zyklischen Drucken erscheinen, liegt doch bei den Metamorphosen die Betonung auf Kontinuität und einem Zurückkehren zum Ausgangspunkt. So ist zum Beispiel die *Metamorphose I* von 1937 (Abbildung 25), ein typisches Metamorphose-Bild, in dem kein Zyklus vorkommt. Auch *Tag und Nacht* ist ein Metamorphose-Bild, in dem das zyklische Element kaum zu finden ist. Aber die meisten Bilder zeigen nicht nur eine Metamorphose, sondern auch einen Zyklus, weil Escher viel mehr Befriedigung darin fand, das Visuelle in sich selbst zurück zu lenken, als darin, in seinen Bildern etwas offenzulassen.

In seinem Buch *Regelmäßige Flächenaufteilung* (1958) zeigt er uns in Text und Bild auf meisterliche Weise, wie er eine Metamorphose zustandebringt. Anhand von Abbildung 69 geben wir hier eine kurze Zusammenfassung seiner Beweisführung.

Bei 4 ist die Fläche in Parallelogramme aufgeteilt, die sich dadurch unterscheiden, daß ein weißes immer an ein schwarzes grenzt.

Bei 5 verändern sich die geraden Grenzlinien von schwarz zu weiß langsam. Die Grenzlinien krümmen und biegen sich nun auf die Weise, daß einer Ausstülpung auf der einen Seite eine gleichförmige Einstülpung auf der gegenüberliegenden Seite entspricht.

Bei 6 und 7 setzt sich der Prozeß in dem Sinne fort, daß dort nicht die Art und Weise der Aus- und Einstülpungen sich ändert, sondern allein ihr Umfang. Die bei 7 erreichte Form wird bis zum Ende beibehalten. Auf den ersten Blick ist von dem ursprünglichen Parallelogramm nichts übrig geblieben, und doch bleibt die Fläche eines jeden Motivs die gleiche wie in dem ursprünglichen Parallelogramm, und die Berührungspunkte von je vier Figuren sind noch an den gleichen Stellen und bedingen einander.

Bei 8 sind den schwarzen Motiven Details beigefügt, die sie zu fliegenden Vögeln werden lassen, während die weißen den Hintergrund, den Himmel, abgeben.

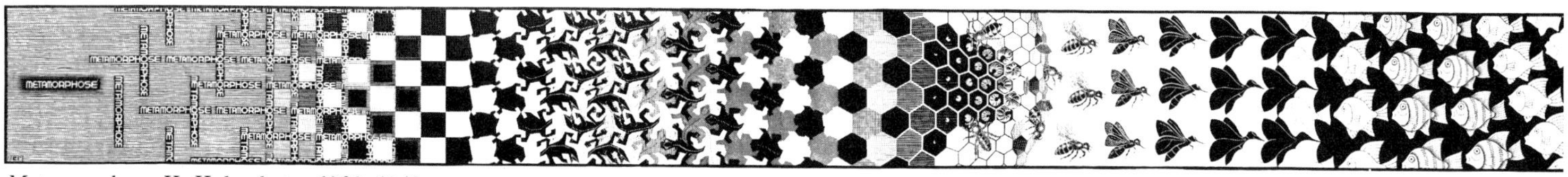

Metamorphose II, Holzschnitt, 1939–1940

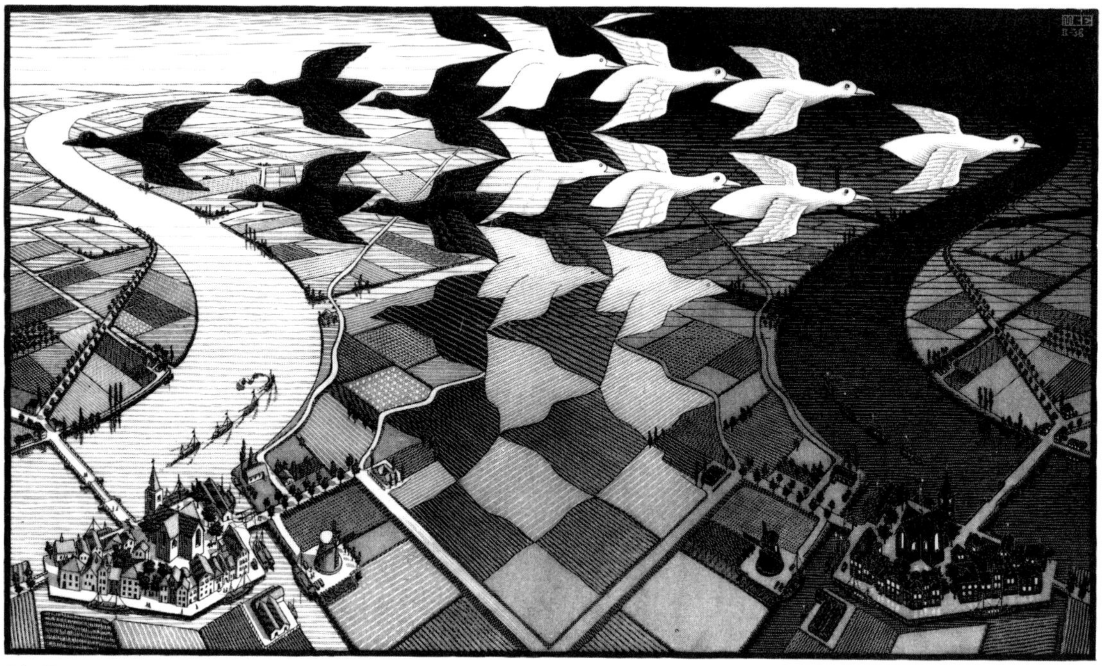

72. Tag und Nacht, Holzschnitt, 1939

9 kann leicht anders herum interpretiert werden: weiße Vögel fliegen nun vor einem schwarzen Himmel. Die Nacht ist hereingebrochen.
10 Aber warum sollen nicht weiße und schwarze Vögel gleichzeitig die ganze Fläche bedecken?
11 Das Motiv scheint zwei verschiedene Interpretationen zuzulassen. Wenn man in die Schwänze der Vögel ein Auge und ein Maul zeichnet und die Köpfe in Schwänze verwandelt, werden die Flügel automatisch zu Flossen und aus jedem Vogel ist ein fliegender Fisch geworden.
12 Endlich könnten wir natürlich ebensogut die beiden Tierarten in einer Flächenfüllung vereinigen: Hier fliegen schwarze Vögel nach rechts und weiße Fische nach links - aber wir können sie nach Belieben austauschen.
Mit welcher Raffinesse Escher schon nach kurzer Zeit mit der Metamorphose zu spielen weiß, zeigt der Holzschnitt *Metamorphose II* (1939-40), das größte Bild, das Escher je gemacht hat. Es ist 20 cm hoch und 4 m lang! Viel später, 1967, fügte er weitere 3 Meter hinzu, als das Bild, sechsmal vergrößert, als Wandschmuck für ein Postamt Verwendung fand (Abbildung 123). Nicht so sehr der Übergang von Honigwaben zu Bienen ist hier von Interesse, denn dieser beruht mehr auf Gedanken-Assoziation. Aber wenn aus Quadraten auf dem Weg über Eidechsen Sechsecke werden, zeigt Escher eine enorme Virtuosität in der Handhabung seines Materials (Abbildung 70).
Auch *Verbum* (1942) (hier nicht wiedergegeben) gehört noch ganz und gar in den Bereich eines bis zum äußersten getriebenen Spiels von Metamorphosen. In späteren Bildern sehen wir das Spiel um des virtuosen Spiels willen zurücktreten; die Metamorphosen stehen dann mehr im Dienste anderer Bildgedanken, wie zum Beispiel im *Zauberspiegel.*

Das meist bewunderte Bild

Abbildung 71 gibt eine der einfachsten Möglichkeiten einer regelmäßigen Flächenfüllung wieder. Das Muster von weißen und schwarzen Vögeln geht allein in sich selbst über durch Translation. Wenn wir einen weißen Vogel weiter nach rechts oder nach oben schieben, entsteht wieder dasselbe Muster. Es gäbe mehr Möglichkeiten, wenn die weißen und die schwarzen Vögel deckungsgleich wären. Escher gebraucht diese Flächenfüllung in dem Holzschnitt *Tag und Nacht* von 1938 (Abbildung 72), welcher bis heute das populärste von allen Escher-Bildern ist. Dieses Blatt eröffnet sicher eine neue Periode, wie selbst den zeitgenössischen Kritikern klar war. Von 1938 bis 1946 verkaufte Escher davon 58 Abzüge, bis 1960 stieg die Zahl auf 262 und allein 1961 verkaufte er 99 Stück. Die Popularität von *Tag und Nacht* übertrifft die der anderen viel verkauften Blätter *(Pfütze, Luft und Wasser, Gekräuselte Wasserfläche, Andere Welt, Konkav und Konvex, Belvedere)* so sehr, daß wir daraus schließen dürfen, daß es Escher bei diesem Bild mehr als in allen anderen gelungen ist, sein Staunen auf den Betrachter zu übertragen.
Oben in der Mitte sehen wir die gleiche Flächenfüllung wie in Abbildung 71, aber diese ist nicht der Ausgangspunkt für *Tag und Nacht;* der ist im Bild unten in der Mitte zu finden. Dort sieht man einen weißen fast rautenförmigen Acker. Von da wird unser Blick automatisch emporgezogen; der Acker verändert die Form sehr schnell; nach zwei Stufen ist er in einen weißen Vogel verwandelt. Die schwere Erde hat sich plötzlich zum Himmel emporgeschwungen und kann selbständig nach rechts fliegen, hoch über einem kleinen Dorf am Flußufer im Dunkel der Nacht.

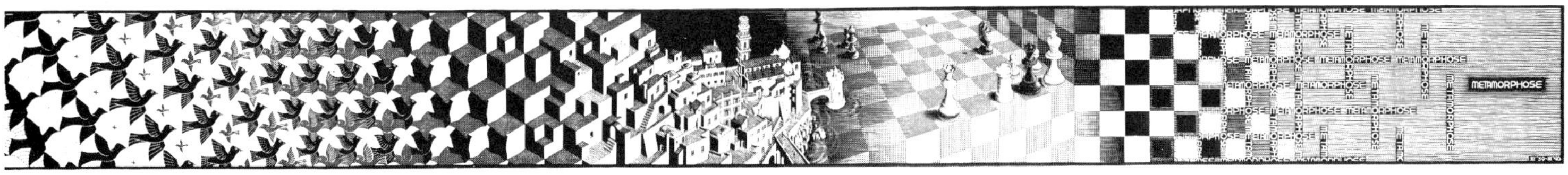

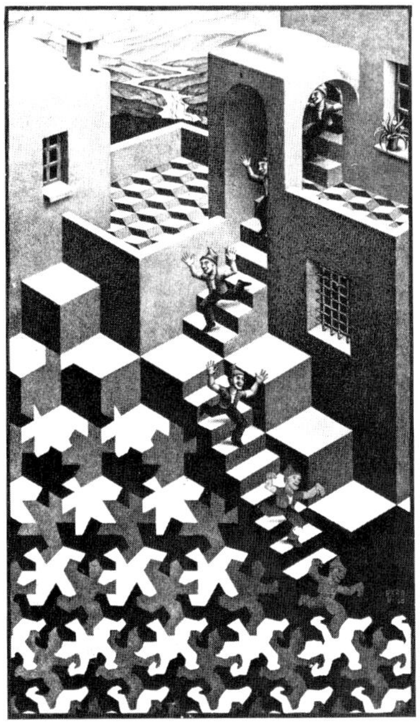

73. *Kreislauf, Lithographie, 1938*

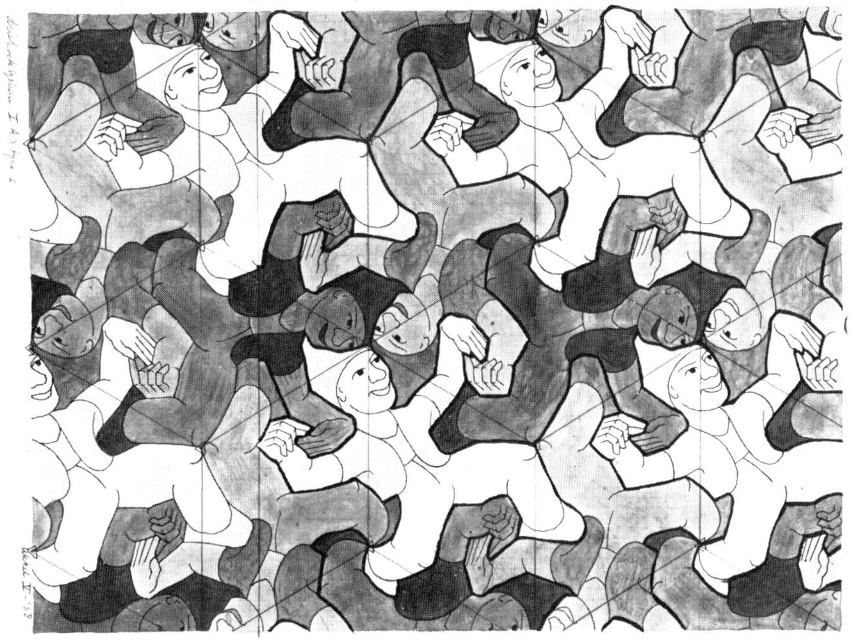

74. *Regelmäßige Flächenaufteilung mit menschlichen Figuren für Kreislauf, Bleistift und Wasserfarben, 1938*

Wir hätten ebenso gut einen schwarzen Acker rechts oder links von der Mitte auswählen können – jemehr er ansteigt, umso mehr verwandelt er sich in einen schwarzen Vogel, der nach links über eine sonnige holländische Landschaft fliegt, die merkwürdigerweise genau das Spiegelbild der nächtlichen Landschaft auf der rechten Seite ist.
Von links nach rechts findet ein allmählicher Übergang vom Tag zur Nacht statt und von der Erde werden wir langsam aber sicher himmelan gehoben... und daß dies durch die Vision eines Künstlers erreicht wird, erklärt meiner Meinung nach, warum dieses Bild so vielen Leuten gefällt.

Kreislauf

In *Kreislauf* (1938, Abbildung 73) sehen wir einen seltsamen kleinen Burschen munter und sorglos in einem Torweg auftauchen. Er rennt die Stufen hinunter ohne zu wissen, daß er unten verschwinden und sich in eine wunderliche geometrische Figur auflösen wird.
Am unteren Bildrand begegnen wir dem gleichen Muster wie in Abbildung 74. Darüber gleich mehr. Es zeigt sich, daß es der Geburtsort des Burschen ist.
Diese Metamorphose von menschlicher zu geometrischer Figur ist noch nicht das Ende, denn oben links wandelt sich die Figur nach und nach zu einfacheren, schlichteren Formen, bis sie eine Rautenform erreicht; dann versteinern drei Rauten zu einem Block, zu Architektur oder zu dem Muster des gekachelten Bodens des kleinen ummauerten Hofraums.
Dahinter, in dem einen oder anderen geheimnisvollen Zimmerchen des Hauses scheinen die lebenslosen Formen in Männlein transformiert zu werden, denn wir sehen von neuem einen fröhlichen Jungen aus dem Torweg springen.

Die hier verwendete Flächenfüllung hat drei Symmetrie-Achsen von drei verschiedenen Arten: Eine, wo drei Köpfe zusammentreffen, eine, wo drei Füße zusammenkommen und eine, wo sich drei Knie berühren.
Von jedem dieser Punkte aus kann das ganze Muster durch Drehung um einen Winkel von 120 Grad sich selbst decken. Nur wechseln die kleinen Männer mit jeder Drehung die Farbe.
Dieselbe Art Flächenfüllung liegt den Drucken *Reptilien* (Abbildung 44) und *Engel und Teufel* zugrunde.

Engel und Teufel

In Abbildung 75 sehen wir eine regelmäßige Flächenaufteilung mit vierfacher Symmetrie. Überall wo sich vier Flügelspitzen berühren, können wir das ganze Muster um 90 Grad drehen, um es dadurch wieder mit sich selbst zur Deckung zu bringen. Doch nicht alle diese Punkte sind gleich (Abbildung 76). Die Berührung der Flügelspitzen in der Mitte des Bildes bei A ist nicht dieselbe wie bei B, C, D und E. Hingegen haben die Punkte P, Q, R, S den gleichen »Kontext« wie A.
Außerdem können wir durch die Mittelachsen der Körper aller Engel und Teufel horizontale und vertikale Linien ziehen. In Abbildung 76 sind diese Linien mit m gekennzeichnet. Diese Linien sind Spiegelachsen. Auf jeder dieser Achsen läßt sich die ganze Flächenfüllung spiegeln, so daß sie sich selbst deckt. Schließlich gibt es noch Gleitspiegelachsen, die Winkel von 45 Grad mit den Spiegelachsen bilden. Dies sind die Linien, die wir durch die Köpfe der Engel ziehen können. In Abbildung 76 sind sie mit g bezeichnet.
Um die Anwesenheit von Gleitspiegelachsen feststellen zu können, muß man eine wirkliche Gleitspiegelung ausführen. Dafür zeichne man die Umrisse der Engel auf Transparentpapier und ebenso die Gleitspiegelachse g. Nun drehe man das Transparentpapier um und

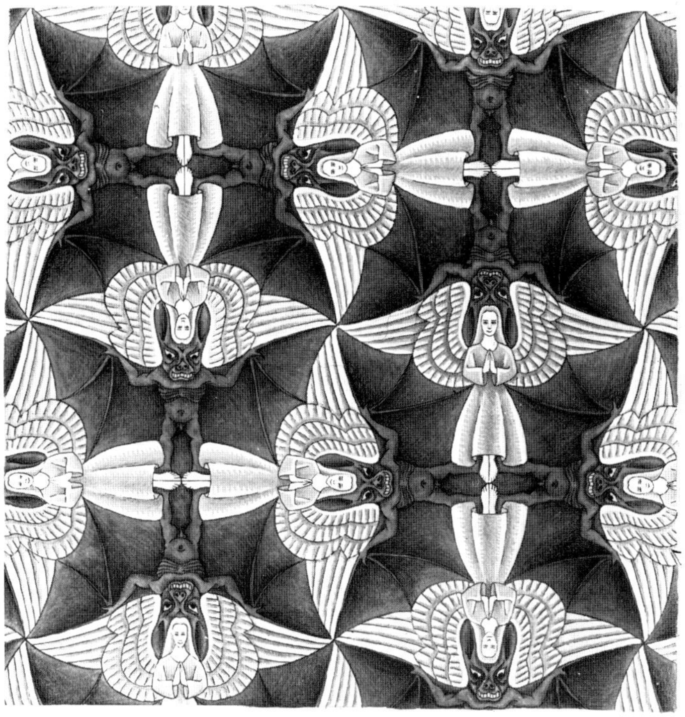

75. Regelmäßige Flächenaufteilung für Engel und Teufel, Bleistift, Tusche, Kreide und Gouache, 1941

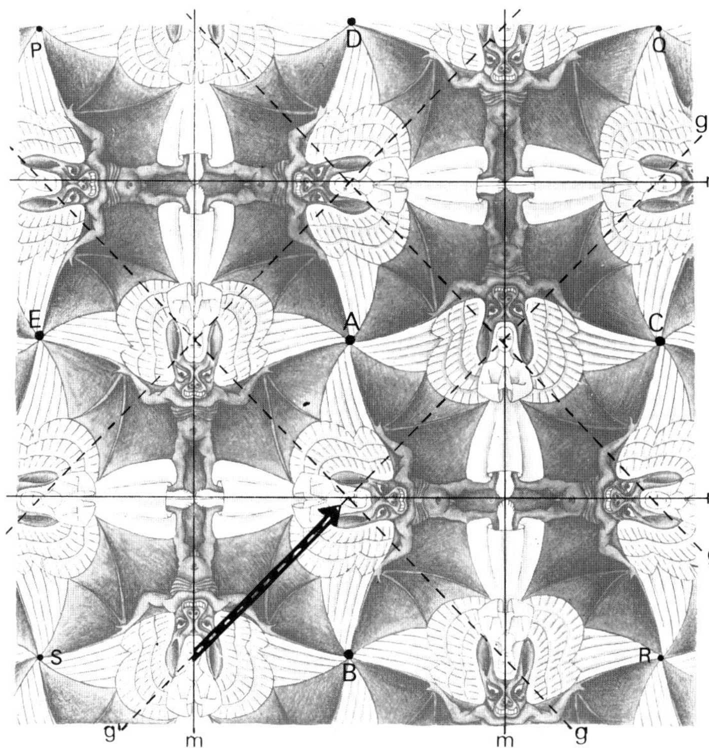

76. Drehpunkte, Spiegelachsen und Gleitspiegelachsen

lege es wieder so hin, daß g auf dem Transparentpapier mit g auf dem Original zusammenfällt. Wenn man feststellt, daß der Engelkopf am weitesten links mit dem Original zusammenfällt, hat man eine Spiegelung ausgeführt. Es zeigt sich, daß bei dieser Spiegelung das Muster auf dem Transparentpapier das des Originals nicht deckt. Aber schiebt man nun die Zeichnung diagonal aufwärts entlang der Spiegelachse, bemerkt man, daß beide Muster sich decken, sobald man mit dem Engelkopf auf dem Transparent den ersten Engelkopf auf dem Original erreicht hat, womit man eigentlich nicht gerechnet hat.
Ich habe Abbildung 75 aus vielen anderen ausgewählt, weil ich sie so schön finde: die Engel könnten aus einem Devotionsbild der dreißiger Jahre stammen. Aber es ist erstaunlich, daß so detaillierte Figuren die ganze Fläche in so verschiedenen Richtungen füllen können, ohne irgendwelche Lücken zu lassen, und daß sich das Ornament doch auf so verschiedene Weise deckt.

Escher hat von dieser Version seiner Engel und Teufel niemals Gebrauch gemacht, aber später - 1960 - machte er ein Kreislimitbild mit ihnen (Abbildung 77).
Hier laufen nicht nur vier, sondern auch drei Achsen in einem Punkt zusammen, zum Beispiel da, wo die Füße von drei Engeln zusammentreffen.
Noch später wurde dasselbe Engel-Teufel-Motiv bei einer Kugeloberfläche angewandt. Im Auftrag von Eschers amerikanischem Freund, Cornelius Van S. Roosevelt, der eine der größten Sammlungen von Eschers Werken hat, und anhand von Anweisungen und Entwurfzeichnungen, die Escher lieferte, wurden in Japan von einem alten Netsuké-Schnitzer zwei Exemplare einer Elfenbeinkugel angefertigt. Die ganze Oberfläche dieser kleinen Kugel ist mit zwölf Engeln und zwölf Teufeln ausgefüllt. Interessant zu sehen, wie unter den Händen des alten Japaners die Gesichtertypen der kleinen Engel und Teufel ein typisch orientalisches Aussehen annehmen. Von dieser Flächenfüllung mit Engeln und Teufeln hat Escher also drei verschiedene Variationen gemacht:

1. Auf der grenzenlosen Fläche wechseln sich zwei- und vierzählige Achsen ab (Abbildung 75).
2. Auf der begrenzten Kreislimitfläche finden wir drei- und vierzählige Achsen (Abbildung 77).
3. Auf der Kugeloberfläche kehrt dieses Motiv wieder mit zwei- und dreizähligen Achsen (Abbildung 78).

Ein Spiel

Wenn ich mich mit regelmäßiger Flächenfüllung befasse, komme ich nicht umhin, ein Spiel zu beschreiben, das Escher 1942 beschäftigte, dem er aber über einen privaten Zeitvertreib hinaus keine Bedeutung beimaß. Er produzierte es niemals und machte in keinem wichtigeren Werk davon Gebrauch.
Escher schnitt ein Stempelchen in der Form von Abbildung 79 a. Auf jeder Seite des Quadrats sind drei Anschlüsse möglich. Wenn man dieses Stempelchen ein paarmal aneinanderschließend abdruckt, dann formen die Balken fortlaufende Linien durch die ganze Figur.
Weil der Stempel in vier verschiedenen Stellungen abgedruckt werden kann, und weil Escher die Figur nochmals als Spiegelbild schnitt, das auch wieder in vier Stellungen gedruckt werden konnte (Abbildung 79 b), läßt es sich gebrauchen, um eine große Zahl interessanter Muster hervorzuzaubern. In Abbildung 80 und 81 sind zwei der vielen Muster zu sehen, die Escher koloriert hat.

Ein Bekenntnis

Die Bedeutung, die die regelmäßige Flächenfüllung für Escher gehabt hat, ist schwer zu überschätzen. In diesem Kapitel haben wir davon einiges anhand von nur wenigen Beispielen aufzeigen können. Diese Beschränkung deckt sich nicht mit Eschers eigener Vorstellung von seinem Werk. Darum soll Escher in diesem Kapitel das letzte Wort haben:

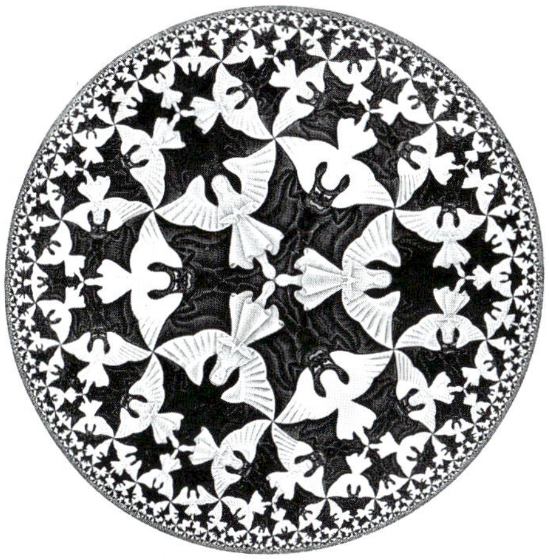

77. *Kreislimit IV, Holzschnitt, 1960*

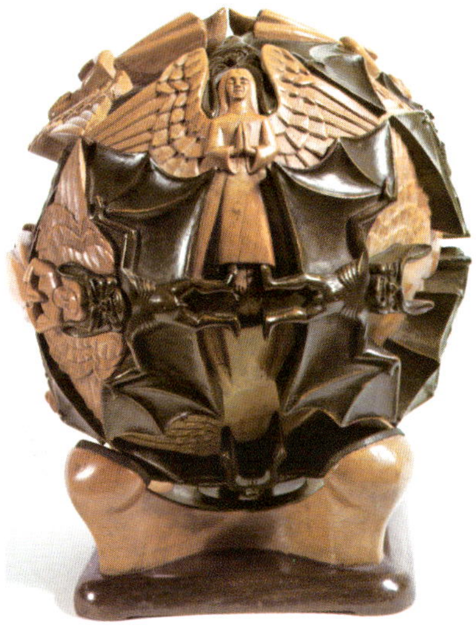

78. *Kugel mit Engeln und Teufeln, Ahorn (Durchmesser 23,5 cm), 1942*

»Ich wandere mutterseelenallein in dem Garten der regelmäßigen Flächenfüllung herum. Wie befriedigend es auch immer sein mag, eine eigene Domäne zu besitzen - Einsamkeit ist nicht so erfreulich; sie erscheint nur in diesem Falle eigentlich auch unmöglich. Jeder Künstler, oder besser jeder Mensch - um das Wort Kunst in diesem Zusammenhang möglichst zu vermeiden -, besitzt höchst persönliche Eigenschaften und Unarten. Aber regelmäßige Flächenaufteilung ist kein Tick, keine Unart oder ein Hobby. Sie ist nicht Subjektivität sondern Objektivität. Ich kann beim besten Willen nicht annehmen, daß etwas so naheliegendes wie das Erkennbarmachen von Figuren, die einander ergänzen, sowie deren Bedeutung, Funktion und Absicht, nie jemand eingefallen sein soll. Denn wenn wir die Schwelle des Urstadiums überschreiten, bekommt das Spiel mehr Wert als nur einen dekorativen.

Lange bevor ich in der Alhambra bei den maurischen Künstlern eine Verwandschaft mit der regelmäßigen Flächenaufteilung entdeckte, hatte ich sie bei mir selbst entdeckt. Am Anfang hatte ich keine Vorstellung, wie ich meine Figuren systematisch aufbauen könne. Ich kannte keine einzige Spielregel und versuchte - beinahe ohne zu wissen, was ich tat - kongruente Flächen, denen ich Tierformen zu geben versuchte, aneinander zu passen... später gelang das Entwerfen von neuen Motiven allmählich mit weniger Mühe als am Anfang und doch blieb es eine stets spannende Beschäftigung, eine wahre ›Manie‹, von welcher ich besessen war und von der ich mich nur mit großer Mühe frei machen konnte.« (M.C. Escher, Regelmatige vlakverdeling, Utrecht 1958).

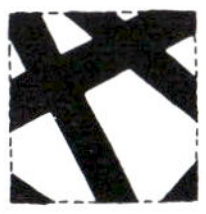

79.a. *Stempel für die Ornamente der Abbildungen 80 und 81*

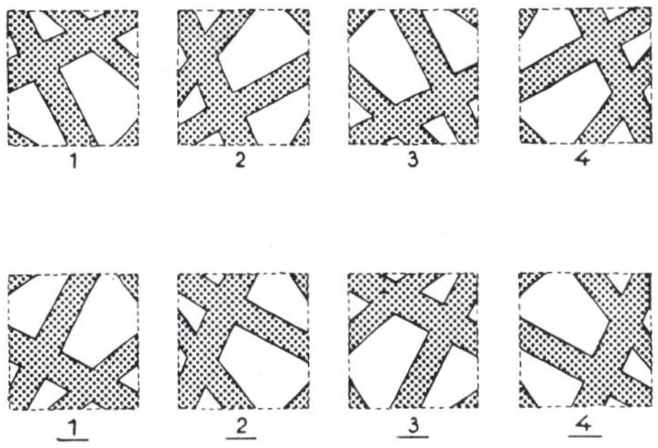

79.b. *Mögliche Stellungen des Stempels und ihre Spiegelbilder*

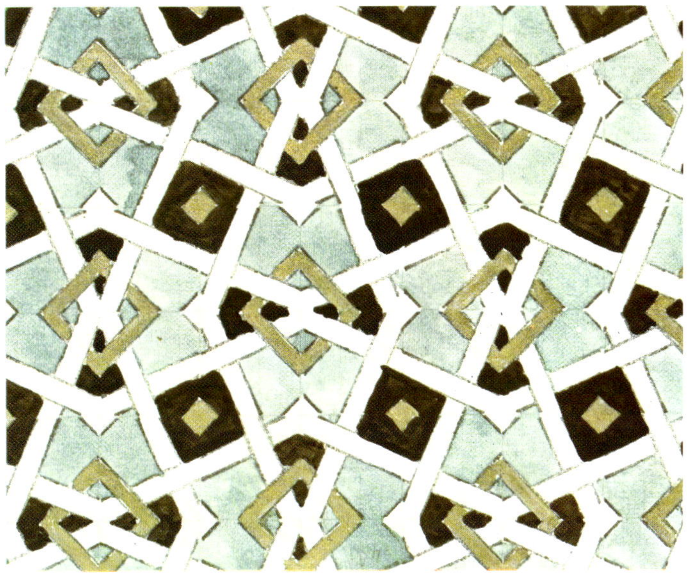

80. *Gestempeltes und koloriertes Ornament I*

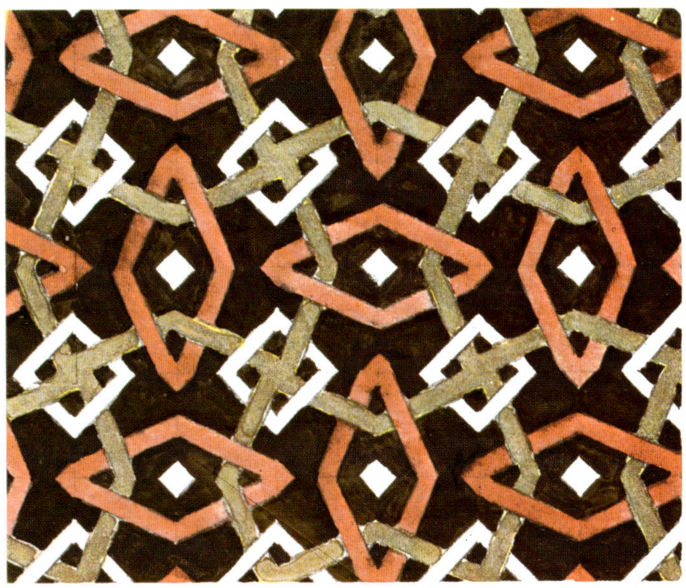

81. *Gestempeltes und koloriertes Ornament II*

8 Untersuchungen auf dem Gebiet der Perspektive

Die traditionelle Lehre von der Perspektive

Seitdem der Mensch zeichnet und malt, stellt er räumliche Wirklichkeit auf der Fläche dar. Die Objekte, die die primitiven Höhlenbewohner darstellen wollten - Bisons, Pferde, Hirsche etc. - waren nun einmal räumlich und sie malten sie dennoch auf eine Felswand.
Was wir heute Perspektive nennen, gibt es erst seit der ersten Hälfte des 15. Jahrhunderts. Wir sehen, daß italienische und französische Maler ihre Bilder als Abbild der Wirklichkeit malen wollten, Wenn wir eine Abbildung betrachten, sollen wir das gleiche Bild ins Auge bekommen, wie beim Anblick der abgebildeten Wirklichkeit.
Anfangs geschah dies eher intuitiv und dabei wurden viele Fehler gemacht (Abbildung 83 und 86); aber sobald man eine mathematische Formel für diese Art der Darstellung aufgestellt hatte, zeigte sich, daß jeder Architekt und Künstler den Raum auf dieselbe Weise sah.
Das mathematische Modell können wir mit Hilfe von Abbildung 84 erklären: Das Auge des Betrachters ist bei O; etwas vor ihm denken wir uns eine senkrechte Fläche - das Bild. Der Raum hinter dem Bild wird nun Punkt für Punkt darauf abgebildet; hierzu wird eine Linie vom Punkt P. zum Auge gezogen und der Schnittpunkt von dieser Linie mit dem Bild ist der Bildpunkt P' von P.
Dieses Prinzip ist von Albrecht Dürer (1471-1528), der an der mathematischen Seite seines Handwerks großes Interesse hatte, gut demonstriert (Abbildung 82). Der Maler hat einen Glas-Schirm vor sich - das Bild - und er zeichnet Punkt für Punkt den Mann, der hinter dem Schirm sitzt. Das äußerste Ende einer vertikalen Stange fixiert das Auge des Künstlers.
Natürlich ist es für den Künstler nicht möglich, andauernd auf diese Weise zu arbeiten. Dürers Apparat wurde denn auch nur gebraucht, um schwierige Darstellungsprobleme zu lösen.
Meist behilft sich der Maler mit gewissen Regeln, die aus der mathematischen Formel abgeleitet werden können.
Hier zwei wichtige Regeln:
1. Horizontale und vertikale Linien, die parallel zur Bildfläche laufen, sind als horizontale und vertikale Linien zu malen. Gleiche Abstände auf diesen Linien werden auch als gleiche Abstände im Bild gezeigt.
2. Parallellinien, die von uns wegführen, werden als Linien abgebildet, die durch einen Punkt laufen: den Fluchtpunkt. Gleiche Abstände auf diesen Linien werden nicht als gleiche Abstände abgebildet (Abbildung 84).
Escher beachtete diese Regeln der klassischen Perspektive bei der Konstruktion seiner Bilder peinlich genau; und gerade deshalb wirken sie räumlich so suggestiv.

1952 erschien eine Lithographie *Kubische Raumaufteilung* (Abbildung 85), deren einziges Ziel es war, mit den Mitteln der klassischen Perspektive eine endlose Ausdehnung des Raumes darzustellen.

Obwohl wir diese unendliche Ausdehnung des Raumes wie durch ein quadratisches Fenster sehen, wird doch der ganze Raum suggeriert, weil dieser durch Balken, die in drei Richtungen laufen, in völlig gleiche Kuben aufgeteilt wird.
Wenn wir die vertikalen Balken fortsetzen, scheinen sie sich in einem einzigen Punkt, dem Fußpunkt oder Nadir zu treffen. Es gibt zwei weitere Fluchtpunkte, die wir finden, wenn wir die entsprechenden Balken, nach rechts oben und nach links oben verlängern. Diese drei Fluchtpunkte liegen weit jenseits der Fläche des Bildes und Escher hat für die exakte Konstruktion sehr große Bögen von Zeichenpapier gebraucht.

82. Dürers Demonstration vom Prinzip der perspektivischen Abbildung

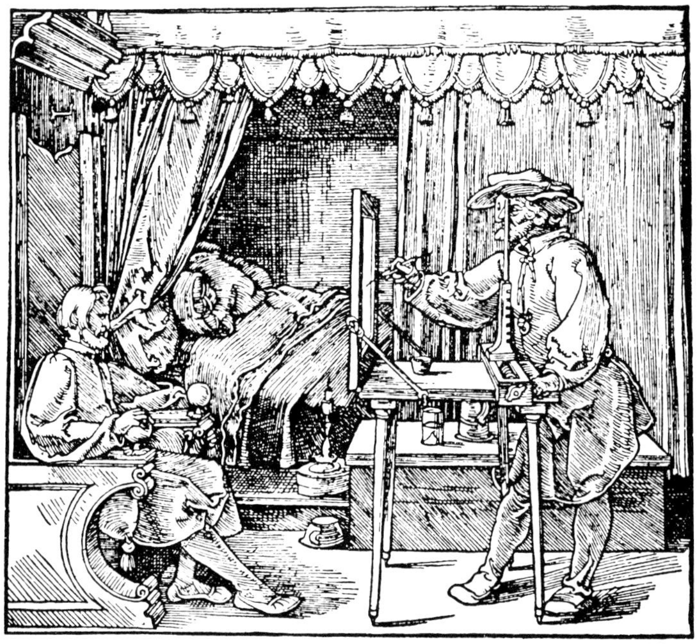

Das Ziel des Holzstiches *Tiefe* (1955) war fast dasselbe, aber hier sind die kleinen Kuben, die die Ecken der großen markieren, durch eine Art fliegende Fische ersetzt worden und die verbindenden Balken fehlen. Technisch war dieses Problem viel schwieriger, denn die Fische mußten auf die richtige Weise mit großer Genauigkeit stets kleiner gezeichnet werden; und um die Tiefen-Suggestion zu verstärken, mußten die, die weiter weg waren, auch weniger kontrastreich gezeigt werden. Das ist bei einer Lithographie ziemlich einfach, bei einem Holzschnitt sehr viel schwerer, weil jedes Bildteilchen entweder schwarz oder weiß ist, so daß Kontrastverminderung nicht durch den Gebrauch von Grau erreicht werden kann. Durch die Verwendung zweier Farben ist es Escher gelungen, eine sogenannte Luftperspektive einzuführen, die die Raumsuggestion steigert, die größtenteils bereits durch die Geometrische Perspektive erreicht wird. Abbildung 87 zeigt, wie exakt Escher das Feld um jeden Gitterpunkt herum perspektivisch ausarbeitete.

Die Entdeckung von Zenith und Nadir

Die klassische Perspektive schreibt vor, daß Bündel von parallelen Linien, die auch parallel zum Bild laufen, als parallele Linien abgebildet werden. Solche Linienbündel haben also keinen Fluchtpunkt oder, wie man in der Terminologie der projektiven Geometrie sagt: ihr Schnittpunkt liegt in der Unendlichkeit.

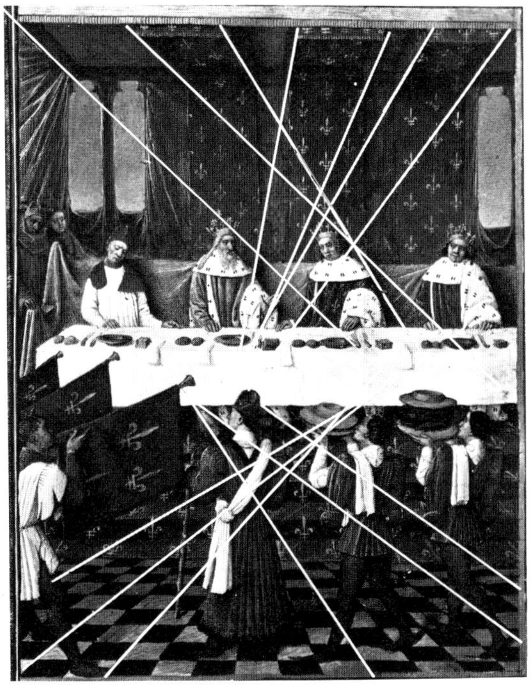

83. *Intuitive Perspektive (siehe auch Abbildung 86)*

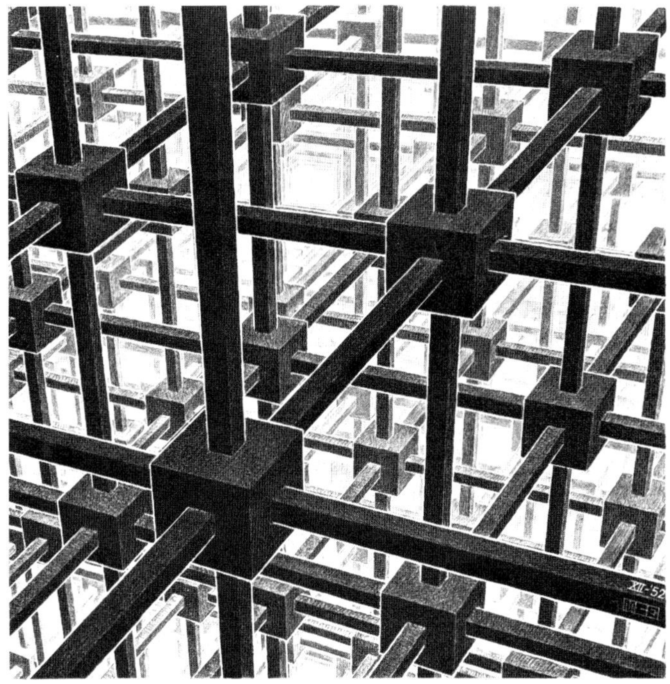

85. *Kubische Raumaufteilung, Lithographie, 1952*

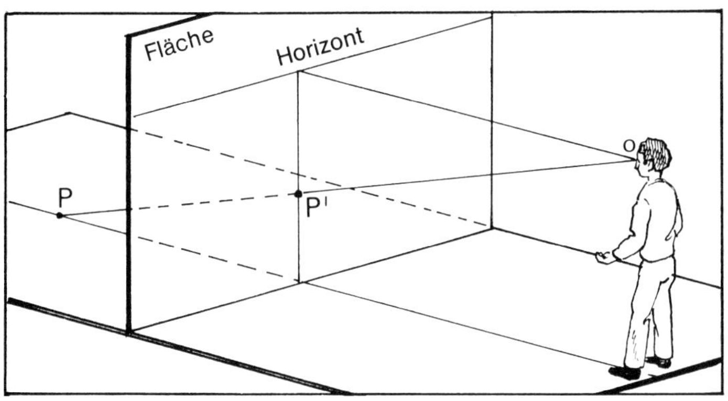

84. *Das Prinzip der klassischen Perspektive*

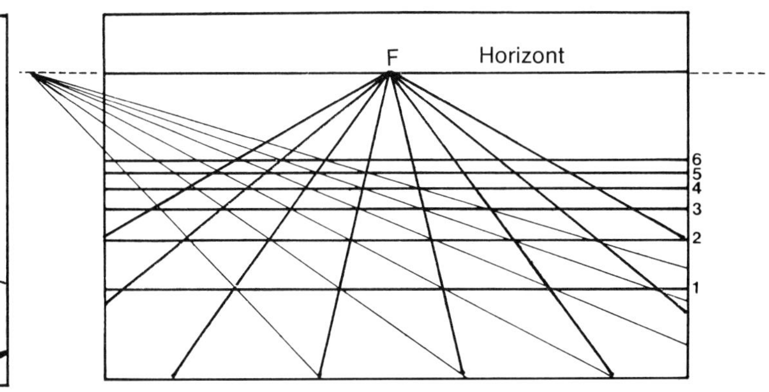

Nun würde dies unserer eigenen Erfahrung widersprechen: wenn wir am Fuße eines Turms stehen, sehen wir die aufsteigenden vertikalen Linien gegen einen Punkt hin zusammenlaufen, und wenn wir ein Foto, das von demselben Punkt aus gemacht ist, ansehen, wird dies noch deutlicher.

Doch folgt auch dies aus den Regeln der klassischen Perspektive, weil unser Bild nicht länger senkrecht zum Erdboden steht. Wenn wir das Bild flach legen und darauf herunter schauen, sehen wir alle vertikalen Linien in einem Punkt unter unseren Füßen zusammenlaufen: im *Nadir.* Solch ein außergewöhnlicher Standpunkt wurde von Escher in einem früheren Holzschnitt eingenommen: *Der Turm zu Babel* (1928; Abbildung 90), worin wir die in der Bibel beschriebene Tragödie der Sprachverwirrung auf jeder der Terassen sich abspielen sehen. In dem Holzstich *St. Peter* (1935; Abbildung 89) hat Escher den Nadir »am eigenen Leib gefühlt«, hier handelte es sich nicht um Konstruktion, sondern um wahrgenommene Wirklichkeit. Stundenlang hielt er sich auf dem obersten Umgang in der Kuppel auf, das Bild, das er unter sich sah skizzierend, bis ein Tourist in fragte: »Werden Sie nicht schwindelig hier oben?« Eschers lakonische Antwort: »Das ist gerade der Zweck.«

Als er 1946 einen kleinen Stich für den Niederländischen Ex-Libris-Club machte, gebrauchte er das erste Mal bewußt den *Zenith* als Fluchtpunkt (Abbildung 94). Das Bild zeigt jemanden, der aus der Tiefe dem Licht zustrebt. Die Unterschrift lautet: *Wir werden da herauskommen* – eine Anspielung auf die Nachwehen des Zweiten Weltkrieges.

Abbildung 91 zeigt, wie der Zenith zum Schnittpunkt der vertikalen Linien wird. Der Fotograf oder Maler liegt am Boden und guckt geradeaus nach oben. Die Parallellinien l und m erscheinen nun als l^1 und m^1 auf dem Blatt und schneiden sich in Z, der Abbildung des Zeniths, unmittelbar über dem Beobachter.

Die Relativität der Fluchtpunkte

Wenn wir einige Linien zeichnen, die in einem Punkt konvergieren, dann kann dieser Punkt alles mögliche vorstellen, unter anderem Zenith, Nadir, Entfernungspunkt usw... Das hängt ganz von dem Zusammenhang ab, in dem er steht. Diese Erkenntnis versuchte Escher in den Bildern *Andere Welt I* und *II* (1946 und 1947) zu demonstrieren. In dem Mezzotinto-Blatt von 1946 (Abbildung 92) sehen wir einen

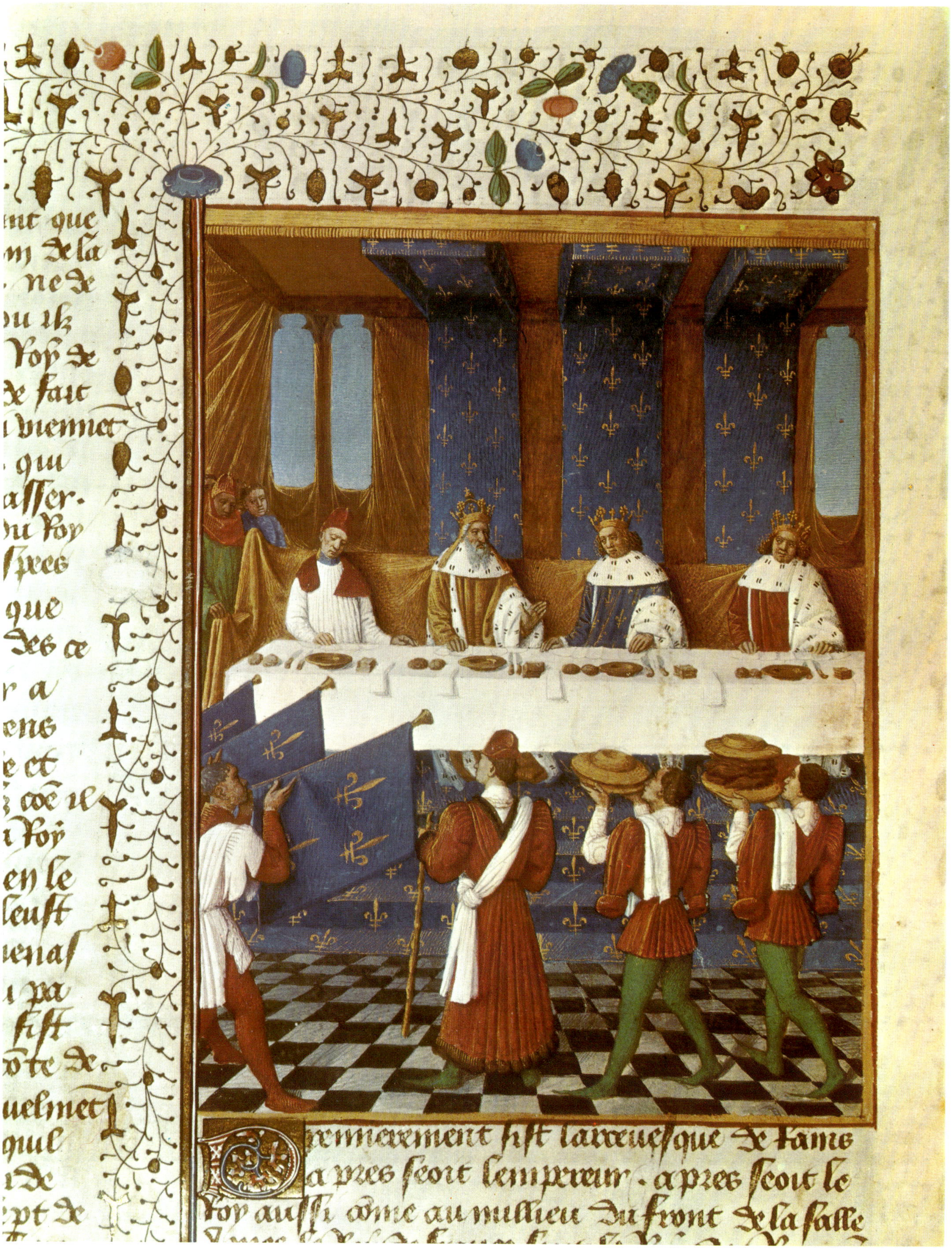

86. Jean Fouquet, Das königliche Bankett (Bibliothèque Nationale, Paris). Trotz der unkorrekten Perspektive wird ein natürlicher Eindruck erreicht.

langen Tunnel mit bogenförmigen Öffnungen. Dieser Tunnel läuft in einer unbestimmten Finsternis auf einen Punkt zu, der je nach Zusammenhang zu *Zenith, Nadir* oder *Entfernungspunkt* werden kann. Wenn wir auf die Tunnelwände rechts und links schauen, sehen wir eine horizontal liegende Mondlandschaft. Die Bogenöffnungen des Tunnels sind so gezeichnet, daß sie zu der horizontalen Lage der Landschaft passen. In diesem Zusammenhang wird der Fluchtpunkt der Tunnelwände zum Entfernungspunkt.
Wenn wir den oberen Teil des Bildes betrachten, blicken wir senkrecht nieder auf eine Mondlandschaft, und wir sehen auch einen persischen Menschenvogel und eine Lampe von oben (der Vogel heißt Simurgh

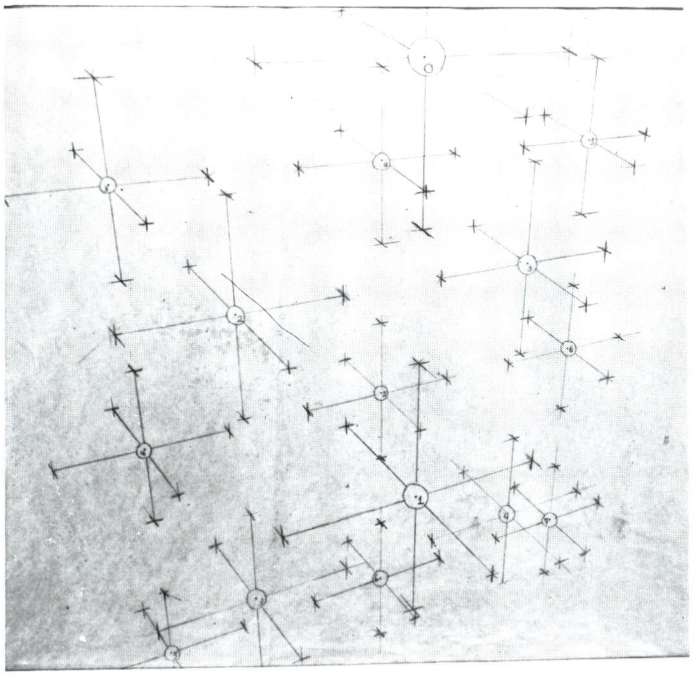

87. *Vorstudie für Tiefe, Bleistift, 1955*

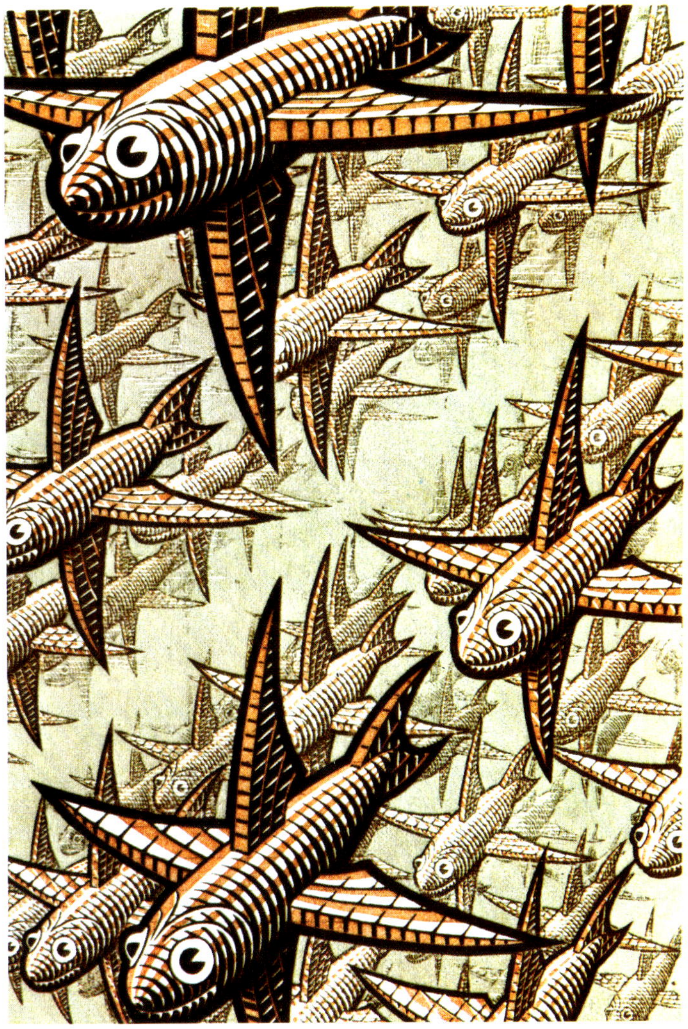

88. *Tiefe, Holzstich, 1955*

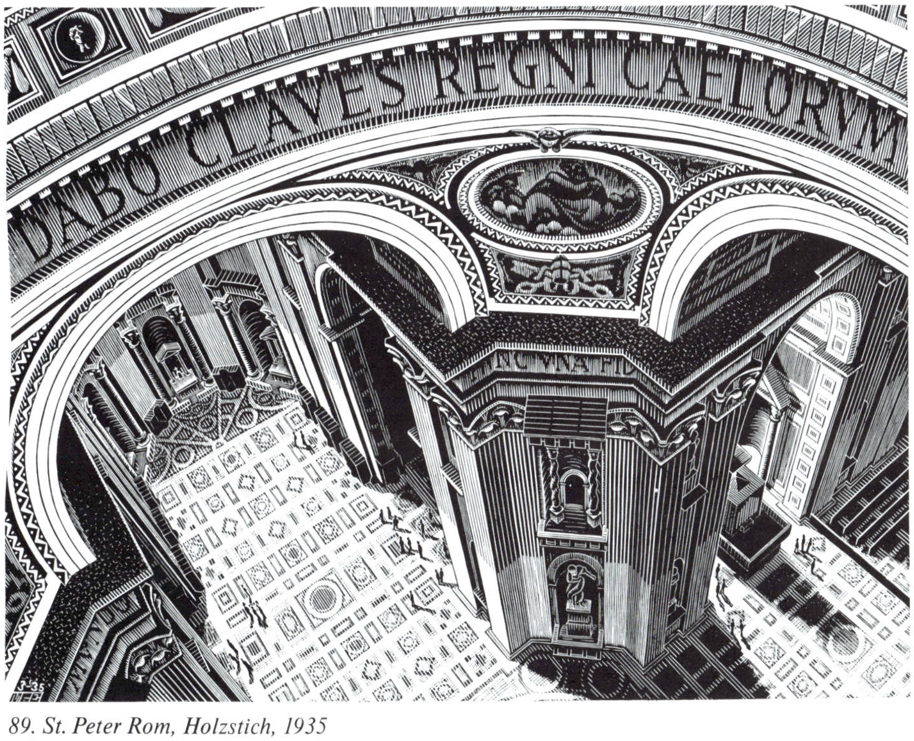

89. *St. Peter Rom, Holzstich, 1935*

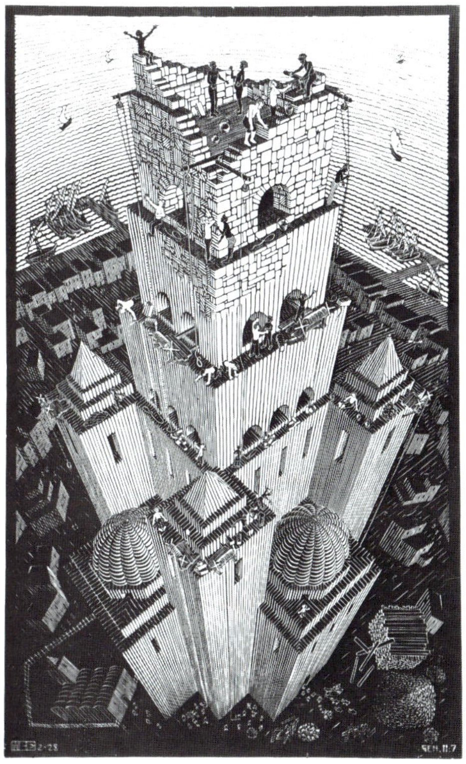

90. *Der Turm zu Babel, Holzschnitt, 1928*

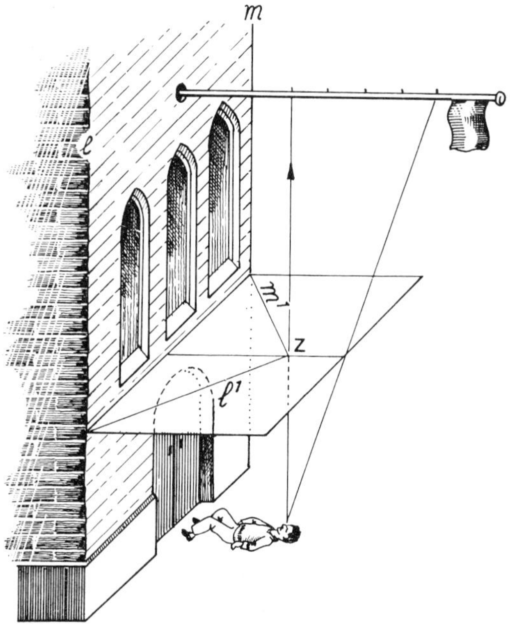

91. *Der Zenith als Fluchtpunkt*

und war ein Geschenk von Eschers Schwiegervater, der ihn in Baku/Rußland gekauft hatte). So wird derselbe Fluchtpunkt zum Nadir. Aber auch zum Zenith kann der Fluchtpunkt werden, wenn wir auf den unteren Rand des Bildes schauen. Von hier aus schauen wir in den Himmel und sehen den Vogel und die Lampe von unten.
Escher selbst war mit diesem Bild durchaus nicht zufrieden; der Tunnel hatte keinen Abschluß, der Fluchtpunkt lag im Dunkeln und es bedurfte *vierer* Abschnitte um drei Landschaften darzustellen.
Ein Jahr später fertigte er eine neue Version, in welcher er diese ihn störenden Unzulänglichkeiten eliminierte. Dieser vierfarbige Holzschnitt (Abbildung 93) ist auf besonders raffinierte Weise gestaltet. Der lange Tunnel ist verschwunden, und wir finden uns in einem fremdartigen Raum, in dem oben und unten, rechts und links, vorne und hinten nach Belieben verwechselt werden können, je nachdem ob wir aus dem einen oder aus dem anderen Fenster gucken wollen. Und er hat sich eine sehr geschickte Lösung des Problems ausgedacht, wie die *drei*fache Funktion des einzigen Fluchtpunkts suggeriert werden kann: indem er dem Gebäude drei Paar fast gleiche Fenster gibt. In jedem dieser *Andere Welt*-Bilder gibt es nur einen Fluchtpunkt. In der Lithographie *Relativität* von 1953 (Abbildung 95) gibt es drei

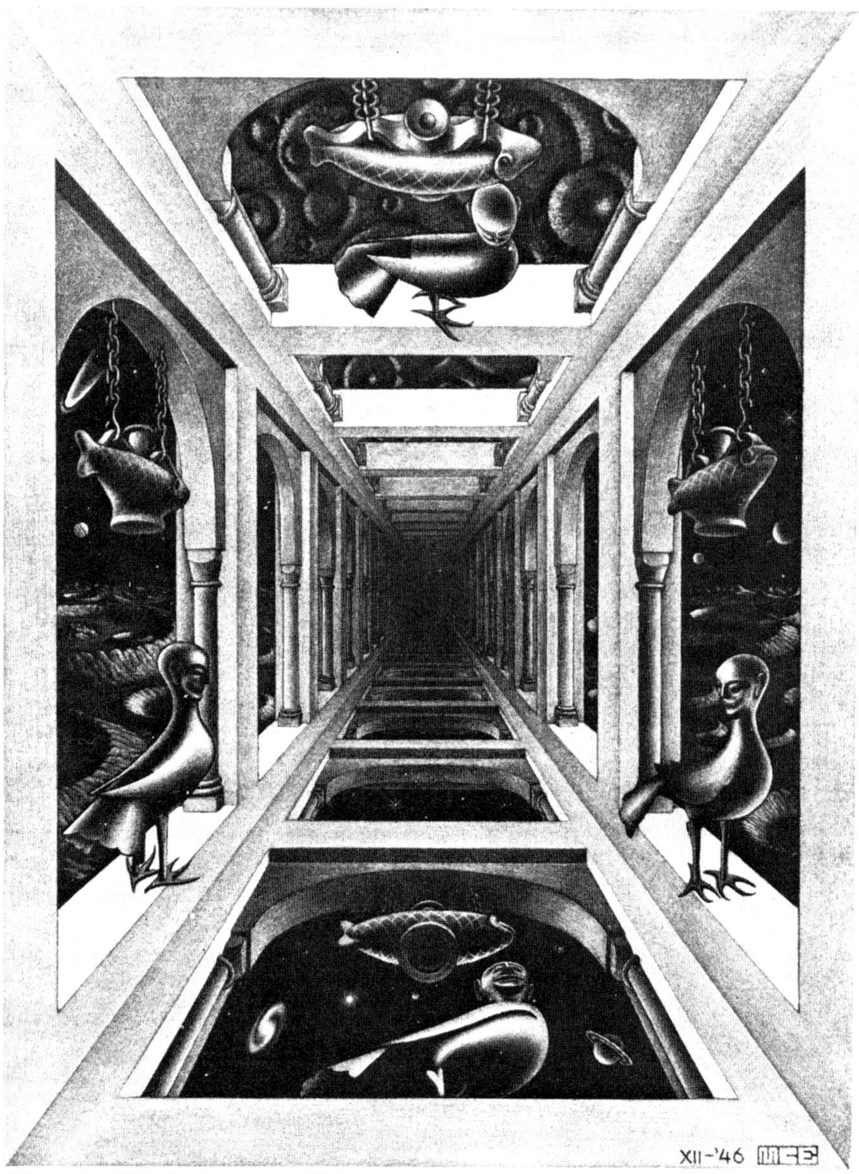

92. *Andere Welt I, Mezzotinto, 1946*

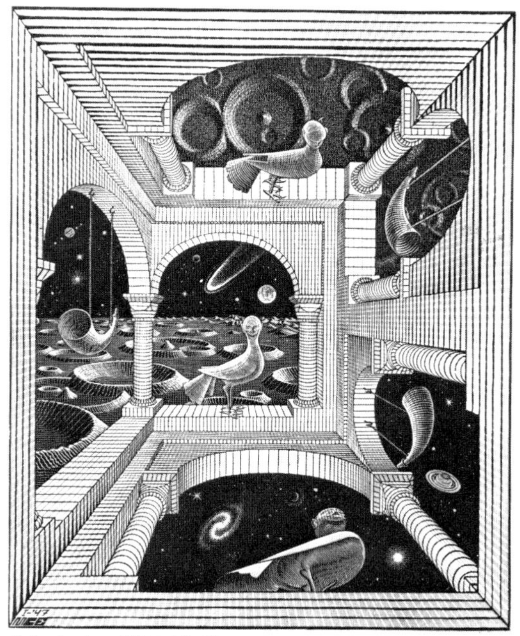
93. *Andere Welt II, Holzstich, 1947*

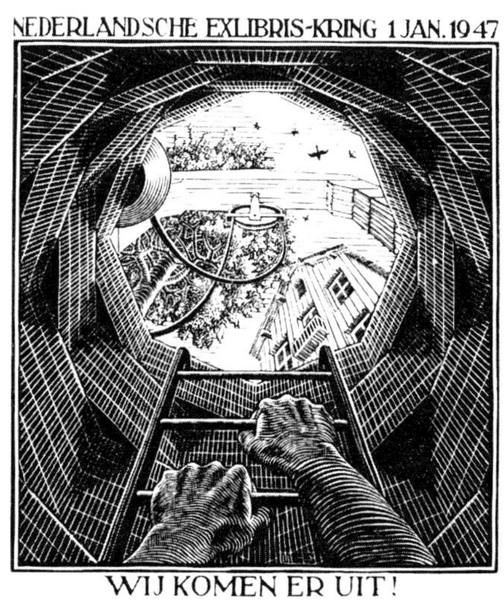

94. *Ex-libris mit dem Zenith als Fluchtpunkt (wir werden da herauskommen), Holzschnitt, 1947*

Fluchtpunkte, die außerhalb des Bildes liegen und ein gleichseitiges Dreieck mit Seiten von 2 Meter Länge bilden (Abbildung 96)! Jeder dieser drei Punkte hat drei verschiedene Bedeutungen.

Relativität

Hier sind drei völlig verschiedene Welten zu einer unverbrüchlichen Einheit zusammengebaut. Es sieht dort sonderbar aus und doch ist sie ganz überzeugend; jeder, der gern bastelt und Modellbau liebt, könnte anhand dieses Bildes ein drei-dimensionales Modell machen.

Die 16 kleinen Figuren, die auf dem Bild vorkommen, können wir in drei Gruppen einteilen, von denen jede eine eigne Welt bewohnt. Für jede Gruppe ist alles, was auf dem Druck vorkommt, ihre Welt; nur sie empfinden die Dinge anders und geben ihnen verschiedene Namen. Was für die eine Gruppe eine Decke ist, ist für die andere eine Wand; was für die eine Gemeinschaft eine Tür ist, ist für die andere eine Luke im Fußboden.

Um diese Gruppen voneinander zu unterscheiden, wollen wir ihnen Namen geben. Da sind die Aufrechten, zum Beispiel die Figur, die man in der Mitte am unteren Rand des Bildes die Treppe emporsteigen sieht. Sie weisen mit ihren Köpfen aufwärts. Dann kommen die Links-Lieger, deren Köpfe nach links, und die Rechts-Lieger, deren Köpfe nach rechts weisen. Wir sind unfähig einen neutralen Standpunkt einzunehmen – eindeutig rechnen wir uns zur Gemeinschaft der Aufrechten.

Es gibt drei kleine Gärten. Der Aufrechte Nummer 1 (Mitte unten) kann seinen Garten erreichen, indem er sich nach links wendet und die Treppen emporsteigt. Von seinem Garten sehen wir nur zwei Bäume. Wenn er vor dem Bogen steht, der zu seinem Garten führt, hat er die Wahl zwischen zwei Treppen, die nach oben führen. Wenn er die zur linken Hand nimmt, wird er zwei seiner Gefährten begegnen; auf der Treppe rechter Hand und auf dem Treppenabsatz wird er die beiden übrigen Aufrechten finden. Nirgends können wir den Boden sehen, auf dem die Aufrechten laufen, aber große Teile der Decken über ihnen sind in der oberen Bildhälfte sichtbar.

In der Mitte des Bildes auf einer der Seitenwände der Aufrechten sitzt ein Rechts-Lieger, der liest. Wenn er von seinem Buch aufschaut, sieht er nicht weit von sich einen Aufrechten. Seine Position muß ihm sonderbar vorkommen. Es sieht aus, als schwebe er in liegender Haltung über dem Fußboden. Wenn er aufsteht, um die Treppe zu seiner Linken emporzugehen, entdeckt er eine andere merkwürdige Figur, die

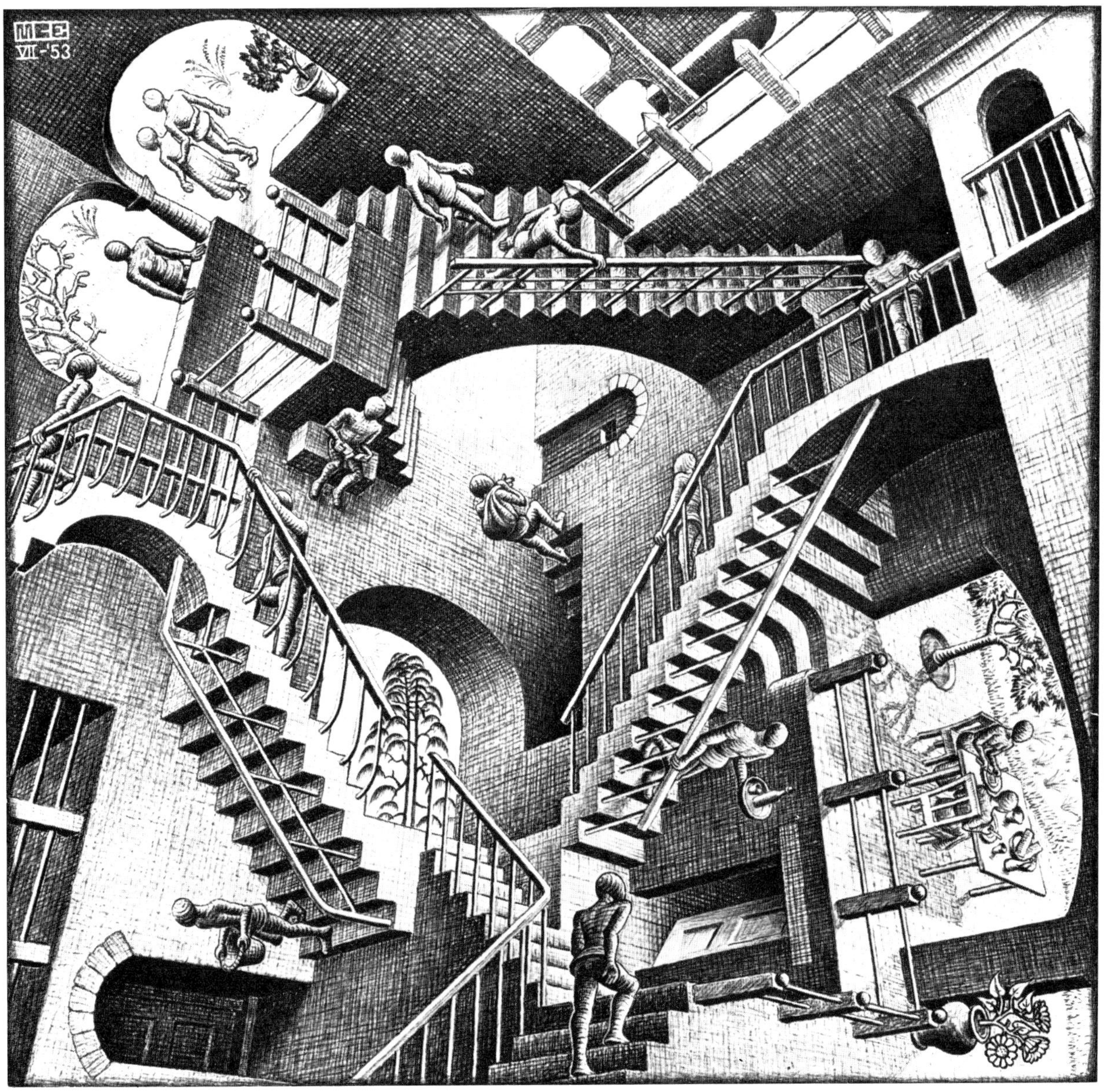

95. Relativität, Lithographie, 1953

über den Boden gleitet - einen Links-Lieger diesmal, der selbst die Idee hat, daß er mit einem Sack über der Schulter aus seinem Keller kommt.
Der Rechts-Lieger geht die Stufen empor, wendet sich nach rechts und geht eine weitere Treppe aufwärts, wo er einen seiner Kollegen trifft. Aber es befindet sich noch jemand auf der Treppe, ein Links-Lieger, der - obwohl er in die gleiche Richtung läuft - treppabwärts statt aufwärts geht. Der Rechts-Lieger und der Links-Lieger stehen im rechten Winkel zueinander.
Es ist nicht schwer zu erkennen, wie der Rechts-Lieger seinen Garten erreicht. Aber versuche jemand, dem Links-Lieger mit dem Kohlensack auf dem Rücken den Weg zu seinem Garten zu weisen und auch dem Links-Lieger mit dem Korb in der unteren linken Ecke des Drucks.
Zwei von den drei großen Treppen um das Zentrum des Bildes sind von zwei Seiten begehbar. Wir haben schon gesehen, daß die Aufrechten zwei dieser Treppen benutzen können. Können die Links-Lieger und die Rechts-Lieger auch auf zwei Treppen laufen?
Eine ungewöhnliche Situation entsteht auf der Treppe, die horizontal unterhalb des oberen Randes quer über das ganze Bild läuft. Ist dieselbe Situation auch auf den anderen beiden Treppen möglich? Offensichtlich wirken in diesem Bild drei verschiedene Gravitationsfelder im rechten Winkel aufeinander. Das macht für jede der drei Gruppen von Einwohnern, die jeweils nur die Einwirkung von einem der Felder erfährt, eine der drei vorhandenen Flächen zum Boden. Ein intensives Studium dieses Bildes könnte für Astronauten nützlich sein, die sich daran gewöhnen müssen, daß jede beliebige Fläche im Raum Boden sein kann, und daß sie ihren Kollegen in jeder willkürlichen Position begegnen können, ohne davon schwindlig zu werden oder in Verwirrung zu geraten!

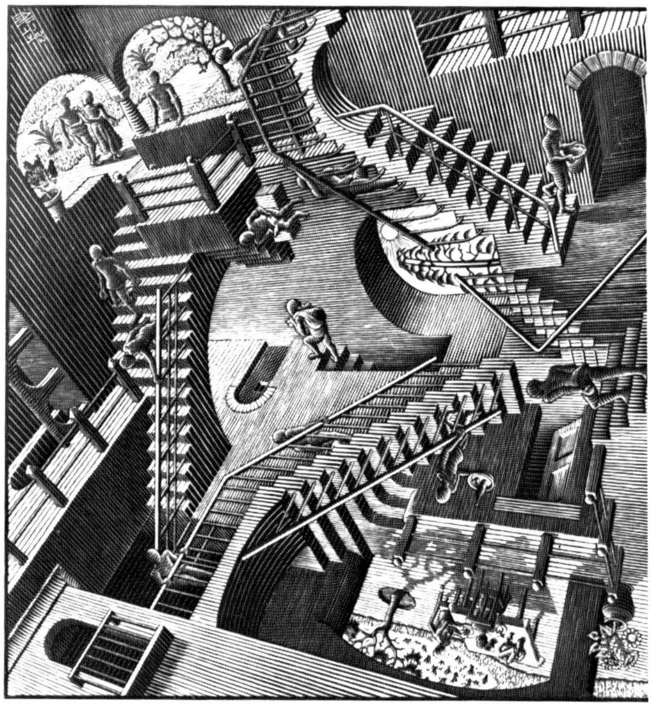

97. Relativität als Holzschnitt (Probedruck, niemals vervielfältigt)

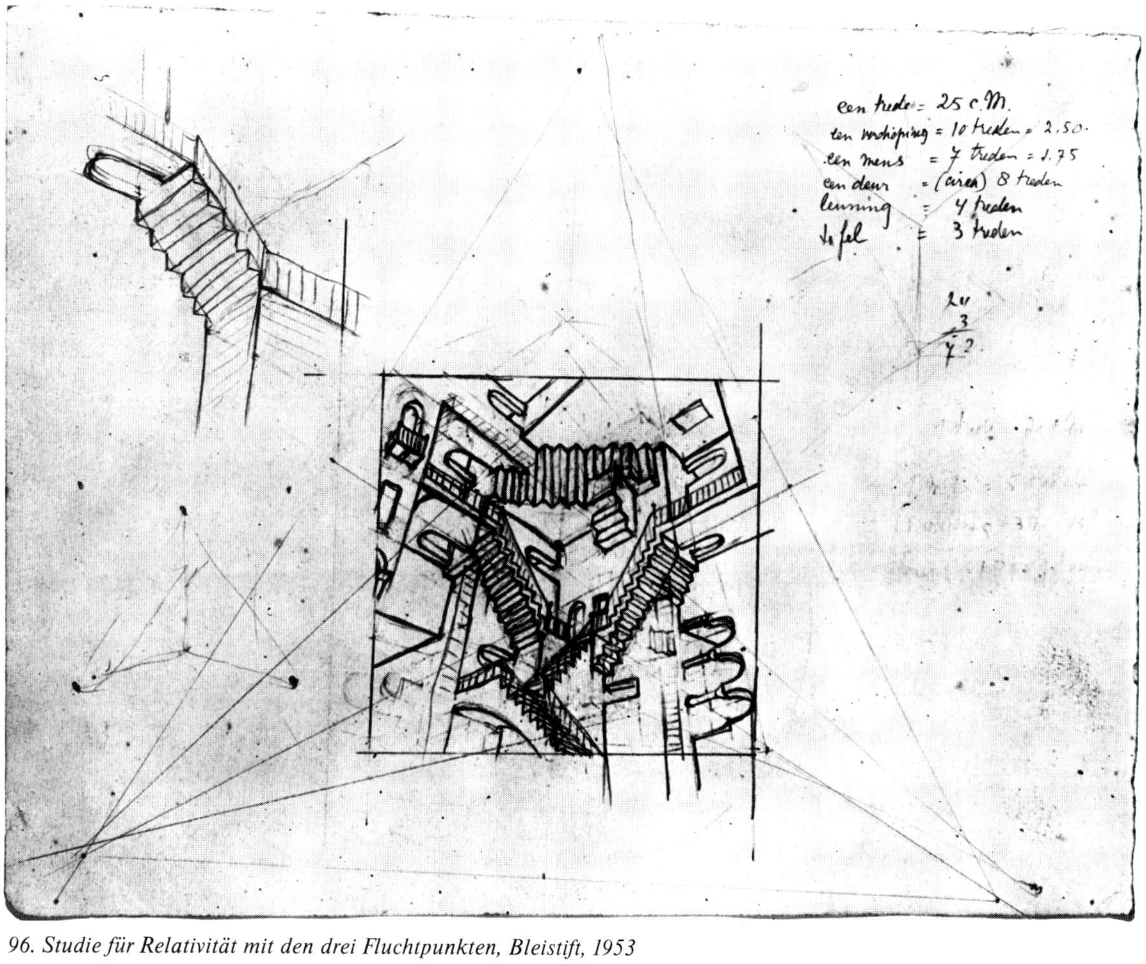

96. Studie für Relativität mit den drei Fluchtpunkten, Bleistift, 1953

Unter Eschers nicht vervielfältigten Werken finden sich noch zwei andere Versionen von *Relativität.* Statt der Lithographie machte er einen Holzschnitt nach demselben Entwurf. Außer für einen Probedruck wurde der Block niemals gebraucht (Abbildung 97).

Neue Gesetze

Schauen wir auf Abbildung 98, dann werden wir sehen, daß alle vertikalen Linien gegen den Nadir hin konvergieren, der in der Mitte des unteren Randes der Abbildung liegt. Es kommt uns nicht unnatürlich vor, daß diese vertikalen Linien gebogen und nicht gerade sind, wie es die traditionelle Perspektivlehre fordert.

Das ist eine der bedeutendsten Erfindungen Eschers auf dem Gebiet der Perspektivlehre: diese gebogenen Linien stimmen besser mit unserer Raumwahrnehmung überein als gerade Linien. Escher gebrauchte diese Erfindung niemals für ein normales Bild, aber er begann gleich damit zu spielen. Um einen Eindruck von der Auswirkung dieses neuen Prinzips in einer normalen Abbildung zu geben, haben wir nebenstehend nur die Hälfte des Bildes *»Oben und Unten«* wiedergegeben.

Wie kam dieser Austausch gerader Linien gegen gebogene zustande? Um die Antwort darauf zu finden, betrachten wir Abbildung 100. Hier liegt jemand im Gras zwischen zwei Telegrafenmasten und schaut auf zwei parallele Drähte. Die Punkte P und Q sind ihm am nächsten. Schaut er vor sich, sieht er die beiden Drähte bei V_1, wenn er rückwärts schaut in V_2 zusammenlaufen. Also müßten die nach beiden Seiten

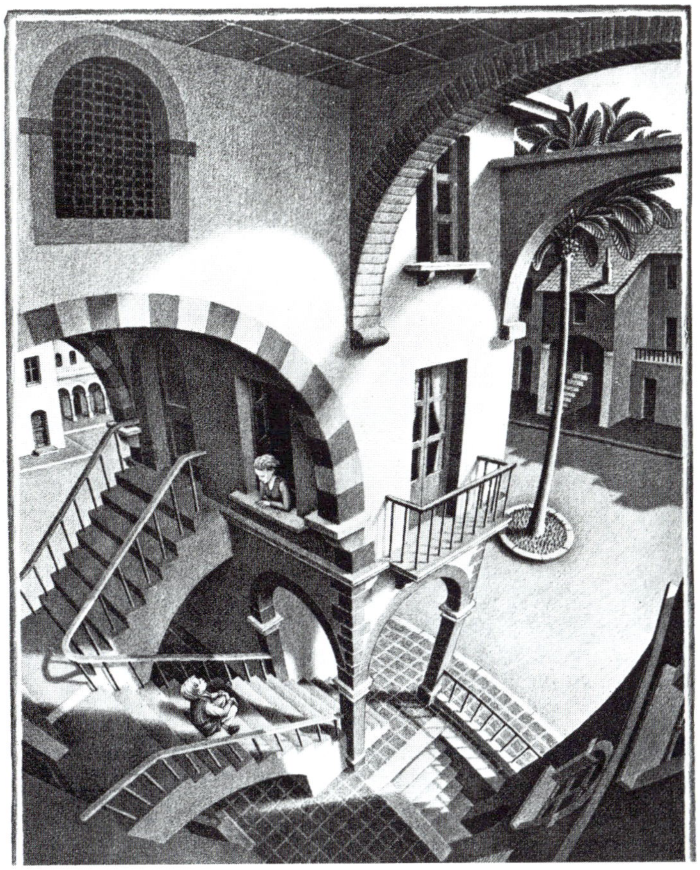

98. Die obere Hälfte von Oben und Unten

99. Miniatur von Jean Fouquet, 1480

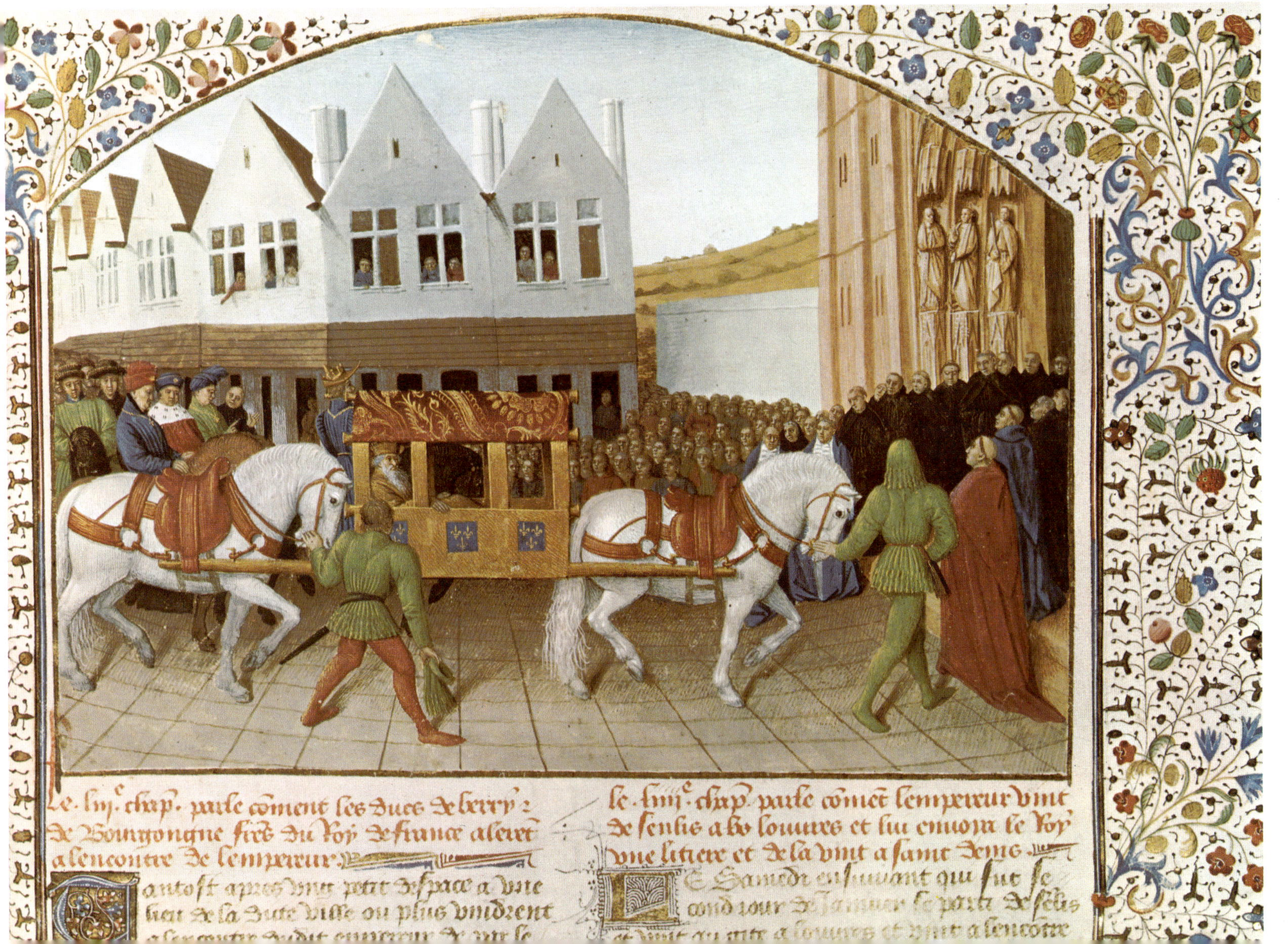

endlos fortlaufenden Telegraphendrähte als die rautenförmige Figur $V_1 Q V_2 P$ (Abbildung 100b) abgebildet werden. Aber wir glauben nicht daran!

Den Knick bei P und Q haben wir noch niemals gesehen und so kommen wir um der Kontinuität willen zu gebogenen Linien, wie in Abbildung 100 c.

Wie sehr diese Darstellung mit dem, was wir wirklich wahrnehmen, übereinstimmt, haben wir einmal gemerkt, als wir ein Panorama-Foto von einem Fluß machten. Wir standen am Ufer und machten 12 Fotos; nach jeder Aufnahme wurde die Kamera ungefähr um 18 Grad gedreht. Als die zwölf Fotos aneinander geklebt wurden, sah das Flußufer Abbildung 101 b sehr ähnlich.

Auch Maler und Zeichner sind zu dieser Perspektive mit gebogenen Linien gekommen. Der Miniaturist Jean Fouquet (circa 1480) hat in einer Reihe seiner Werke die geraden Linien gebogen gezeichnet (Abbildung 99), und Escher erzählte, wie er einst in einem unteritalienischen Dorf ein kleines Kloster zeichnete, und dabei sowohl die horizontale Klostermauer als auch den zentralen Kirchturm mit gebogenen Linien wiedergab, einfach weil er sie so sah. Wie wir oben gezeigt haben, kommen wir um der Kontinuität willen zum Gebrauch der gebogenen Linien. Aber wie steht es mit dem geometrischen Aspekt? Gibt es eine Erklärung dafür, daß diese Linien als gebogene wiedergegeben werden müssen? Und was sind das für gebogene Linien? Segmente des Kreises, Teile einer Hyperbel, oder einer Ellipse?

Um dahinter zu kommen, betrachten wir Abbildung 101 a. O ist das Auge des Mannes, der unter den Telegrafendrähten liegt. Wenn er vor sich schaut, kann er die Telegrafendrähte wie auf einem Bild (T_1) abgebildet sehen. Wenn er ein wenig nach oben schaut, bewegt sich das Bild auch aufwärts (T_2). Das Bild steht immer im rechten Winkel zu seiner Blickrichtung.

Die Bilder $T_1 - T_6$ stimmen mit der Serie der Fotos vom Flußufer überein. Natürlich ist es willkürlich, nur sechs Bilder anzunehmen; eigentlich sind es unendlich viele. Das ganze Bild wird dann zylindrisch, in Abbildung 101 b sehen wir einen Querschnitt davon gezeichnet. In Abbildung 102 ist der ganze Zylinder wiedergegeben und a ist eine Linie, die die Achse des Zylinders im rechten Winkel schneidet, gerade wie ein Telegrafendraht. Wie wird a nun auf dem Zylinder erscheinen? Um dies zu zeigen, müssen wir O mit jedem Punkt von a verbinden; wo diese Verbindungslinien die Zylinderwand schneiden, sind die Bildpunkte von a.

Natürlich können wir auch eine Fläche konstruieren, die a und den Punkt O berührt. Diese Fläche durchschneidet den Zylinder in Form einer Ellipse und a wird als der Teil A B C gezeigt. In Abbildung 103 a sind a und b zwei Telegraphendrähte und auch das zylindrische Bild und das Auge des Beobachters bei O sind eingezeichnet.

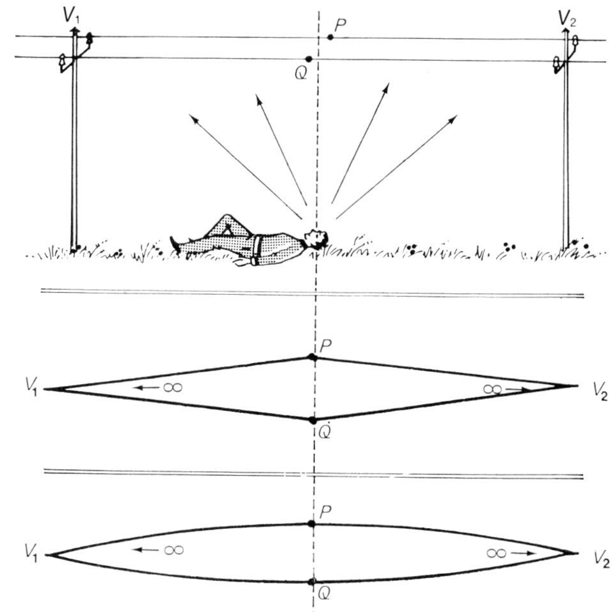

100. Der Telegraphendraht-Effekt

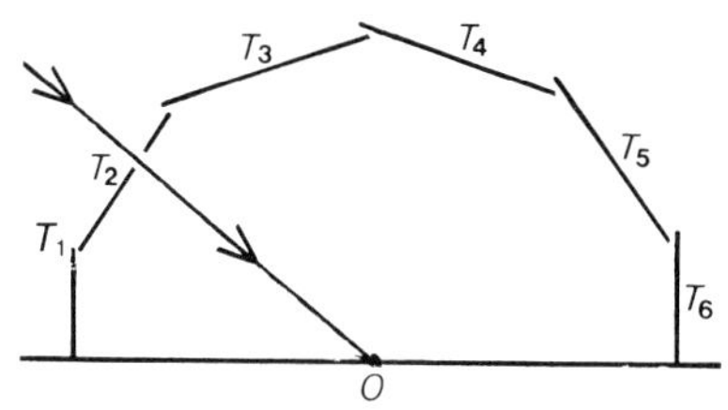

101.a.

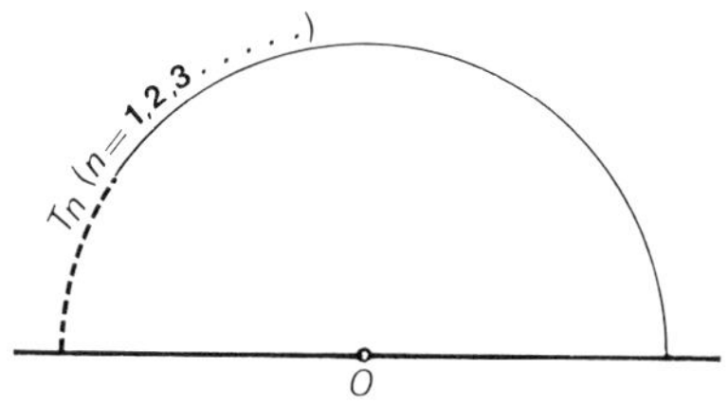

101.b.

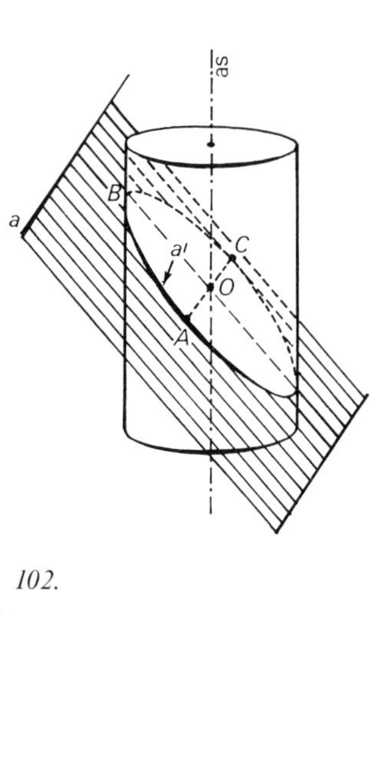

102.

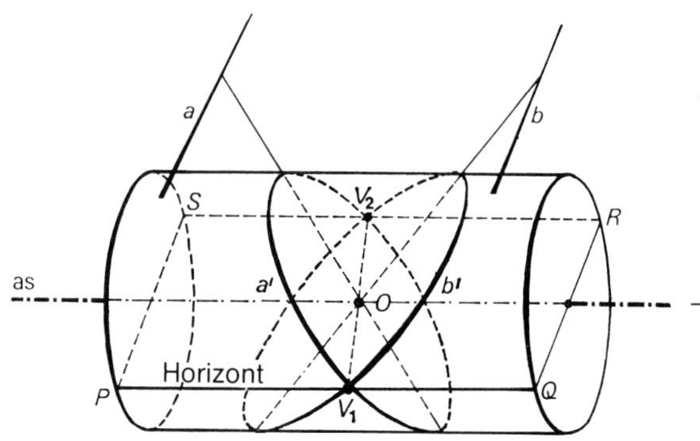

103.a.

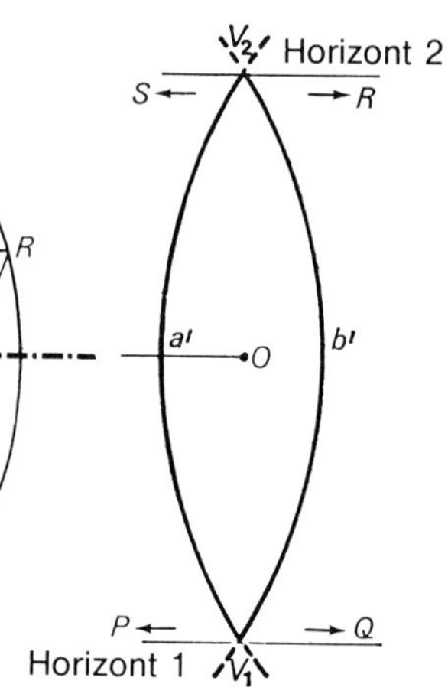

103.b.

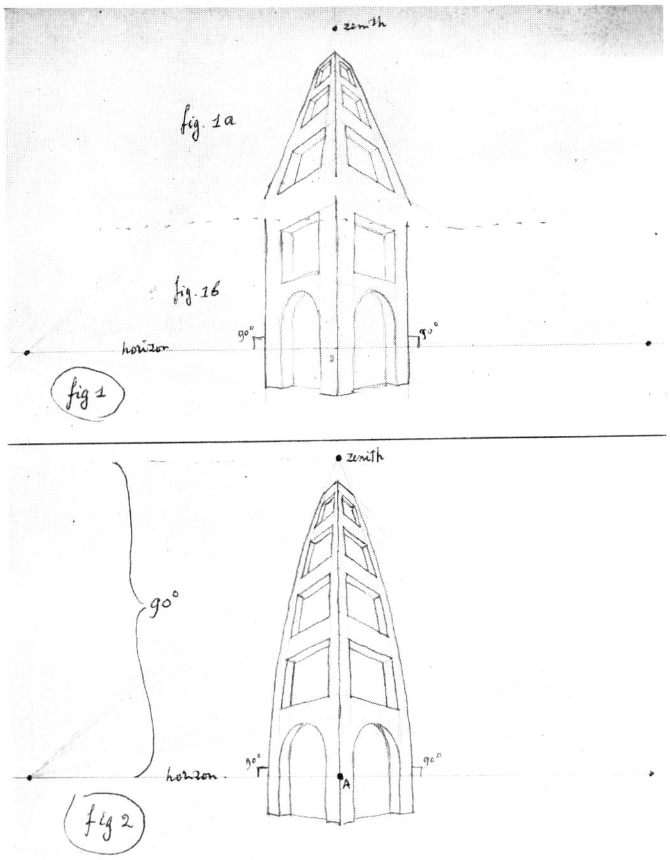

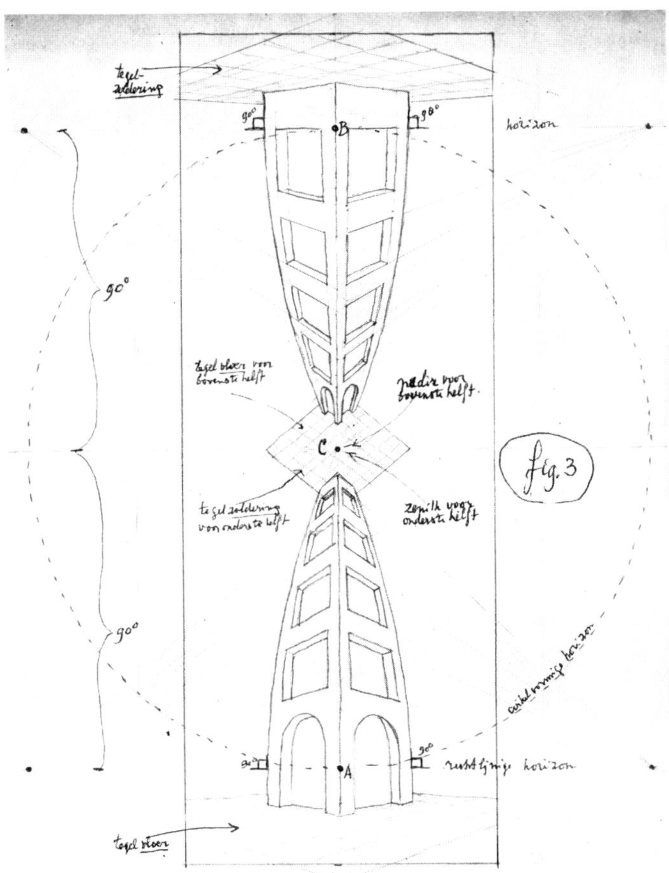

104.-106. Eschers Erklärung der Konstruktion von Oben und Unten

Die Abbildungen von a und b sind die Halbellipsen a' und b'. Wir sehen zugleich, daß sie sich in den Fluchtpunkten V_1 und V_2 schneiden. Endlich müssen wir sehen, daß unser Bild flach wird, weil wir es auf einer Fläche abbilden wollen. Das ist hier keine Schwierigkeit. Wir schneiden den Zylinder entlang der Linien PQ und RS auf und streichen den oberen Teil flach (Figur 103 b); a' und b' bleiben nun keine halben Ellipsen mehr, sondern werden Sinusoiden (dies zu beweisen würde zu weit führen).
Escher selbst ist zu dem obigen Resultat mehr durch intuitives Konstruieren gekommen. Zum Beispiel wußte er nicht, daß die gebogenen Linien Sinusoiden waren, doch zeigte sich beim Aufmessen seiner Konstruktionslinien, daß sie ziemlich genau mit sinusoidalen Kurven übereinstimmten. Als er selbst in einem Brief erklärt, wie er zu den gekrümmten Linien kommt, gebraucht er die Abbildung 104 bis 106.

Oben und unten

Wie wir schon angemerkt haben, gebrauchte Escher gekrümmte Linienbündel in keinem Bild um ihrer selbst willen, sondern gleich im Zusammenhang mit der Relativität der Fluchtpunkte in der Lithographie *Oben und Unten* von 1947. In der Skizze (Abbildung 106), die er mir zu dem Zwecke schickte, die Konstruktion von *Oben und Unten* zu klären, sehen wir außer den Kurven auch die doppelte Funktion des Bildmittelpunkts: als Zenith für den unteren Turm und als Nadir für den oberen.
Zuerst wollen wir einmal *Oben und Unten* genau betrachten (Abbildung 107). Zusammen mit *Bildgalerie* ist es wahrscheinlich das beste Bild in Eschers ganzem Werk. Hier ist nicht nur die Absicht mit großer Geschicklichkeit ins Bild gesetzt, sondern das Bild selbst ist auch besonders schön.
Wer rechts unten die Kellertreppe heraufkommt, kennt seinen Ausgangspunkt noch nicht. Aber er wird kaum zögern: es ist als ob er nach oben geworfen würde, entlang den gekrümmten Linien der Pfeiler und der Palmbäume, gegen den dunklen gekachelten Fußboden in der Mitte des Bildes. Aber sein Blick kann dort nicht verweilen; von selbst springt er weiter entlang den Pfeilern nach oben und schwingt sich wahrscheinlich nach links oben, durch den Torbogen mit seinen abwechselnd hellen und dunklen Blöcken.
Dasselbe Springen des Blicks ergibt sich, wenn wir dem Bild von oben nach unten zu folgen trachten. Zunächst können wir nicht mehr tun, als auf- und abzuspringen in dieser fremden Welt, bei der die Hauptlinien aus dem Zentrum herausschwingen und sich dort wieder hineinstürzen - so wie die Blätter des Palmbaums, der zweimal auf dem Bild vorkommt. Wer es in Ruhe studieren will, bedeckt am besten die obere Hälfte mit einem Blatt Papier. Wir stehen dann zwischen einem Turm (rechts) und einem Haus. Das Haus ist oben durch zwei Arkaden mit dem Turm verbunden, und wenn es uns gelingt, geradeaus zu schauen, überblicken wir einen friedlichen sonnigen Platz, der irgendwo in Unteritalien liegen könnte.
Links können wir über zwei Treppen das erste Stockwerk erreichen, wo ein Mädchen aus dem Fenster herunterschaut und mit dem Jungen auf der Treppe spricht. Das Haus scheint an der Ecke einer Straße zu stehen und links mit einem anderen Haus, außerhalb des Bildes, verbunden zu sein.
Oben in der Mitte des nicht verdeckten Teils des Bildes sehen wir eine gekachelte Decke; diese befindet sich gerade über uns, und ihr Mittelpunkt ist unser Zenith. Alle steigenden Linien biegen sich einwärts diesem Punkt zu.

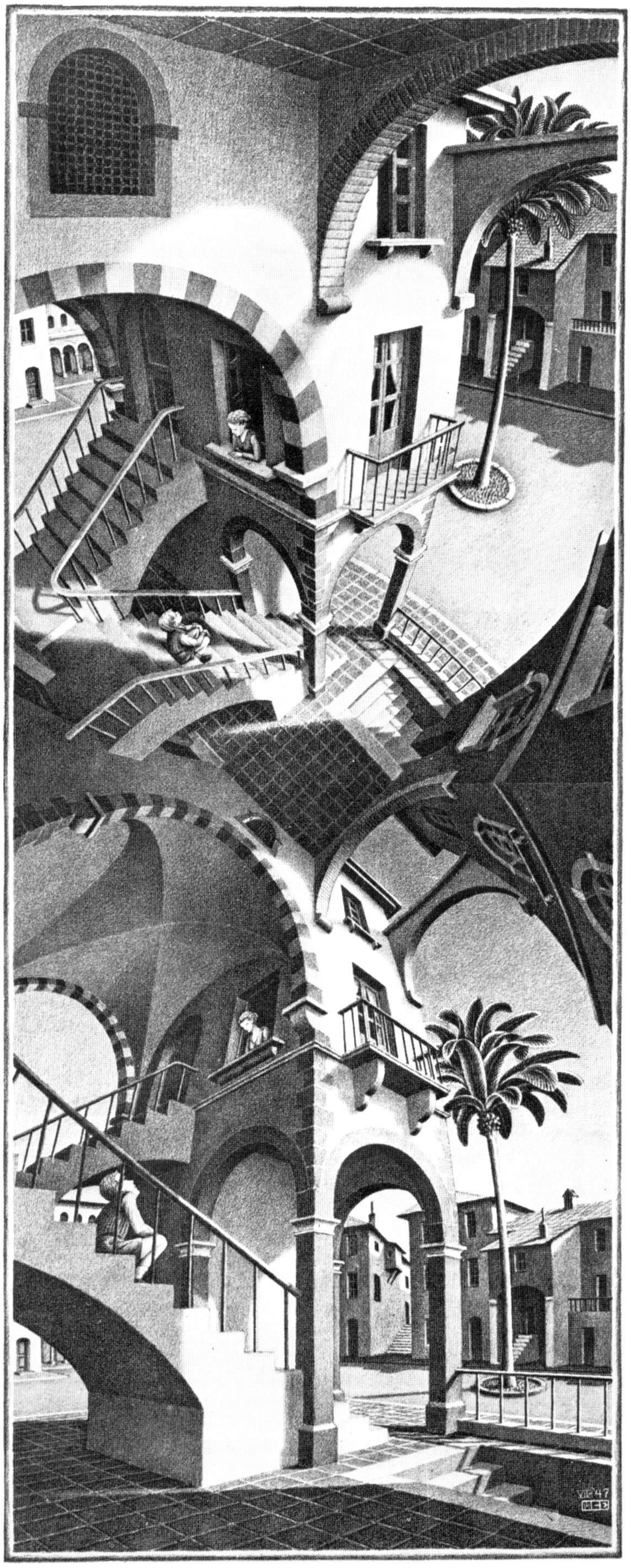

107. *Oben und Unten, Lithographie, 1947*

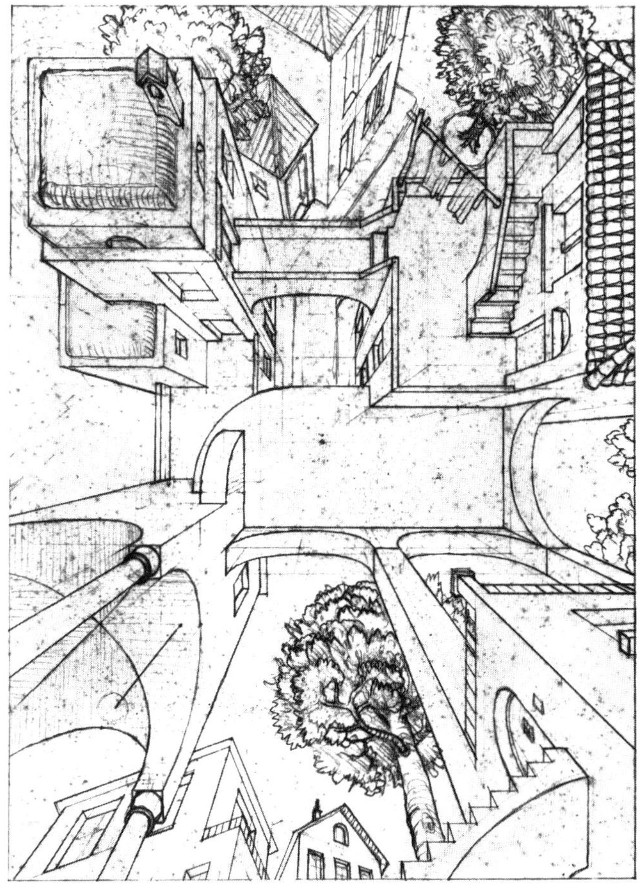

108. *Erste Version von Oben und Unten, Bleistift, 1947*

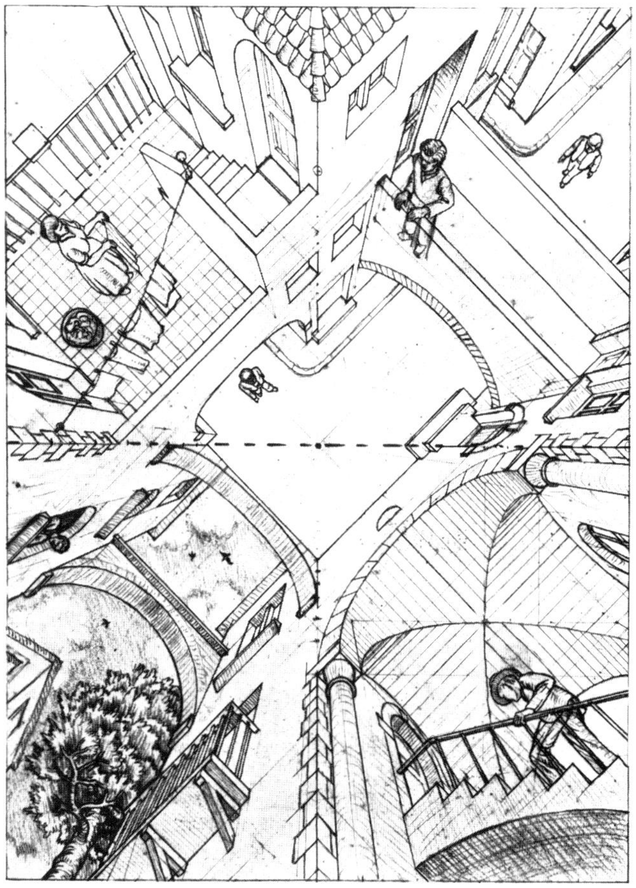

109. *Zweite Version von Oben und Unten, Bleistift, 1947*

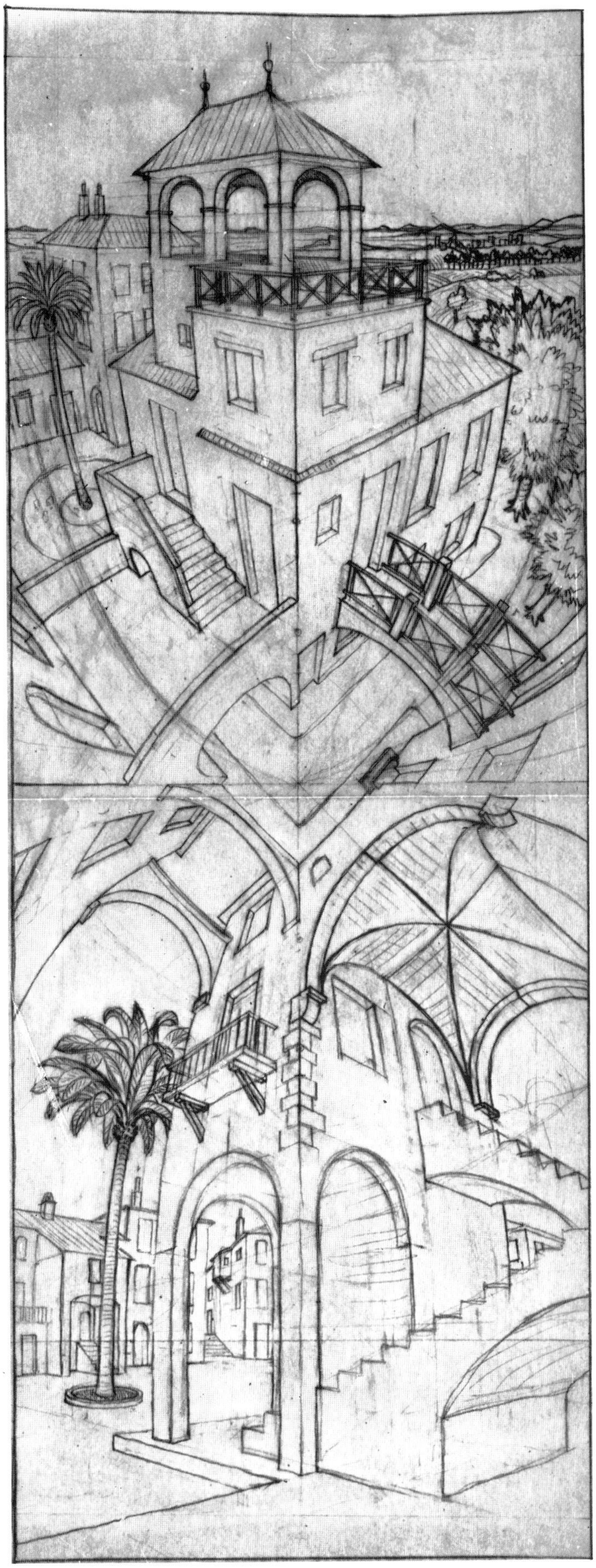

110. Eine der letzten Vorstudien für Oben und Unten mit gekrümmten Linien und zwei verschiedenen Bildern, Bleistift, 1947

Verschieben wir nun das Abdeckblatt so, daß nur die obere Bildhälfte sichtbar ist, wie in Abbildung 98, dann bekommen wir wieder genau das gleiche Bild zu sehen: den Platz, die Palme, das Eckhaus, den Jungen und das Mädchen, die Treppen und den Turm.
So sehr unser Blick zuerst nach oben gezogen wurde, so sehr wird er nun nach unten gezogen. Es ist, als ob wir aus einer großen Höhe auf die Szene heruntersehen. Der gekachelte Boden am unteren Rand des sichtbaren Bildteils ist nun ein gekachelter *Boden.* Der Mittelpunkt befindet sich direkt unter uns. Was erst die Decke war, ist nun Boden: der Zenith ist Nadir geworden und dient allen abwärtslaufenden Linien als Fluchtpunkt.
Nun können wir auch deutlich sehen, von wo aus wir in das Bild eintraten: aus der Tür, die in den Turm führt.
Jetzt können wir das Papier wegnehmen und die ganze Zeichnung anschauen. Der gekachelte Boden (Decke) kommt dreimal vor: unten als Boden, oben als Decke und in der Mitte als beides: Boden *und* Decke. Wir können nun auch den Turm rechts als Ganzes betrachten, dann wird hier die Spannung zwischen oben und unten am größten. Ein wenig über der Mitte sitzt ein Fenster im Turm und gleich daneben, ein wenig unterhalb der Mitte ist ein gleiches Fenster um 180 Grad gedreht dargestellt. Der Eckraum an dieser Stelle bekommt dadurch einige sehr ungewöhnliche Eigenschaften. Durch diesen Raum muß eine Diagonale laufen, die nicht ohne Gefahr überschritten werden kann, denn auf dieser Diagonale wechseln Oben und Unten, Boden und Decke ihren Platz. Wer meint, daß er senkrecht auf dem Boden stünde, braucht nur einen Fuß über diese Diagonale zu setzen, um plötzlich von der Decke herabzuhängen. Escher hat das Geschehen in dem Innenraum nicht gezeichnet, aber er suggeriert es mittels der zwei Eckfenster.
In der Mitte des Bildes ist noch mehr zu erleben. Man gehe die Stufen abwärts zum Eingang des Turmes; wenn diese Treppe innen fortgesetzt wird, dann läuft man verkehrt herum zur Spitze des Turms. Nach dieser Entdeckung wird man ohne Zweifel eilig umkehren, um aufrecht nach oben zu gehen. Schaut man aus dem oberen Fenster des Turms, sieht man dann auf die Dächer der Häuser in der unteren Hälfte oder auf die Unterseite des Platzes? Ist man hoch oben in der Luft oder kriecht man irgendwo unter dem Boden?
Auch links oben an der Treppe, auf der der Junge sitzt, ist ein Standpunkt, von welchem aus man schrecklich schwindlig wird. Man kann nicht allein zum gekachelten Boden im Zentrum heruntergucken, sondern nur ganz herunter, auf den untersten Kachelboden. Hängt oder steht man?
Und was fühlt der Junge in der oberen Hälfte, wenn er sich über das Treppengeländer lehnt und auf der unteren Treppe sich selbst sieht? Und kann das obere Mädchen den unteren Jungen sehen?
Dies ist ein Bild voller Überrachungen: Die obere Hälfte ist keineswegs das Spiegelbild der unteren. Alles bleibt ordentlich auf seinem Platz. Wir sehen oben und unten genau dasselbe; nur werden wir gezwungen, zwei verschiedene Standpunkte einzunehmen. In der unteren Bildhälfte liegt die Augenhöhe etwa da, wo die – nicht gezeichneten – Briefkästen der Häuser wären; der Blick wird unwiderstehlich aufwärts zum Zentrum des Druckes gezogen. In der oberen Bildhälfte befinden sich die beiden obersten Fenster auf Augenhöhe, und von da aus schauen wir automatisch abwärts zum Bildmittelpunkt. Kein Wunder, daß unser Auge keine Ruhe findet: Es kann sich nicht entscheiden zwischen zwei gleichwertigen Standpunkten. Es zögert zwischen der oberen und der unteren Bildhälfte, obwohl wir das Bild doch als eine Einheit erleben, eine rätselhafte Einheit zweier unvereinbarer Aspekte derselben bildlich dargestellten Szene.
Warum zeichnete Escher dies auf einen lithographischen Stein? Welches Geheimnis verbirgt sich hinter dieser phantastischen Konstruktion? Im Hinblick auf die Konstruktion springen zwei Elemente ins Auge:

1. Alle vertikalen Linien sind gebogen. Bei näherem Zusehen entdecken wir, daß auch einige horizontale Linien gebogen sind, zum Beispiel die Dachrinnen am Turm in der Bildmitte rechts.
2. Alle diese »vertikalen Kurven« scheinen von der Mitte des Bildes auszugehen. Für die Vertikalen in der oberen Hälfte interpretieren wir diesen Mittelpunkt sofort als Fußpunkt oder Nadir. Doch derselbe Punkt ist für die untere Hälfte Zenith.

Die beiden oben erwähnten Elemente sind voneinander unabhängig. Zwei ausgearbeitete Vorstudien für das Bild *Oben und Unten* basieren allein auf dem zweiten dieser Elemente: der Doppelfunktion ein und desselben Fluchtpunktes in der Zeichnung. Abbildung 108 gebraucht keine gebogenen Linien. Escher fand dies uninteressant und drehte die geradlinige Konstruktion um 45 Grad (Abbildung 109). Diese Zeichnungen gehören somit in dieselbe Kategorie wie die *Andere Welt*-Blätter. Erst in einer der letzten vorbereitenden Zeichnungen begegnen wir gebogenen Vertikalen, die noch zwingender zum Zenith-Nadir-Punkt weisen und die, so merkwürdig sich das auch anhört, eine stärkere Suggestion von Realität bewerkstelligen. Die untere Hälfte von Abbildung 110 ist dem unteren Teil des Bildes *Oben und Unten* bereits sehr ähnlich. Aber in keiner der hier abgebildeten vorbereitenden Skizzen ist eine befriedigende Lösung für den leeren Raum rund um den Zenith-Nadir-Punkt gefunden worden. Es müßte sowohl ein Stück Himmel als auch ein Stück Straßenpflaster sein – etwas, was kaum darstellbar ist.
Im endgültigen Bild ist eine bemerkenswerte Einheit dadurch erreicht, daß eine Darstellung zweimal verwendet wird. So löst sich das schwierige Problem des Zenith-Nadir-Punktes auf reizvolle Weise: Im Zentrum finden wir einige Kacheln, die sowohl Bodenbelag wie Verzierung der Decke sein können.

111. Kubische Raumfüllung mit gekrümmten Linien (Studie für Treppenhaus, Tusche und Bleistift, 1951)

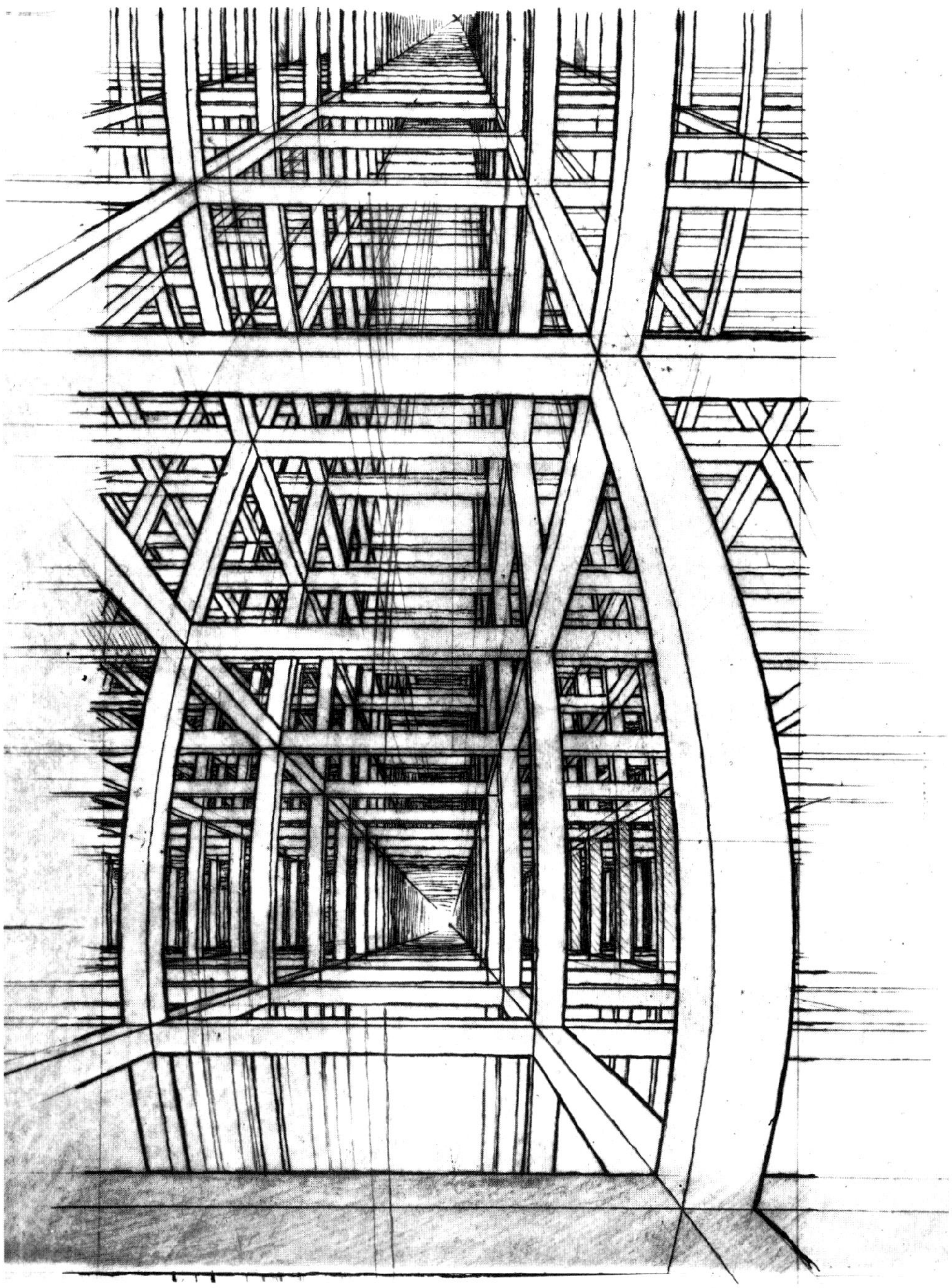

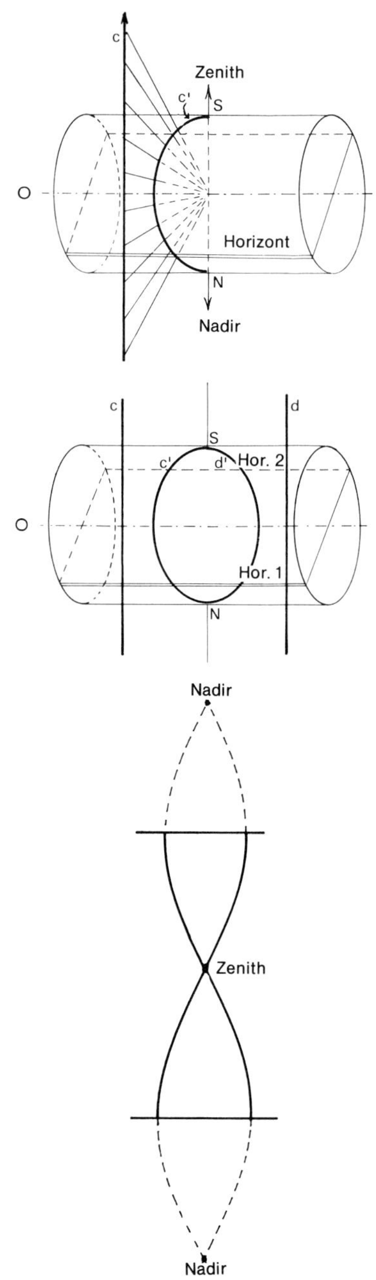

112.-114. Vertikale Linien auf einem Zylindermantel

Eine neue Perspektive für kubische Raumfüllung

Die hier wiedergegebene Zeichnung (Abbildung 111) kann man als Vorbereitung für die Lithographie *Treppenhaus* von 1951 ansehen.
Sie weicht aber doch so davon ab, daß wir sie als ein völlig unabhängiges Blatt, das nicht zur Vervielfältigung vorgesehen war, behandeln wollen. Das Thema ist identisch mit dem der *Kubischen Raumaufteilung* (1952), die wir bereits betrachtet haben; doch sind nun die neu entdeckten Gesetze der Perspektive - gebogene Linien - angewendet worden, und die Relativität der Fluchtpunkte springt sofort ins Auge. Ist der Fluchtpunkt am oberen Rande der Zeichnung ein Entfernungspunkt oder ein Zenith? Wir sollten das perspektivische Gitter, das dieser Zeichnung zugrunde liegt, Schritt für Schritt rekonstruieren.

In Abbildung 112 gibt *O* wieder die Position des Betrachterauges an, und wir stellen uns ein zylindrisches Bild vor. Wie muß die Linie *c* auf dem Zylindermantel abgebildet werden? Wenn wir eine Fläche konstruieren, die durch *c* und *O* geht, dann schneidet diese den Zylindermantel in Form einer Ellipse *c'* (wovon nur die vordere Seite abgebildet ist).

In Abbildung 113 sind die parallelen vertikalen Linien *c* und *d* als die Ellipsen *c'* und *d'* angegeben; der obere Schnittpunkt ist der Zenith, der untere der Nadir. Wenn der Zylindermantel dann aufgeschnitten und aufgefaltet wird, gelangen wir zu Abbildung 114, auf welcher sich die Sinusoiden im Zenith schneiden und dann wieder im Nadir (der obere Nadir fiel auf dem Zylinder mit dem unteren zusammen).

115. Gerüst für Treppenhaus

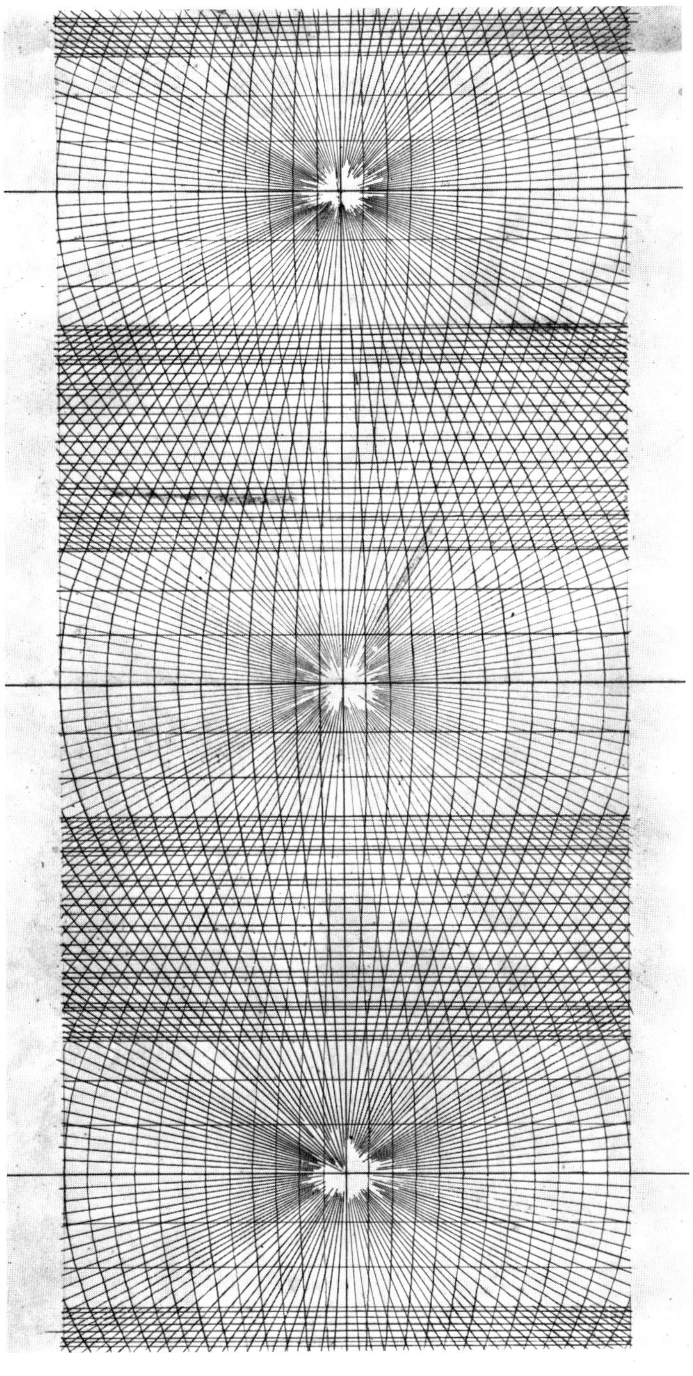

118. Treppenhaus, Lithographie, 1951

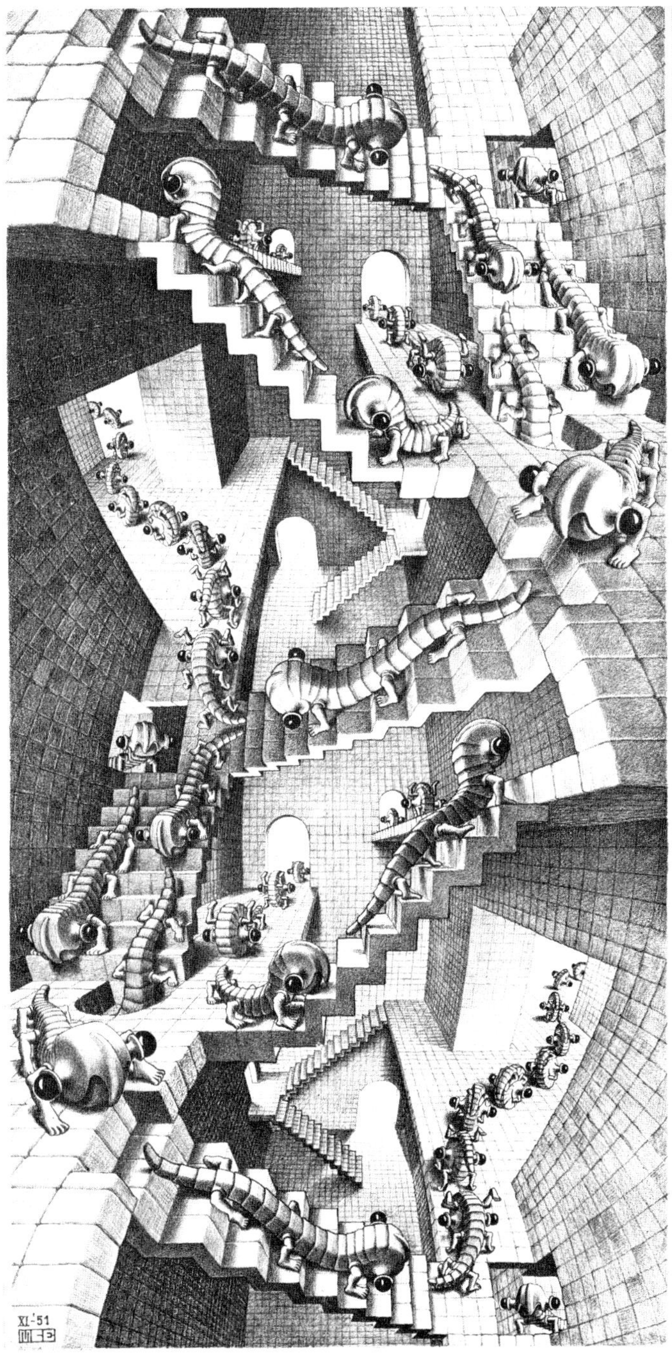

Nun müssen wir herausfinden, was auf dem Zylindermantel erscheint, wenn sowohl horizontale als vertikale Linien abgebildet werden. Abbildung 116 zeigt die bereits in Abbildung 103 a behandelten horizontalen Linien *a* und *b*. Sie werden zu *a'* und *b'*, und gleichzeitig werden die vertikalen Linien *c* und *d* zu *c'* und *d'*. Von den letzteren ist nur die vordere Hälfte gezeichnet worden, um das Diagramm übersichtlich zu halten. Abbildung 117 zeigt den aufgefalteten Zylindermantel. Der Abschnitt zwischen Horizont 1 und Horizont 2 stimmt beinahe mit dem Gitter überein, das Escher für das Blatt *Oben und Unten* benutzte. Aber nun kommt die Abstraktion: Die Herkunft des Gitters ist gleichgültig. Wir können uns vorstellen, daß unsere Sinusoiden unbegrenzt aufwärts und abwärts laufen. Jede Linie, die durch einen Schnittpunkt auf der vertikalen Achse läuft, kann einen Horizont vorstellen und jeder Schnittpunkt nach Belieben Zenith, Nadir oder Entfernungspunkt sein. Wir haben das Schema des Gitters hier nur mit einigen Linien skizziert. Eine vollständigere Version, die Escher selbst angefertigt hat und die er sowohl für die Zeichnung in Abbildung 111, wie für das Blatt *Treppenhaus* gebrauchte, ist in Abbildung 115 zu sehen. Darin sind drei Fluchtpunkte zu sehen; das Diagramm könnte endlos nach oben und unten verlängert werden.

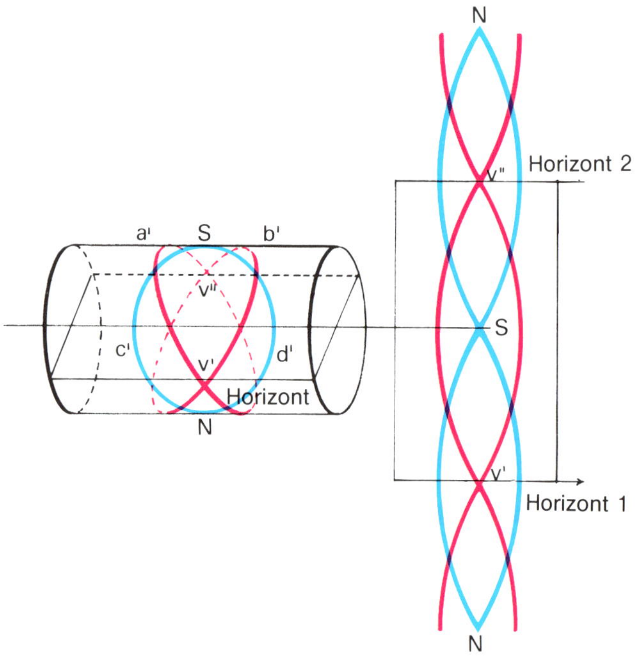

116.–117. Vertikale und horizontale Linien auf einem Zylindermantel

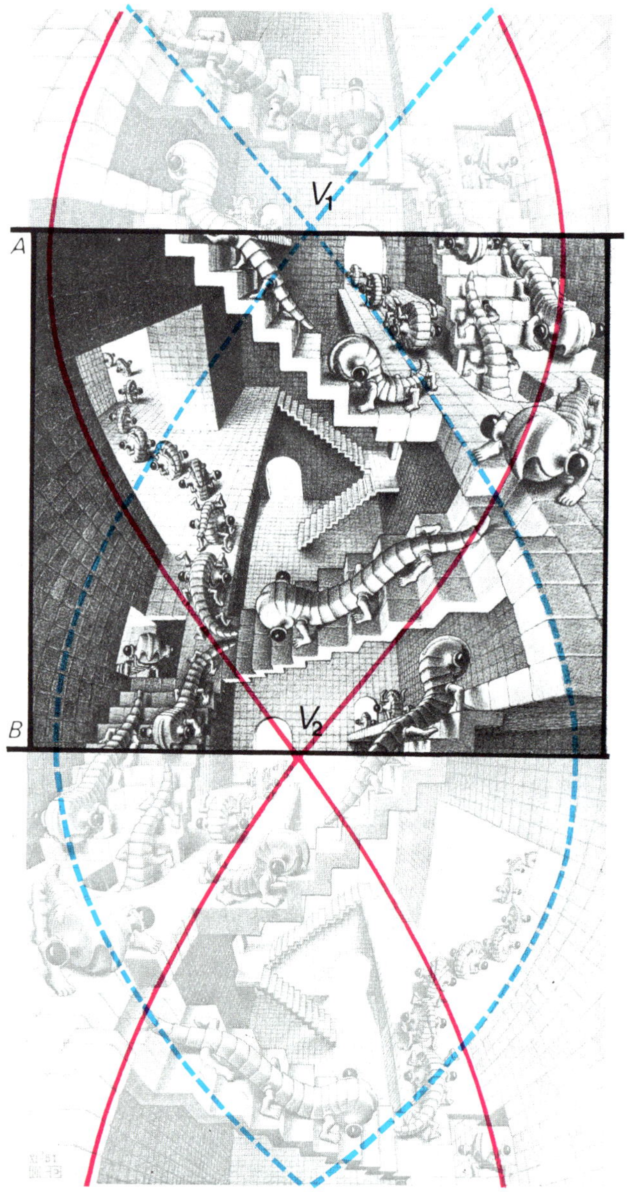

119. Die Gleitspiegelung in Treppenhaus

Treppenhaus

Das Grundmuster für dieses unübersichtliche, sterile Treppenhaus, das nur bewohnt wird von mechanisch sich bewegenden Tieren (»wentelteefjees« nennt sie Escher, übersetzt etwa: »Krempeltierchen«), die entweder auf sechs Beinen gehen oder sonst in zusammengerolltem Zustand wie ein Rad rollen, ist das Gitter in Abbildung 115.
In Abbildung 119 sehen wir eine Anzahl Linien dieses Gitters auf das Bild aufgetragen. So läßt sich sehen, daß dieses Bild zwei Fluchtpunkte hat, durch welche horizontale Linien gezogen sind. Für jedes der »wentelteefjes« läßt sich eindeutig ausmachen, ob solch ein Fluchtpunkt Zenith, Nadir oder ob er Entfernungspunkt ist. So ist zum Beispiel für das große in der Mitte des Bildes horizontal ausgestreckte »wentelteefje« V_1 Entfernungspunkt und V_2 Nadir. Damit hängt zusammen, daß die Mauern für jedes der kleinen Tiere eine andere Bedeutung haben: sie können sowohl Boden als auch Decke oder Seitenwand sein.
Es ist ein unendlich kompliziertes Bild, das jedoch mit einem Minimum an Bildmaterial aufgebaut ist. Der Bereich zwischen *A* und *B* enthält schon alle wesentlichen Elemente. Der darüberliegende Teil entsteht aus dem Stück zwischen *A* und *B* vermittels der Gleitspiegelung. Dies können wir ganz einfach beweisen, indem wir eine grobe Umrißzeichnung auf Transparentpapier machen. Wenn wir das Transparentpapier umdrehen, so daß die Unterseite oben liegt, und es dann aufwärts schieben, sehen wir, daß das oberste Stück des Bildes genau gedeckt wird. Dasselbe gilt für den unteren Teil. Auf diese Weise könnte man ein Bild von endloser Länge anfertigen, auf dem deckungsgleiche Abschnitte sich mit ihren Spiegelbildern abwechseln.
Abbildung 121 zeigt eine der vielen Vorstudien für *Treppenhaus.*
Vielleicht ist bereits aufgefallen, daß die von Escher verwendete Zylinderperspektive, die zu gebogenen Linien anstatt der von der traditionellen Perspektive vorgeschriebenen Geraden führt, noch weiterentwickelt werden könnte. Warum nicht ein kugelförmiges Bild rund um das Auge des Betrachters anstatt eines zylindrischen? Ein Fischauge-Objektiv produziert Szenen, wie sie auf einem kugelförmigen Bild erscheinen würden. Escher dachte wohl daran, aber er hat diese Idee nicht in die Praxis umgesetzt, und deshalb werden wir sie nicht weiter verfolgen.

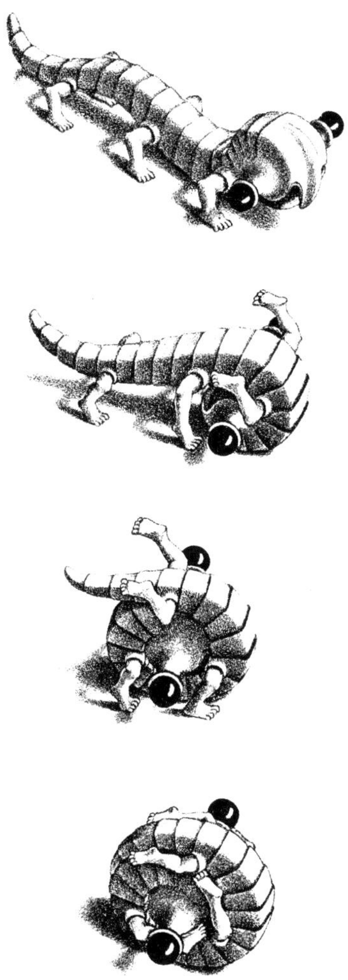

120. Das »Wentelteefje« (Krempeltierchen) aus dem Treppenhaus

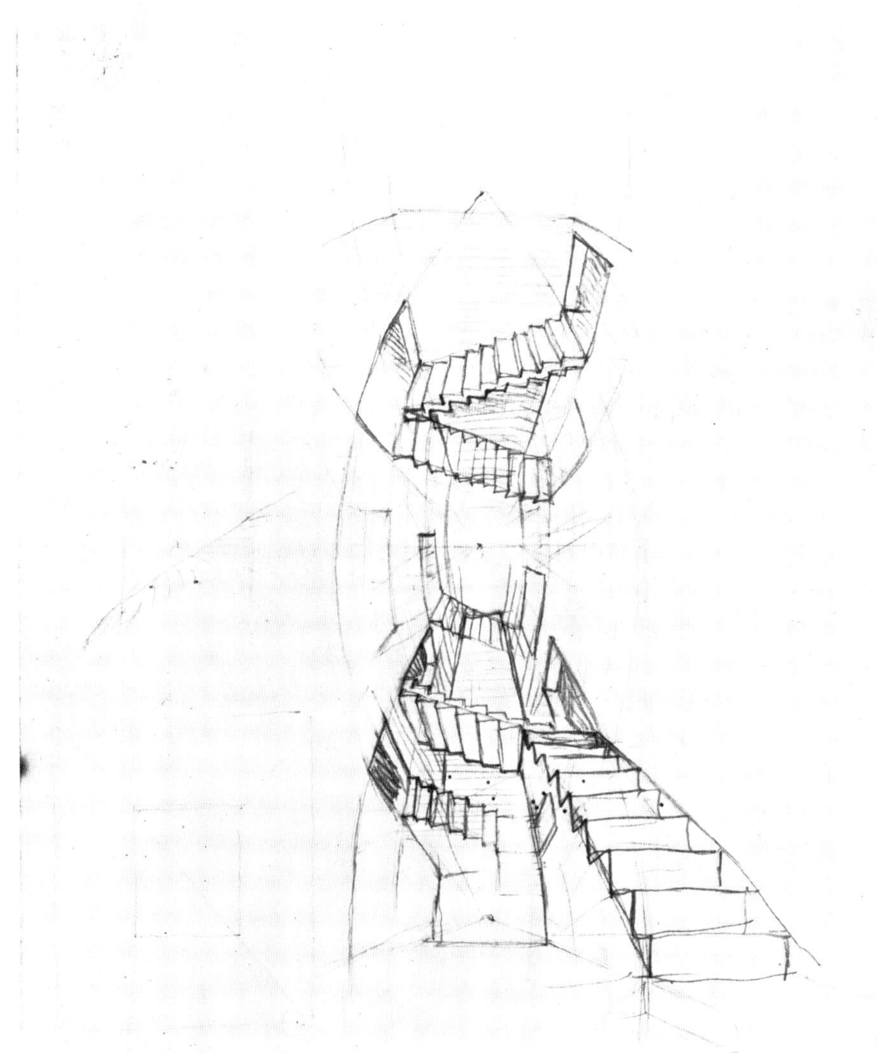

121. Eine der Vorstudien für Treppenhaus

9 Briefmarken, Wandschmuck und Banknoten

Anfangs nahm Escher fast jeden Auftrag an, weil er sich verpflichtet fühlte, so weit möglich vom Ertrag seiner Arbeit zu leben. Er illustrierte vier Bücher. Das letzte - ein Buch über Delft, wofür er 1939 die Holzschnitte machte - ist niemals erschienen.

1956 fertigte er Text und Illustrationen für eine bibliophile Ausgabe der De-Roos-Stiftung - eine Abhandlung über die regelmäßige Flächenaufteilung. Die Arbeit daran empfand Escher als eine Qual. Er mußte Gedanken, die ihm vertraut waren, in Worte fassen, er zeichnete sie aber lieber, als daß er sie aufschrieb. Doch ist es bedauerlich, daß dieses Buch in einer so begrenzten Auflage erschien (175 Exemplare!), denn der Text ist ausgezeichnet und bietet eine gute Anleitung zum Verständnis der Bilder, in denen sich Escher mit regelmäßiger Flächenaufteilung befaßt.

1932 nahm er selbst die Stelle eines Zeichners bei einer archäologischen Expedition nach Italien an. Diese Expedition stand unter der Leitung von Professor Rellini. Von niederländischer Seite aus nahm Dr. H.M.R. Leopold, der Mitdirektor des Niederländischen Historischen Instituts in Rom, teil. Die Zeichnungen blieben in Leopolds Besitz, und niemand weiß, wo sie geblieben sind. Andere kleine Arbeiten, die Escher im Auftrag machte, waren Ex-Libris, Entwürfe für Einwickelpapier und Damast, Zeitschriftenumschläge und ähnliches; - alles Unika (Einzelstücke), außer einer Bonbonniere in Form eines Ikosaeder, geschmückt mit Seesternen und Muscheln, die von einer Blechfirma anläßlich ihres 25-jährigen Bestehens 1963 als Werbegeschenk herausgebracht wurde.

So war Escher außer mit seinem unabhängigen Werk durchschnittlich mit einem Auftrag pro Jahr beschäftigt. Keiner dieser Aufträge führte zu einem bedeutenden neuen Werk; Inspiration ging von ihnen nicht aus - eher war das Umgekehrte der Fall. Für seine Auftragswerke wählte er Themen und Entwürfe, die er schon in seinem unabhängigen Werk erprobt hatte. Das ist auch mehr oder weniger selbstverständlich, denn die Auftragsgeber erteilten Escher den Auftrag aus dem einfachen Grund, weil sie bestimmte Aspekte seines Werkes kannten und diese in ihren Aufträgen verwendet sehen wollten.

Zu den bedeutenderen Aufträgen kann man seine Entwürfe für Briefmarken zählen. 1935 entwarf er eine Briefmarke für den Nationalen Luftfahrt-Fond, 1939 eine für Venezuela, 1948 eine für den Weltpostverein, 1952 eine für die Vereinten Nationen und 1956 eine Europamarke.

Länger arbeitete er an Niederländischen Banknoten. Im Juli 1950 wurde er beauftragt, Entwürfe für 10-Gulden-, 25-Gulden- und 100-Gulden-Scheine vorzulegen. Später kam noch der Entwurf für einen 50-Gulden-Schein dazu. Escher arbeitete intensiv daran und besprach seine Entwürfe regelmäßig mit seinen Auftraggebern. Im Juni 1952 wurde der Auftrag zurückgezogen. Escher konnte seine Entwürfe nicht mit den Erfordernissen der Banknotenpresse in Übereinstimmung bringen, die mittels höchst komplizierter Kurven dafür sorgen muß, Fälschungen so gut wie unmöglich zu machen. Alles, was von diesen Entwürfen übrig geblieben ist, ist im Museum der Banknoten-Druckerei Johan Enschedé in Haarlem zu finden. (Vergleiche Seite 62).

1940 bekam Escher den ersten Auftrag zur Dekoration eines Baus: drei Intarsienpaneele für das Rathaus in Leiden. 1941 wurde ein viertes hinzugefügt. Spätere Aufträge auf diesem Gebiet betrafen die Dekorationen von Innen- und Außenwänden, von Decken und Pfeilern. Einige dieser Arbeiten führte er selbst aus, zum Beispiel die Wandmalereien für den Friedhof in Utrecht - aber in den meisten Fällen lieferte er nur die Entwürfe.

Die letzte große Wanddekoration wurde 1967 vollendet. Ingenieur Bast - zu dieser Zeit Generaldirektor der Post, hatte das große Bild *Metamorphose* (1940) in seinem Amtszimmer hängen und schaute während langweiliger Sitzungen immer darauf. Darum empfahl er diese Metamorphose, stark vergrößert als Wanddekoration für ein großes Postamt in Den Haag. Das ursprüngliche Metamorphose-Bild hatte eine Länge von vier Metern, und man plante, es sechsfach zu vergrößern. Aber dieses Maß paßte schlecht zu den Dimensionen der Wand, und Escher war ein halbes Jahr damit beschäftigt, drei weitere Meter anzufügen. Diese letzte Metamorphose, Eschers Schwanengesang, hat nun eine Länge von 7 Metern. Das Bild wurde besonders genau auf der Wand des Postamts in Den Haag vergrößert (auf 42 m Länge), um die unruhigen Gemüter aller vor den Schaltern Wartenden zu beruhigen. Ein kleiner Auftrag (1968) war der allerletzte: die Kachelverkleidung zweier Pfeiler in einer Schule in Baarn.

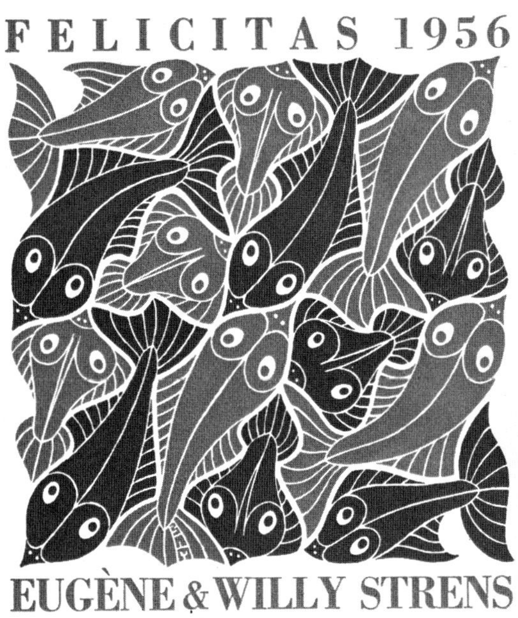

Glückwunschkarte, in Auftrag gegeben von Eugène und Willy Strens

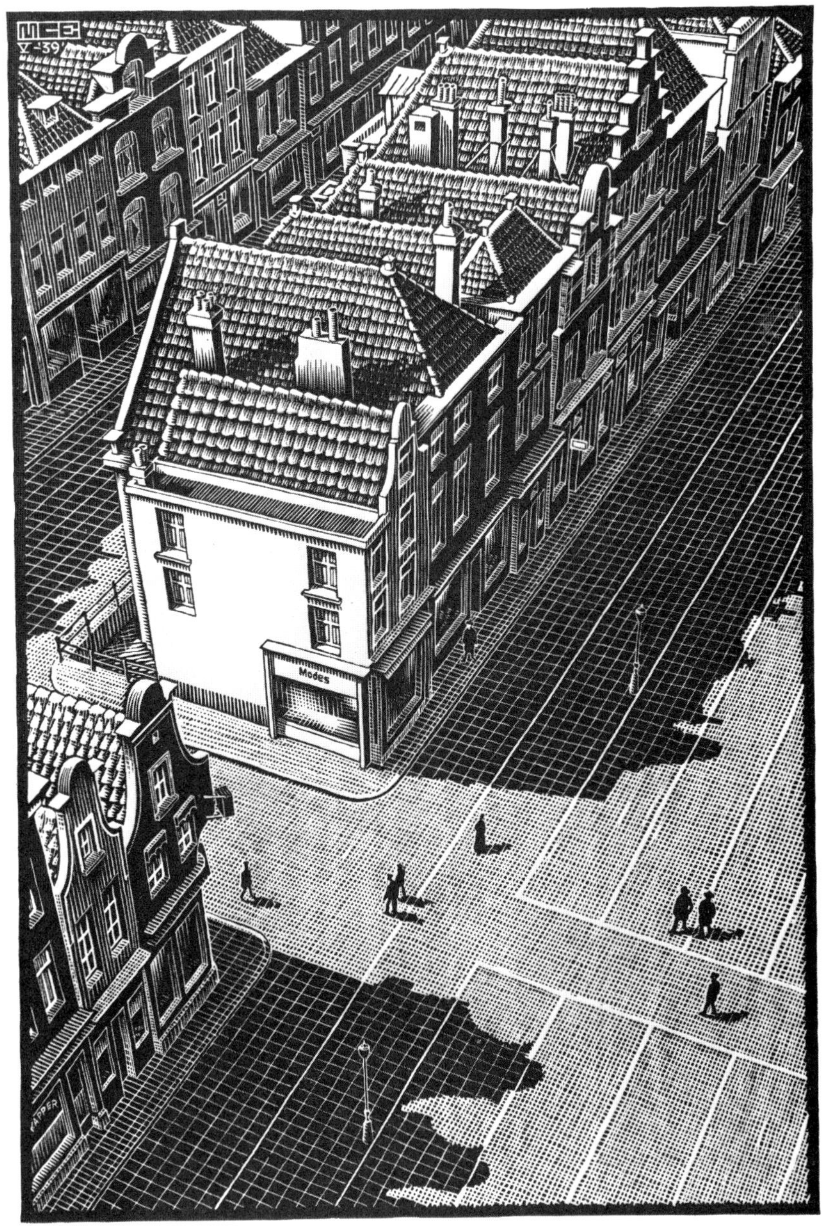

122. Holzschnitt für ein niemals publiziertes Buch über Delft, 1939

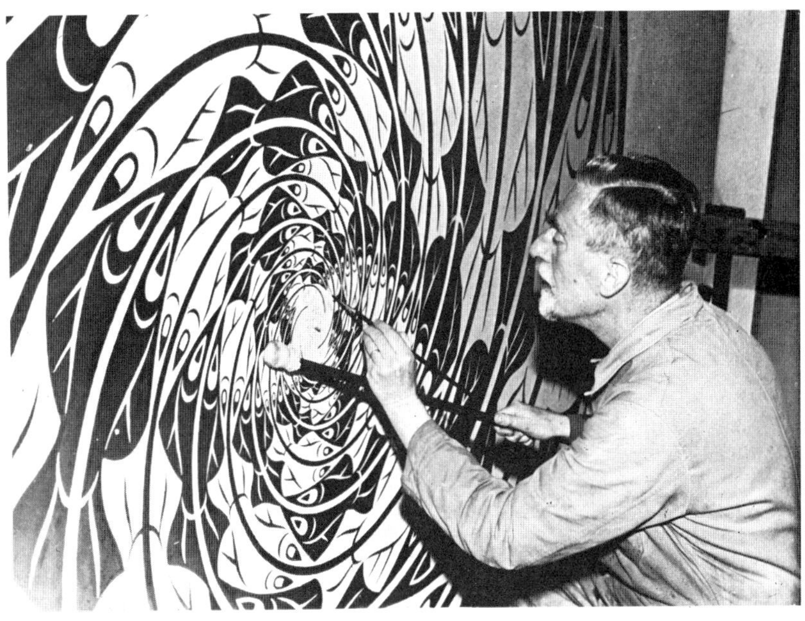

Escher bei der Arbeit an einer Wandabwicklung für die Kapelle des dritten Utrechter Friedhofs

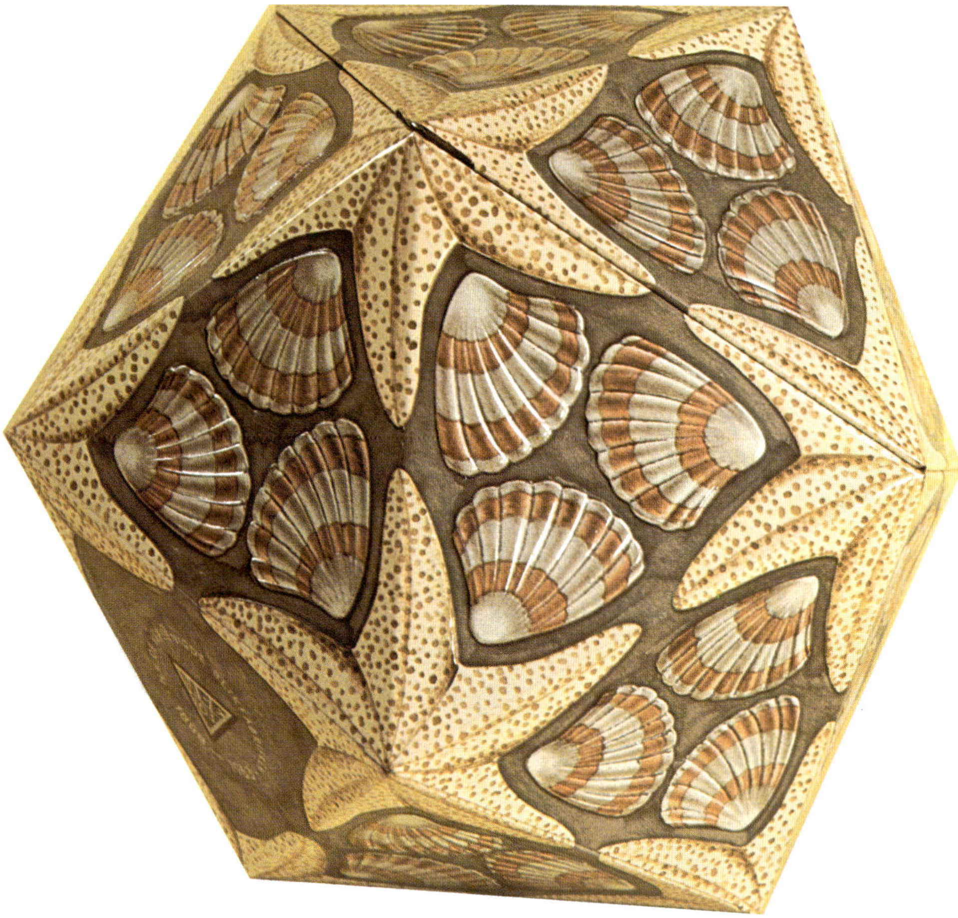

125. Ikosaeder mit Seesternen und Muscheln – Keksdose einer holländischen Fabrik als Geschenk zur Feier ihres 25-jährigen Bestehens hergestellt.

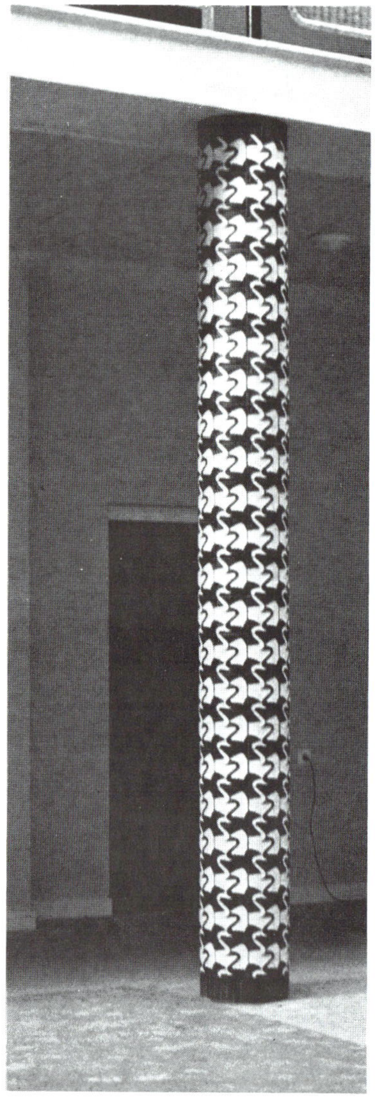

123. Die verlängerte Version von Metamorphose II im Hauptpostamt Den Haag, 1968

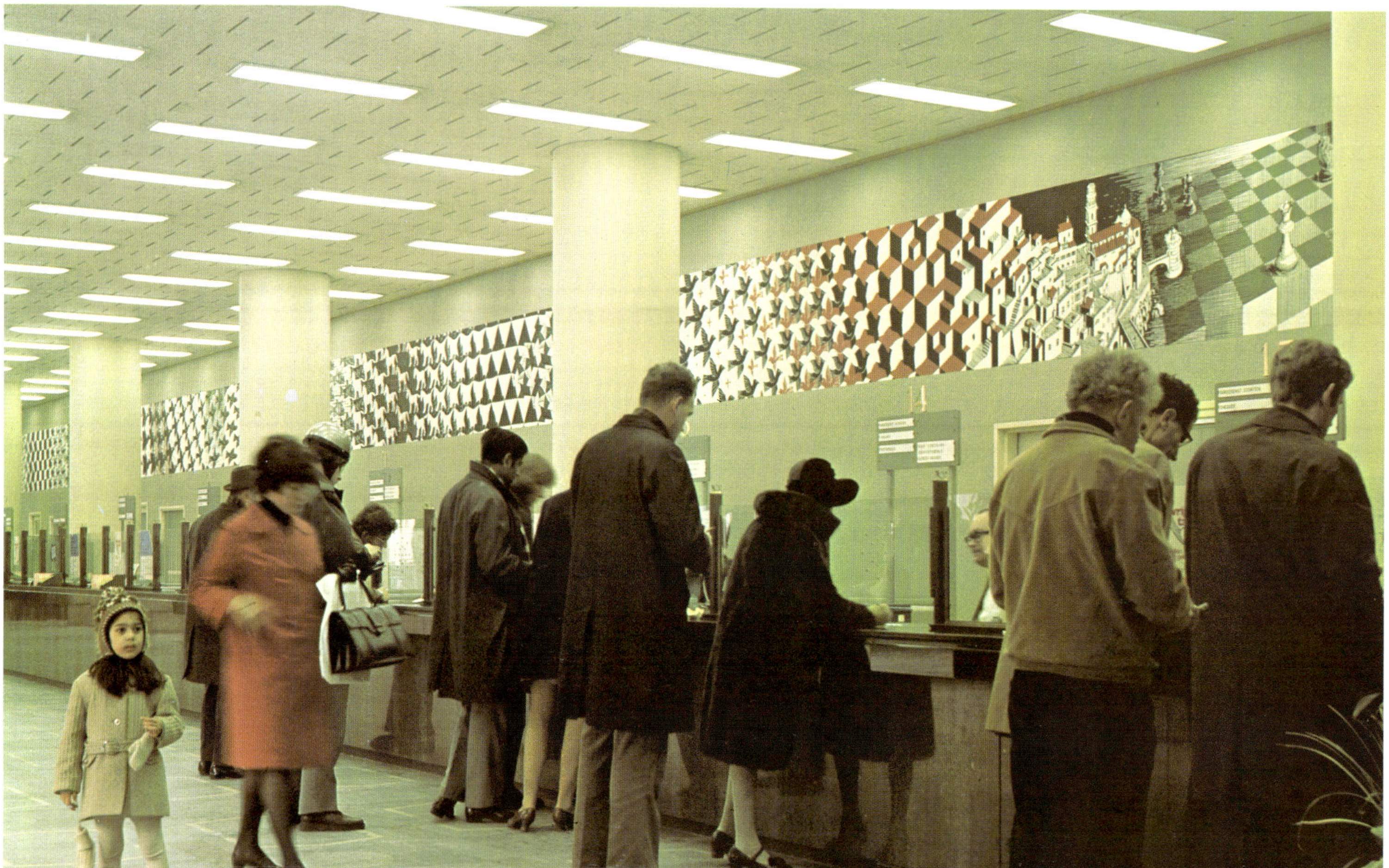

126. Säule aus glasierten Ziegeln,
Neue Mädchenschule, Den Haag, 1959

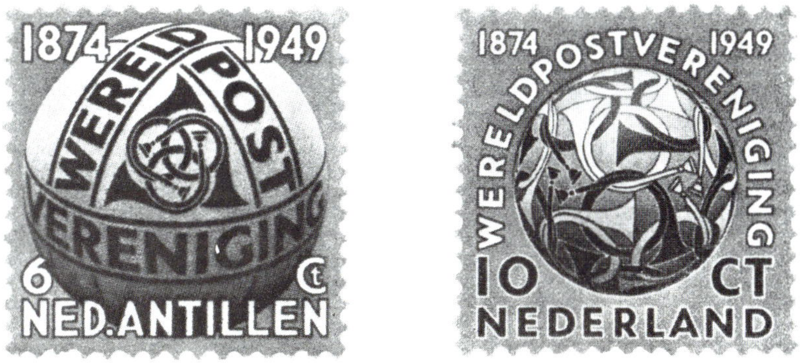

124. Von Escher entworfene Briefmarken

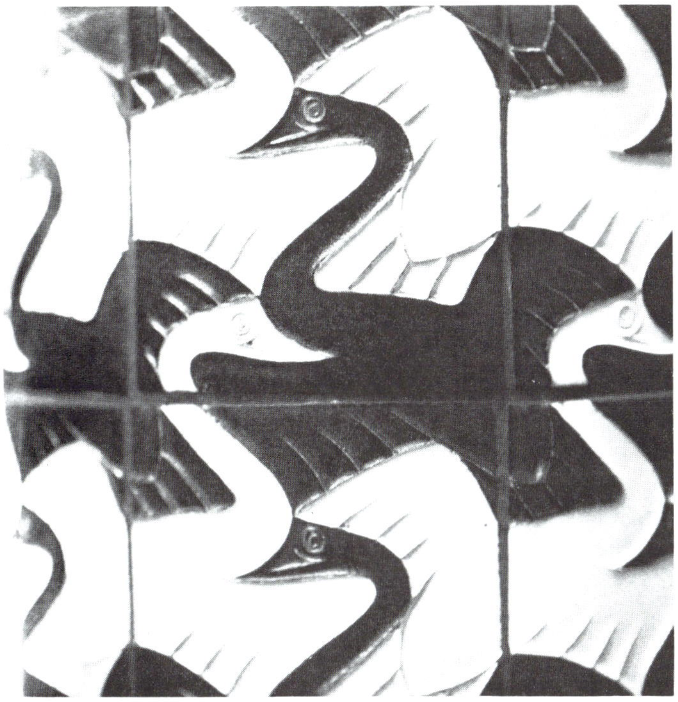

Detail der Ziegelsäule

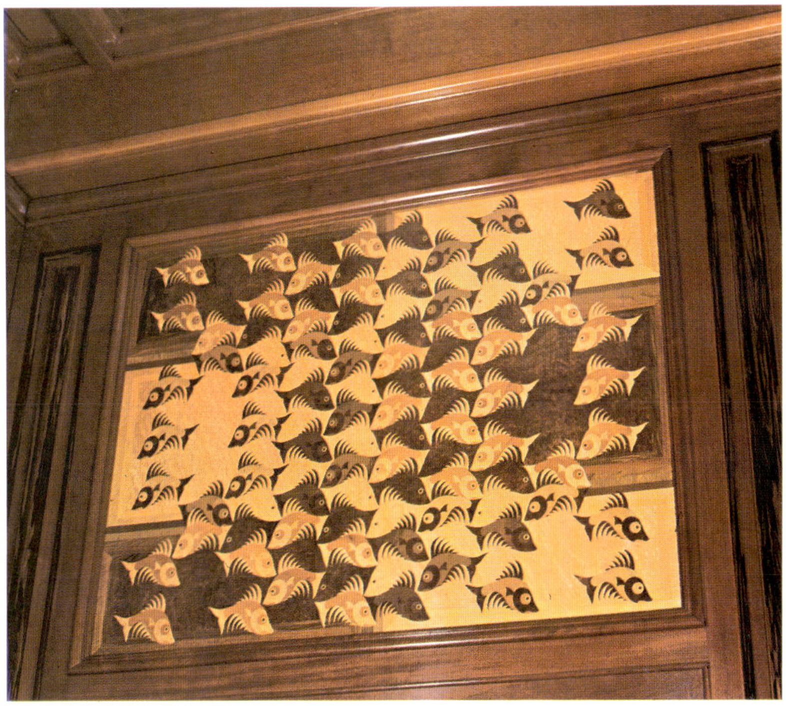

127. Zwei Intarsien-Paneele im Rathaus von Leiden

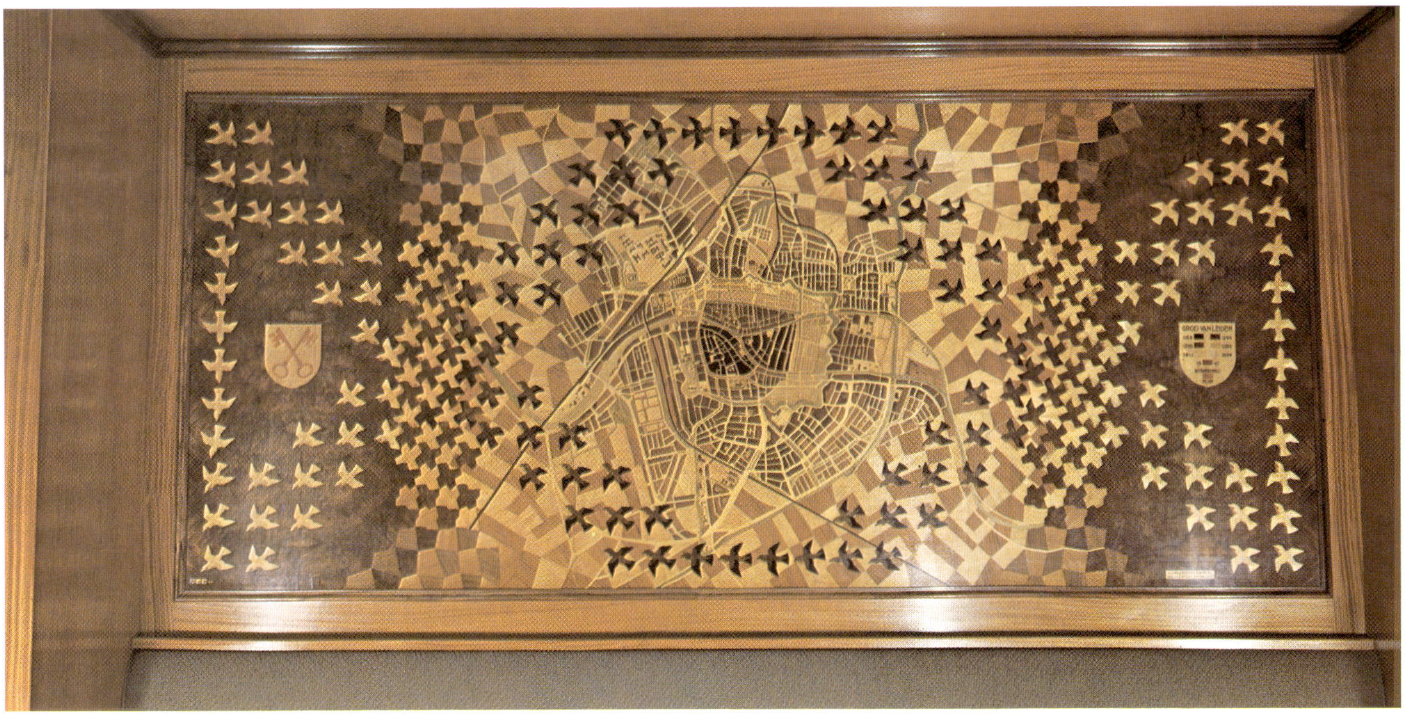

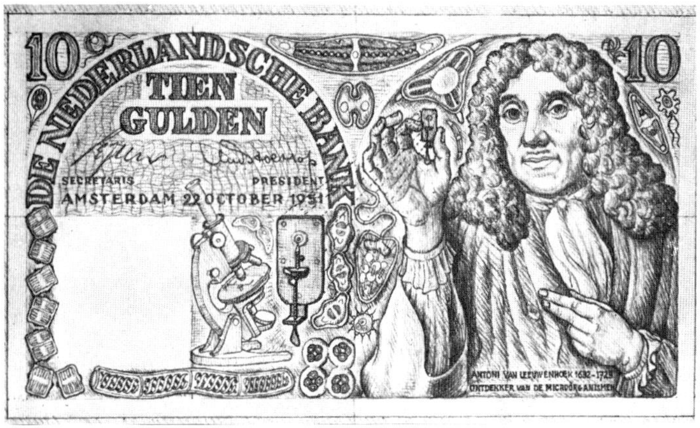

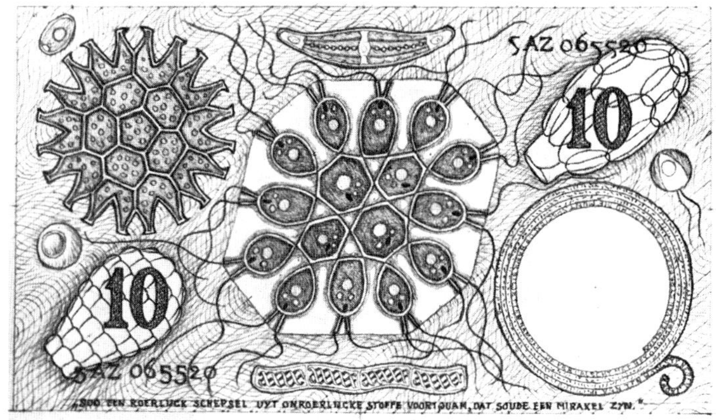

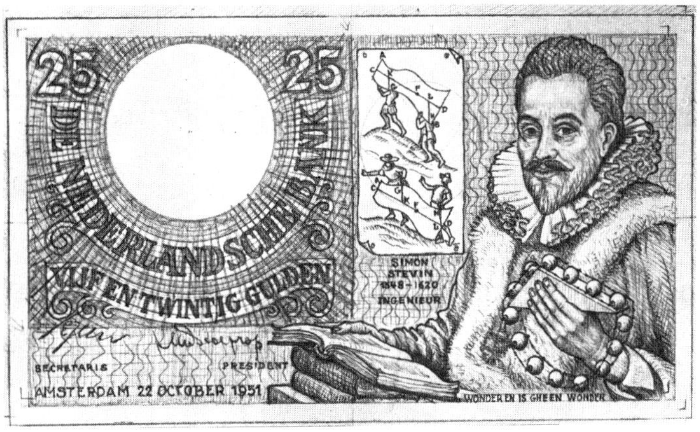

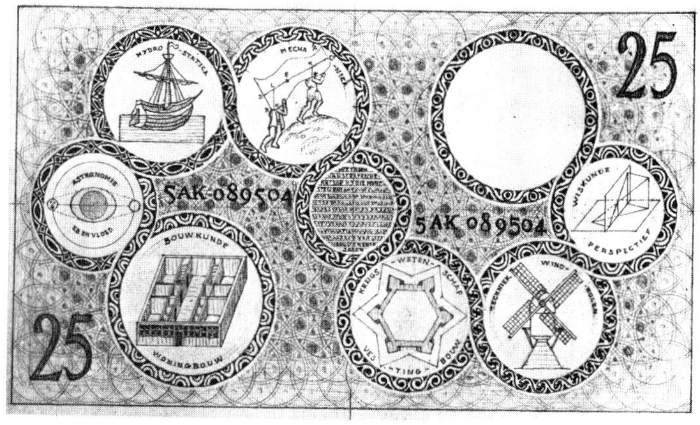

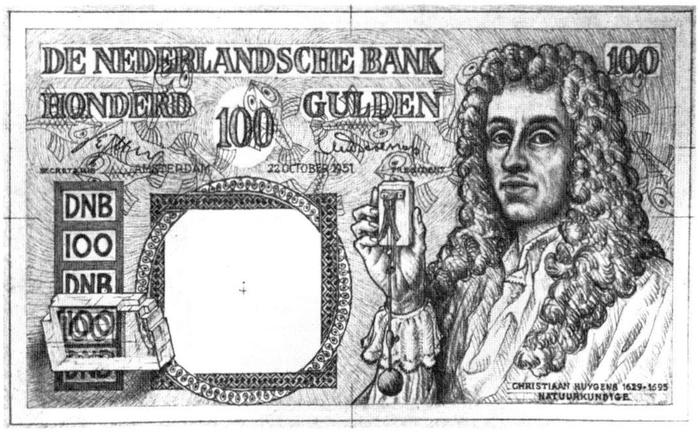

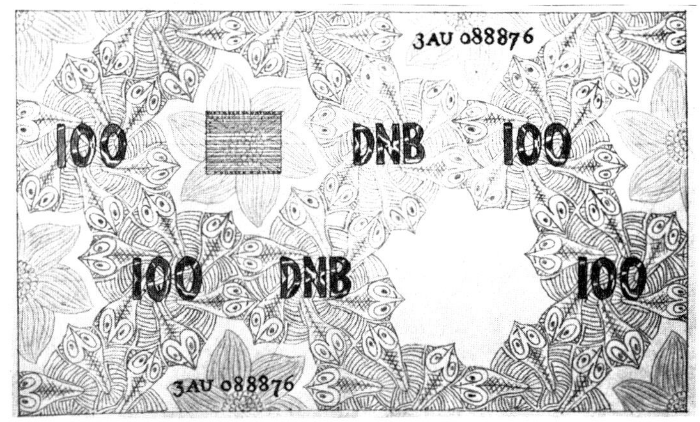

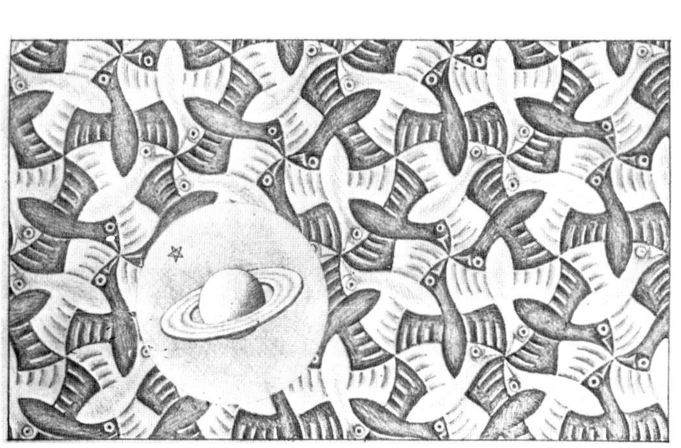

128. Entwürfe für Banknoten, die niemals gebraucht wurden. Entwurf für einen Zehn-Gulden-Schein mit einem Porträt des niederländischen Entdeckers der Mikroorganismen, Anthonie van Leeuwenhoeck (1632–1723). Mit großer Sorgfalt hat Escher versucht, auf der Vorder- und Rückseite so viele Entdeckungen und Äußerungen von van Leeuwenhoeck wie möglich wiederzugeben.
Entwurf für einen 25-Gulden-Schein. Dargestellt ist der niederländische Ingenieur Simon Stevin, der zur Verbreitung der naturwissenschaftlichen Kenntnisse im Volk beitrug. Der einzige typische Zug von Escher, der hier zu finden ist, ist das Ornamentband, das die 9 Kreise auf der Rückseite umschließt.
Entwurf für einen Hundert-Gulden-Schein: Vorderseite, Rückseite und Wasserzeichen. Dargestellt ist der holländische Gelehrte Christian Huygens (1629–1695). Auf der Vorderseite, links unten, sehen wir einen doppeltbrechenden Kristall, dessen Eigenschaften so gründlich von Huygens untersucht worden waren; die Art und Weise wie dieser dargestellt wird, ist typisch für Escher. Auf der Rückseite eine regelmäßige Flächenaufteilung mit Fischen und im Wasserzeichen eine besonders attraktive Flächenaufteilung mit Vögeln.

Teil II: Welten, die es nicht geben kann

10 Das Schaffen unmöglicher Welten

»Sage uns Meister, was ist Kunst?«
»Wollt Ihr die Antwort des Philosophen hören oder die der reichen Leute, die ihre Zimmer mit meinen Bildern dekorieren? Oder wollt Ihr gar die Antwort der blökenden Herde hören, die mein Werk in Wort und Schrift lobt oder tadelt?«
»Nein, Meister, was ist Deine eigene Antwort?«
Nach einem Augenblick antwortete Apollonius:
»Wenn ich irgendetwas sehe, höre oder fühle, was ein anderer Mensch getan oder gemacht hat, und wenn ich in der Spur, die er hinterläßt, einen Menschen entdecken kann, seinen Verstand, sein Wollen, sein Verlangen, sein Ringen - das ist für mich Kunst.«
I. Gall., »Theories of Art«, S. 125

Eine bedeutende Funktion der darstellenden Kunst ist es, die allzu vergängliche Wirklichkeit einzufangen, ihre Existenz zu verlängern. Nach allgemeinem Sprachgebrauch läßt sich jemand, der sein Porträt in Auftrag gibt, »verewigen«. Bevor die Photographie diese »Verewigung« möglich machte, war sie das Werk des bildenden Künstlers schlechthin.
In der ganzen Kunstgeschichte finden wir die Idealisierung der Realität. Das Bild muß schöner sein als die Wirklichkeit. Der Künstler muß Fehler und Makel, die der Wirklichkeit anhaften, korrigieren.
Es dauerte lange Zeit, bis der Mensch im Kunstwerk weder die Abbildung, noch die Idealisierung schätzte, sondern die persönliche Vision des Künstlers, die in seinem Werk zum Ausdruck kam. Natürlich hat der Künstler die Vision niemals ausgeschlossen, das wäre unmöglich gewesen. Aber er hat die Vision nicht um ihrer selbst willen gezeigt, und Auftraggeber und Publikum schätzten den Künstler nicht um seiner Selbst-Offenbarung willen. Von dem heute schaffenden Künstler wird erwartet, daß sein Werk zuerst und vor allem ein Ausdruck seiner selbst ist. Die Wirklichkeit wird nun mehr als eine Verschleierung des eigentlichen Kunstwerks betrachtet denn als Mittel, wodurch der Selbst-Ausdruck offenbar werden kann. So sehen wir eine nichtfigurative Kunst entstehen, in der Form und Farbe ein selbständiges Leben führen und dem Selbst-Ausdruck des Künstlers dienen. Zur gleichen Zeit tritt eine andere Negation der Realität auf - der Surrealismus. Hier sind Formen und Farben keineswegs von der Wirklichkeit abstrahiert. Sie bleiben an erkennbare Dinge gebunden; ein Baum bleibt ein Baum - nur sind seine Blätter nicht grün, sondern purpurn oder jedes bekommt die Form eines Vogels. Oder der Baum ist insgesamt intakt geblieben: ein naturgetreuer Baum, aber die natürliche Beziehung zu seiner Umgebung ist verschwunden. Die Realität wurde nicht idealisiert, sondern aufgehoben, und ist manchmal in Widerspruch zu sich selbst geraten.

Will man Eschers Werk, oder wenigstens einen Teil davon, im Lichte der Kunstgeschichte sehen, dann kann das wahrscheinlich am besten vor dem Hintergrund des Surrealismus geschehen. Hiermit wollen wir keineswegs behaupten, daß sein Werk von Surrealisten inspiriert wurde, noch daß es surrealistisch in dem Sinne ist, den Kunsthistoriker damit verbinden. Der Hintergrund von surrealistischen Werken dient nur als Kontrast, und eine Auswahl aus surrealistischen Werken für diesen Zweck kann rein willkürlich sein. Wir haben einige Werke von René Magritte ausgewählt; zunächst weil Escher selbst dessen Werk sehr schätzte und zweitens, weil die augenfälligen Parallelen von Thema, Ziel und Wirkung besonders gut die völlig andere Art von Eschers Werk sichtbar machen.
In Magrittes *Die Stimme des Blutes* (1961) sehen wir eine einsame Ebene, durch die ein Fluß fließt, an dessen Ufer einige Bäume stehen: im Hintergrund eine Berglandschaft; im Vordergrund ein Hügel, auf dem ein mächtiger Baum steht (eine Eiche?), der mehr als die Hälfte des Bildes einnimmt. Eine kräftige gesunde Eiche mit einer gewaltigen Blätterkrone. Aber Magritte öffnet den massiven Stamm wie einen hohen, schmalen, dreitürigen Schrank und zeigt im untersten Fach ein herrschaftliches Haus und im darüberliegenden eine Kugel. Das ist einfach unmöglich.

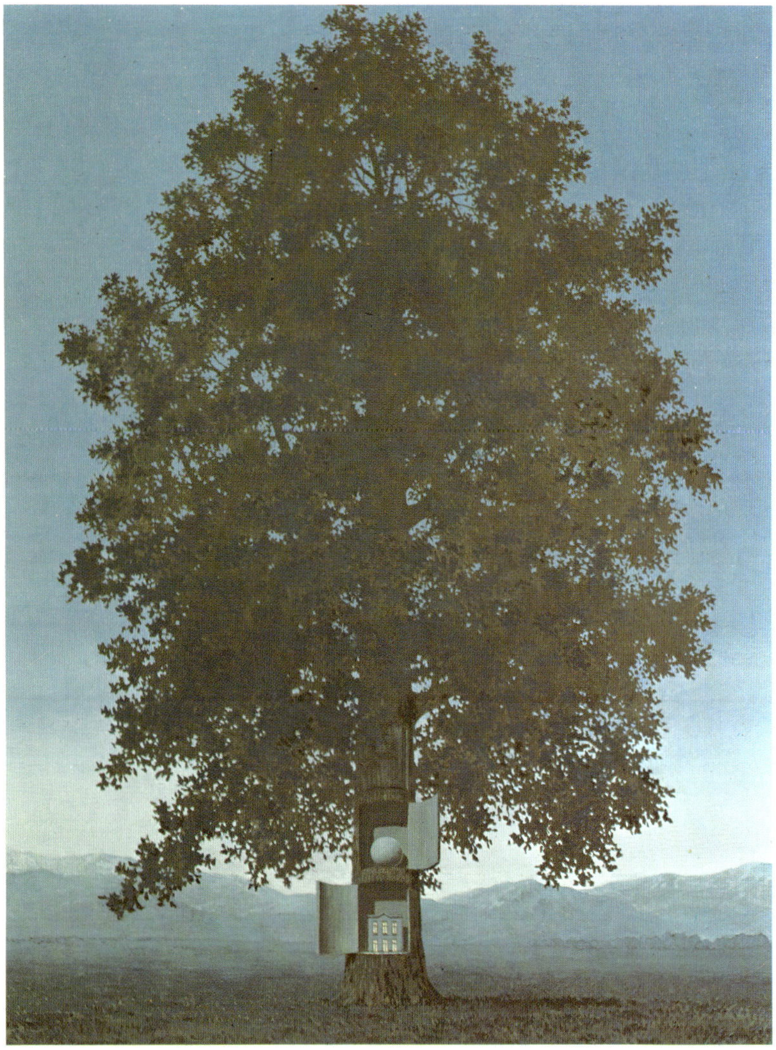

129. René Magritte, La Voix du Sang (Die Stimme des Blutes), 1961 (Wien, Museum des XX. Jahrhunderts. Copyright ADAGP, Paris)

Solch ein »Schrank-Baum« ist ein lebloses Fabrikat, kann nicht wachsen und keinen reichen Blattschmuck hervorbringen. Schlimmer: die Außmaße des Herrenhauses, wo in allen Räumen Lichter brennen, sind größer als die des hohlen Kasten-Baums. Oder ist es ein Liliput-Haus? Ist die Kugel im mittleren Fach auch so groß, wie das Haus? Und was ist hinter der obersten Tür verborgen?

Wenn wir die Türen schließen, steht da wieder ein großer gesunder Baum: ein eindrucksvolles Stück Wirklichkeit. Vielleicht doch etwas mehr? Wir wissen ja, daß ein Haus und eine Kugel in dem Stamm wohnen.

Was machen wir mit einem solchen Bild? Oder besser: Was macht ein solches Bild mit uns? Es ist absurd in seiner Absurdität und doch ist es reizvoll.

Es ist eine unmögliche Welt. Das kann es in Wirklichkeit nicht geben. Aber Magritte hat sie tatsächlich zustandegebracht. Er hat einen Baum in einen Schrank verwandelt und hat in ein Fach ein Herrenhaus gestellt. Der Titel *Die Stimme des Blutes* erhöht diese Absurdität. Es scheint, als habe Magritte einen Titel gewählt, der so schwierig wie möglich auf den visuellen Inhalt zu beziehen ist.

1926 schrieb René Magritte einen ungewöhnlich kurzen literarischen Beitrag für die erste Nummer einer Zeitschrift, die er mitherausgab, *Marie/Journal bimensuel pour la belle jeunesse: »Avez-vouz toujours la même épaule?« »Haben Sie immer dieselbe Schulter?«*

So wird eine Schulter isoliert und die Möglichkeit, sie zu haben oder nicht zu haben, wird suggeriert. Die grammatikalische Konstruktion ist ganz normal, offenbart aber etwas Absurdes: Die Möglichkeit, seine eigene Schulter nach Belieben auswählen zu können. Die Bedeutung ist surrealistisch, aber die »Darstellung« aus gewöhnlichen Wörtern und entsprechend den normalen Regeln der Grammatik konstruiert. Hier haben wir ein literarisches Pendant zu Magrittes visuellen Absurditäten. Man kann lang und breit über Magrittes Surrealismus philosophieren, aber selbst seine Zeitgenossen und Freunde hatten völlig verschiedene Meinungen über dessen Bedeutung. Deshalb möchte ich lieber auf die Art und Weise eingehen, wie Magritte die Wirklichkeit gebraucht, verformt - ja, ihr Gewalt antut, um unser Gefühl für das, was erstaunt, zu reizen. In *Die Stimme des Blutes* wird die Wirklichkeit auf zwei Wegen in Unordnung gebracht. Das massive Innere des Baumstamms wird ausgehöhlt und verschiedene Größenmaße nebeneinander gebraucht. Die Dicke eines Baumstammes wird dadurch größer als die Breite eines soliden Hauses. Und so ist das Ergebnis eine kecke Aussage: »So ist es - verrückt, nicht wahr?« Nichtsdestoweniger kommt die ganze Darstellung der Wirklichkeit so nah, daß es scheint, als sage Magritte uns gleichzeitig: »Eigentlich ist alles in unserem Dasein verrückt und absurd - noch viel absurder als irgendetwas, das ich in meinem Bild gezeigt habe.«

Magritte verbirgt nichts, tut nichts Geheimnisvolles. Ein erster Blick auf sein Bild sagt uns: »Das ist unmöglich.« Doch wenn wir näher hinschauen, beginnt unser Verstand zu schwanken, und wir erfahren die Seligkeit, die uns die Ausschaltung der Vernunft beschert. Im täglichen Leben sind wir so gefangen in der Zwangsjacke der Realität, daß wir uns mit Vergnügen der Surrealität hingeben - einer zeitweiligen Befreiung von der Wirklichkeit. Der urteilende Verstand nimmt Urlaub, und wir taumeln entzückt in einer unmöglichen Welt umher.

Wer hier versucht, Tiefsinn zu entdecken, oder wer danach fragt, was dies alles in seinem tiefsten Wesen bedeutet, sucht wahrscheinlich genau dasjenige, wovon der Maler ihn zu befreien sucht.

Total anders sind die unmöglichen Welten, die Escher schuf. Obwohl er *Die Stimme des Blutes* als Bild ausdrücklich bewunderte - und das ist ungewöhnlich im Hinblick auf die geringe Meinung, die Escher vom Werk der meisten seiner Zeitgenossen hatte - kann er der Naivität, mit der Magritte seine Darstellungen von visueller Absurdität darbietet, nicht beipflichten. Für Escher ist dies eine modische Macke. Man kann leicht mit einer kühnen Behauptung, die zudem in Form und Farbe reizvoll verpackt ist, jeden für einen Augenblick verblüffen. Aber mache Deine Behauptung einmal wahr. Beweise die Absurdität, die Surrealität als eine unumgängliche Folge der Realität.

Escher hat nicht-existente Welten völlig anderer Art geschaffen, indem er in seinen Bildern den urteilenden Verstand nicht zum Schweigen bringt, sondern ihn gerade einschaltet, um die absurde Welt aufzubauen. So schafft er zwei oder drei Welten, die gleichzeitig an einer und derselben Stelle existieren.

Als Escher mit der Darstellung von simultanen Welten zu experimentieren begann, gebrauchte er Mittel, die eine überraschende Ähnlichkeit mit denen Magrittes zeigten. Wenn wir Magrittes *Euklidische Spaziergänge* von 1955 (Abbildung 130) mit Eschers *Stilleben und Straße* von 1937 (Abbildung 131) vergleichen, ist zu sehen, daß die Intentionen beider Künstler nicht so sehr weit auseinandergehen. Bei Magritte wird das Drinnen und Draußen hauptsächlich durch das Gemälde auf der Staffelei vereint, bei Escher dadurch, daß die Struktur der Fensterbank-Oberfläche in die des Straßenpflasters übergeht.

Noch größere Übereinstimmung entdecken wir, wenn wir Magrittes *Lob der Dialektik* von 1927 (Abbildung 134) mit Eschers *Bullauge* von 1937 (Abbildung 133) vergleichen.

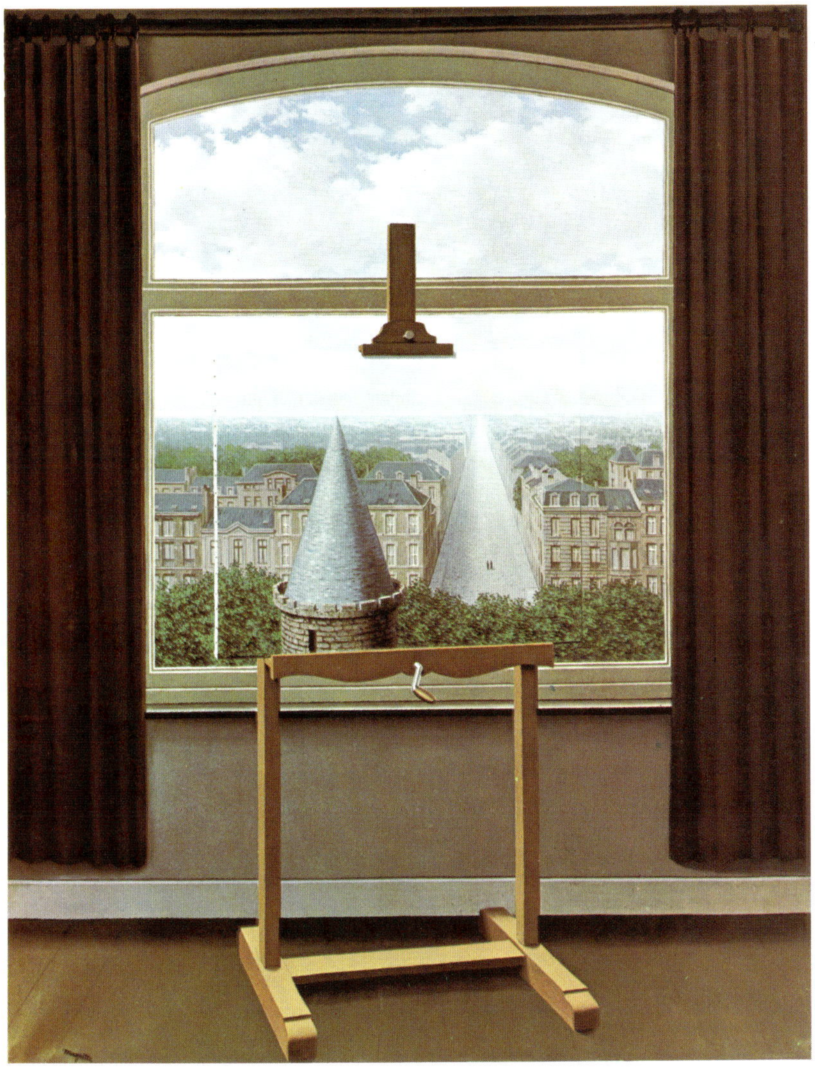

130. René Magritte, Les Promenades d' Euclide (Euklidische Spaziergänge), 1953 (The Minneapolis Institute of Art. Copyright ADAGP, Paris)

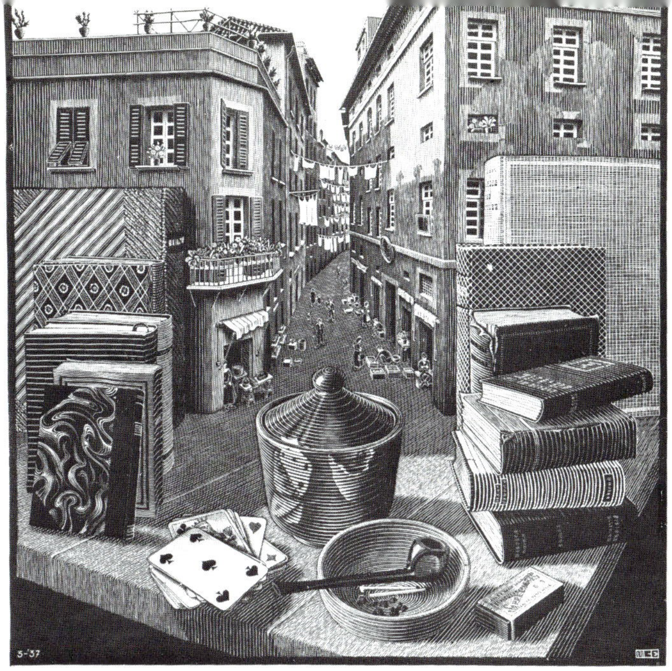

131. Stilleben und Straße, Holzschnitt, 1937

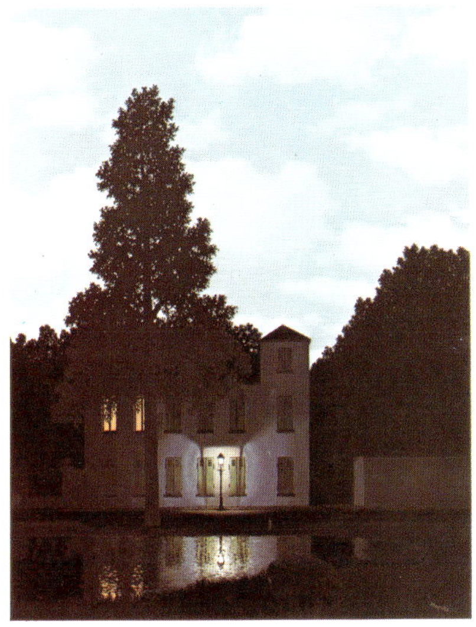

132. René Magritte, L'Empire des Lumières II (Das Reich der Lichter II), 1950 (New York, Museum of Modern Art, Copyright ADAGP, Paris)

Bei Magritte ist jede Logik und jeder Zusammenhang mit der Realität zufällig, bei Escher hingegen bewußt angestrebt. Der Surrealist schafft etwas Rätselhaftes; und es muß für den Betrachter ein Rätsel bleiben. Wäre es lösbar, würde das Ziel nicht erreicht. Wir sollen uns selbst in dem Rätsel verlieren, das als Symbol für so vieles steht, das in unserem Dasein rätselhaft und irrational ist. Bei Escher finden wir auch das Rätsel, doch gleichzeitig - wenn auch mehr oder weniger verborgen - die Lösung. Für Escher hat nicht das Rätsel primäre Bedeutung. Er erwartet, daß wir das Rätsel bewundern, aber nicht minder, daß wir es auflösen. Für den, der das nicht sieht oder, obgleich er es sieht, für dieses stark rationale Element keinen Sinn hat, bleibt die Essenz von Eschers ganzem Werk ein Buch mit sieben Siegeln.

Escher kehrt immer wieder zum Thema der Gleichzeitigkeit, der Vermischung verschiedener Welten zurück. Für diese Probleme findet er immer befriedigendere Lösungen. Am Ende dieses Weges stehen *Gekräuselte Wasserfläche* (1950) und *Drei Welten* (1955), Bilder von hoher Qualität und Schönheit; sie werden aber Eschers rationale Absicht nur denen enthüllen, die sich in den ganzen Bereich seines Werkes vertieft haben.

Bei Magritte spüren wir nichts von einer Faszination durch die Möglichkeit verschmelzender oder sich durchdringender verschiedener Welten. Im Gegenteil: Die rationale Möglichkeit der Verschmelzung wäre eher ein Hindernis für ihn, würde seine Kraft zu überraschen mindern, und der Absurdität Abbruch tun. Wie weit Escher und Magritte hier voneinander entfernt sind, ist vielleicht am besten an einem Vergleich zwischen Magrittes *Das Reich der Lichter II* von 1950 (Abbildung 132) und Eschers *Tag und Nacht* von 1938 oder *Sonne und Mond* von 1948 zu zeigen.

Das Reich der Lichter wird als eines der bedeutendsten Werke Magrittes angesehen; dafür ist ihm in Belgien der Guggenheim-Preis für Malerei zuerkannt worden. Magritte selbst schrieb über dieses Bild:

»Was in einem Gemälde dargestellt wird, ist das, was die Augen sehen; es ist das Ding oder sind die Dinge, von denen man bereits eine Vorstellung haben muß. So sind die Dinge, die in dem Bild *Das Reich der Lichter* abgebildet sind solche, von denen ich bereits wußte, oder um präzise zu sein, eine nächtliche Landschaft mit einem Himmel, wie wir ihn bei hellem Tageslicht sehen. Mir scheint, daß dieses gemeinsame Heraufbeschwören von Nacht und Tag die Macht hat, uns zu überraschen und zu entzücken. Diese Kraft nenne ich Poesie.«

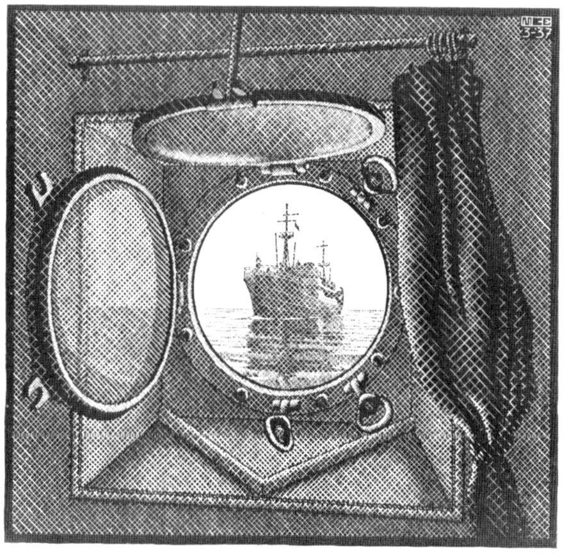

133. Bullauge, Holzschnitt, 1937

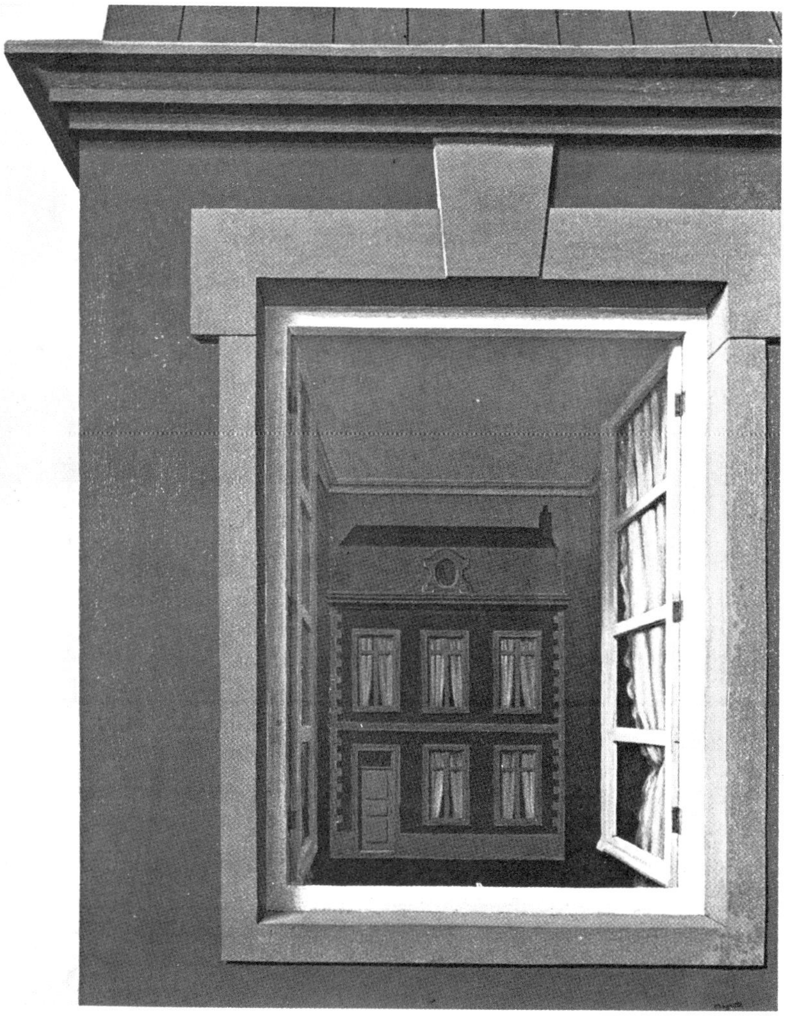

134. René Magritte, L'Eloge de la Dialectique (Lob der Dialektik), 1937 (London, Privatsammlung, Copyright ADAGP, Paris)

Durch das gleichzeitige Heraufbeschwören von Tag und Nacht sucht Magritte zu überraschen und zu bezaubern. Er überrascht, weil es unmöglich ist. Wenn Escher *Tag und Nacht* oder *Sonne und Mond* aufbietet, tut er es auch, um zu überraschen... aber genau deshalb, weil es möglich ist. Er überrascht und bezaubert einfach, weil es einen Hauch des Unmöglichen an sich hat. Aber es überrascht noch mehr, weil Escher ein Mittel, eine absolut schlüssige Bildlogik, gefunden hat, die das Unmögliche möglich macht.

Wenn wir dazu eine literarische Parallele suchen, finden wir sie, soweit es Escher angeht, wesentlich im Kriminalroman. Auch da wird nicht allein ein Rätsel aufgegeben. Das Rätsel hat allein Sinn im Licht der mehr oder weniger überraschenden Lösung. Auch im Kriminalroman kann das Rätsel eine absurde, surrealistische Form annehmen, wie oft bei Gilbert K. Chesterton. In *The Mad Judge* ist der über den Gefängnishof hüpfende Richter völlig absurd. In *The Secret Document* springt ein Seemann über Bord. Kein Laut ist zu hören, keine Bewegung im Wasser zu sehen. Der Mann ist vollkommen verschwunden. Danach steigt jemand aus dem Fenster und verschwindet ohne eine Spur zu hinterlassen. Ein Werk von Magritte, wie *Die unerwartete Antwort* hätte als Illustration dafür dienen können. Aber Chestertons Triumph zeigt sich immer erst zehn Seiten später, wenn er zeigt, wie strikt logisch und normal das ist, was anfänglich wie Zauberei aussah.
Eschers unmögliche Welten sind anderer Art. Escher zeigt uns, wie ein Ding zugleich konkav und konvex sein kann; daß seine Figuren im gleichen Moment und am selben Ort sowohl treppauf wie treppab gehen können. Es macht uns klar, daß etwas zugleich sowohl innen als außen sein kann, oder wenn er verschiedene Maßstäbe in einem Bild gebraucht, existiert eine Bild-Logik, die diese Koexistenz zur natürlichsten Sache von der Welt macht.
Escher ist kein Surrealist, der uns eine Fata Morgana vorzaubert. Er ist ein Erbauer unmöglicher Welten. Er baut das Unmögliche streng gesetzmäßig und auf eine Weise, der jeder folgen kann, und in seinen Bildern zeigt er nicht nur das Endresultat, sondern auch das Konstruktionssystem.
Eschers unmögliche Welten sind Entdeckungen; ihre Glaubwürdigkeit steht und fällt mit der Entdeckung eines Konstruktionssystems, das Escher gewöhnlich in der Mathematik fand. Und für ihn brauchbare Konstruktionssysteme stehen dort nicht gerade in großer Menge zu Gebote.
Endlich wollen wir noch auf einen anderen faszinierenden Aspekt von Eschers Unmöglichen Welten hinweisen. Vor einem Jahrhundert war es unmöglich, nach anderen Planeten zu reisen oder Bilder von ihnen zu übermitteln. Mit dem Fortschritt der Wissenschaft und Technik werden allerlei Dinge, die heute noch unmöglich sind, zur Wirklichkeit. Nichtsdestoweniger gibt es einige Dinge, die an sich unmöglich sind, zum Beispiel ein viereckiger Kreis. Eschers unmögliche Welten gehören zu dieser letzten Kategorie. Sie bleiben allezeit unmöglich und finden ihr Dasein einzig und allein innerhalb der Grenzen des Bildes vermöge der Einbildungskraft des Künstlers.

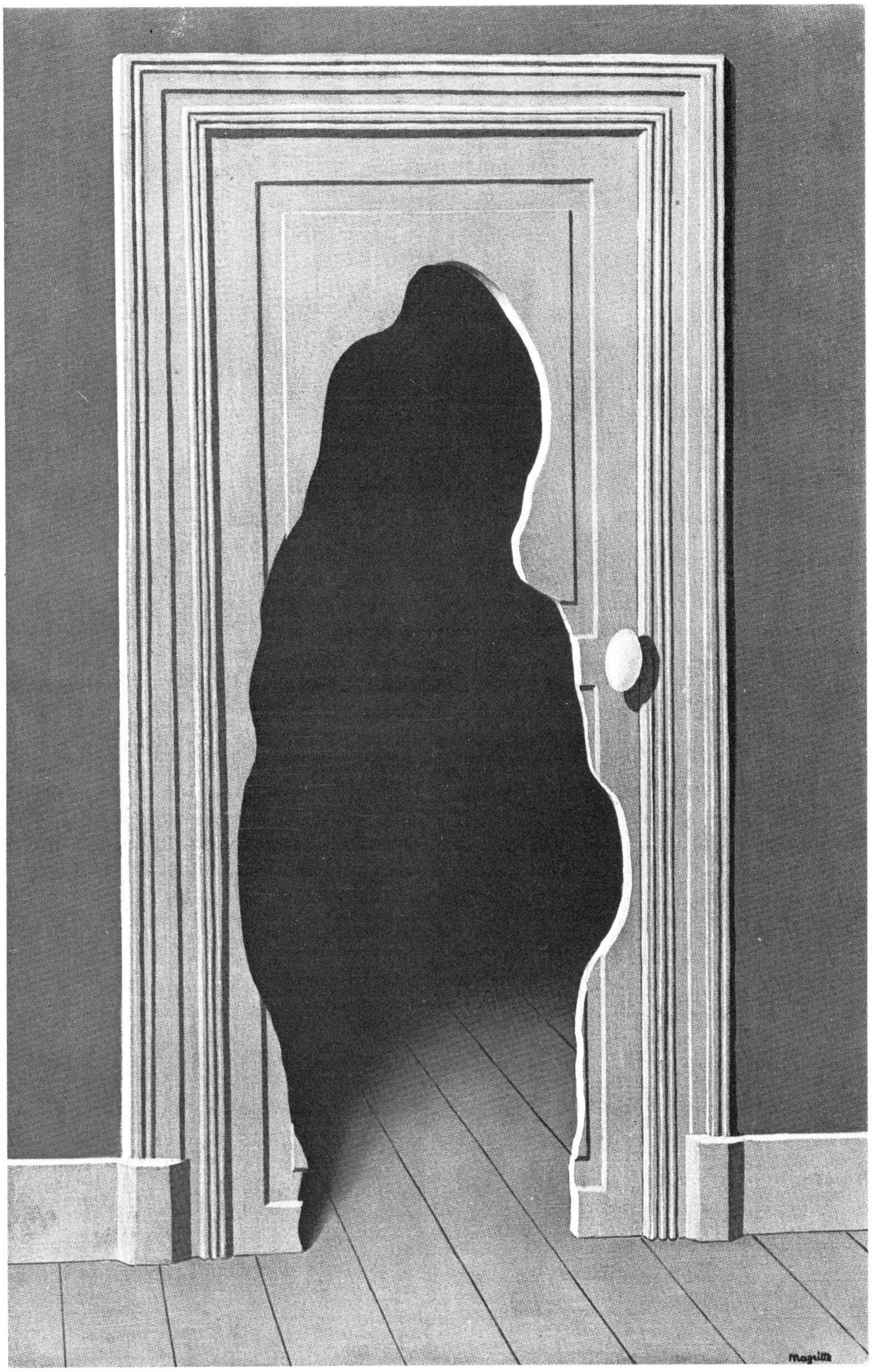

135. René Magritte, La Reponse Imprévue (Die unerwartete Antwort), 1933
(Brüssel, Musées Royaux des Beaux Arts de Belgique, Copyright ADAGP, Paris)

11 Das Handwerk

Jeder Holzschnitt, jeder Holzstich, jede Lithographie von Escher ist technisch makellos. Seine Fähigkeiten auf diesen Gebieten werden nicht nur von Könnern graphischer Techniken anerkannt und bewundert, sie fallen auch dem Laien auf. Wenn man die feinsten Details auf seinen Holzstöcken mit einer Lupe betrachtet, ist man von der Schärfe seines Auges und der Festigkeit seiner Hand beeindruckt. Escher hat sich von Anfang an, was Material und verwendete Techniken betrifft, bewußt beschränkt. In seiner Schulzeit machte er Linolschnitte, während seiner Ausbildung in Haarlem interessierte ihn weder die Ölmalerei, noch das Aquarellieren, selbst eine so eminent graphische Technik wie die Radierung benutzte er nur vereinzelt, weil sie nun mal zur Ausbildung gehörte.

Farbe war für ihn kein Ausdrucksmittel. In seinem späteren Werk taucht denn auch nur dort Farbe auf, wo dies funktional unvermeidlich ist, wie in verschiedenen seiner regelmäßigen Flächenaufteilungen. Nur ganz vereinzelt verwandte er Farbe als verschönernde Zugabe.

Escher schätzte fachliches Können zwar sehr, auch bei der Beurteilung anderer bildender Künstler, doch galt ihm Technik nicht als Selbstzweck. Er beherrschte die Technik so vollkommen, daß für ihn ein Bild fertig war, wenn er mit dem Schneiden in Holz oder dem Zeichnen auf den Lithographie-Stein begann. Das war eigentlich nicht mehr als das Abtippen eines handgeschriebenen Textes.

Zeichnen

»Ich kann absolut nicht zeichnen?« Das ist eine höchst ungewöhnliche Bemerkungen von jemanden, der von Kindesbeinen an bis zum Alter von 70 Jahren gezeichnet hat. Was Escher wirklich meint, ist dies: daß er nicht aus seinem Vorstellungsvermögen zeichnen kann. Es ist als ob eine direkte Verbindung zwischen seinen Augen und seinen Händen bestünde. Das zwischenzeitliche Ansammeln von visuellen Vorstellungen ist bei ihm schlecht entwickelt. Wann immer in seinen späteren Bildern Gebäude und Landschaften als Umgebung gebraucht wurden, kopierte er diese ziemlich genau von früheren Skizzen nach der Natur. In der ruhigen Zeit nach Vollendung eines Bildes blätterte er seine Mappen mit Reiseskizzen durch, denn hier war das Quellenmaterial, das er brauchte, um seinen neuen Ideen Gestalt zu geben.

Wenn er Menschen- oder Tierfiguren benötigte, mußte er nach der Natur zeichnen. Seine »Wentelteefjes« modellierte er in verschiedenen Haltungen in Ton. Die Ameisen, die auf *Moebius-Band II* zu sehen sind, wurden in Plastilin modelliert; eine Heuschrecke, die auf einer seiner Wanderungen in Unteritalien auf seinem Zeichenblatt landete, wurde schnell gezeichnet und diente später als Vorbild für seinen *Traum,* und als er an *Schlangen,* dem letzten seiner Bilder, arbeitete, kaufte er Bilderbücher über Schlangen. Für sein Bild *Begegnung*

136. Tonmodelle des »Wentelteefje« für Treppenhaus

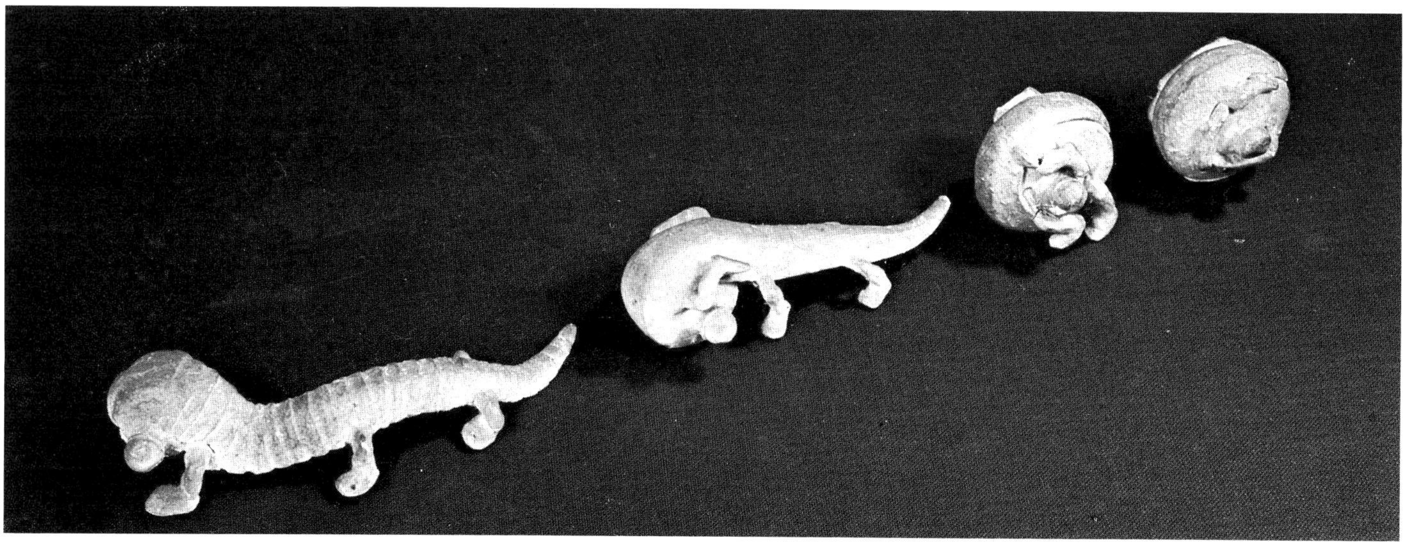

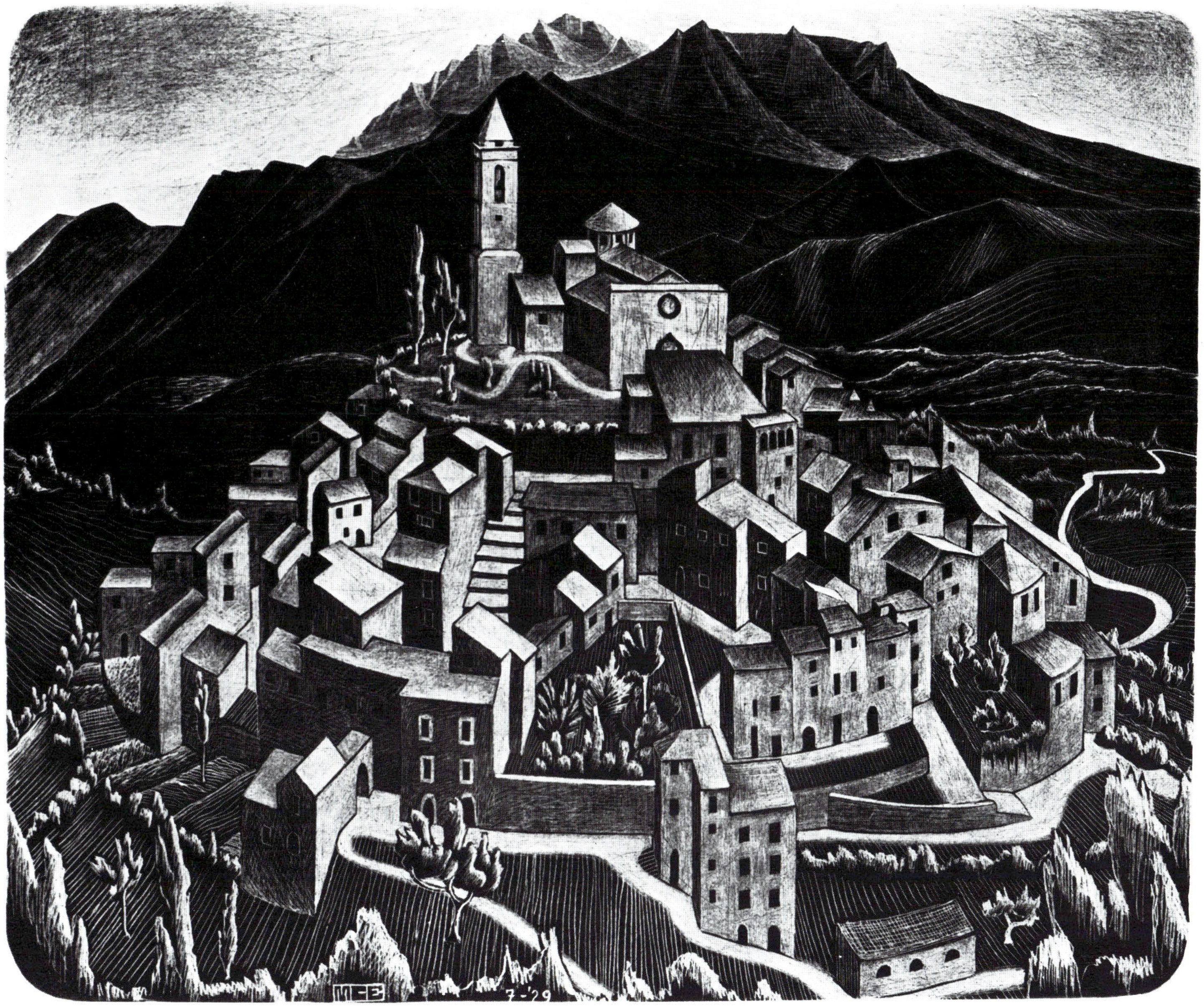

139. Eschers erste Lithographie: Goriano Sicoli, Abruzzen, 1929

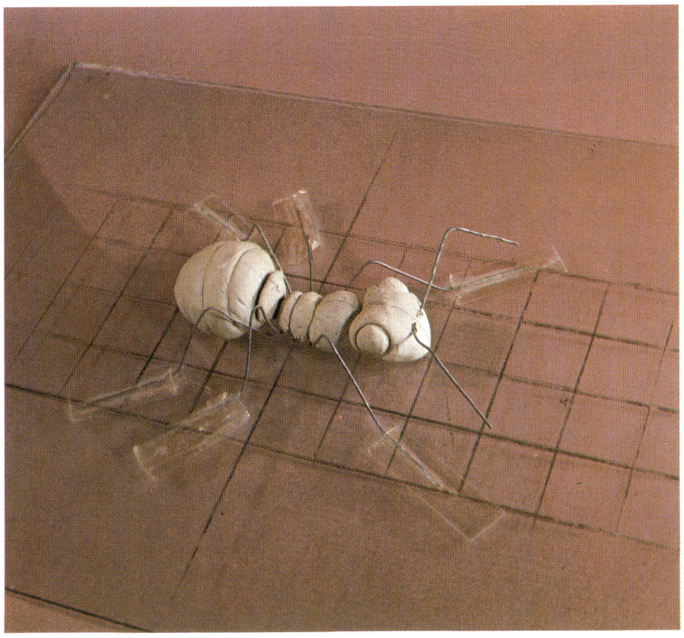

137. Ameise, Plastilin-Modell für Möbiusband II

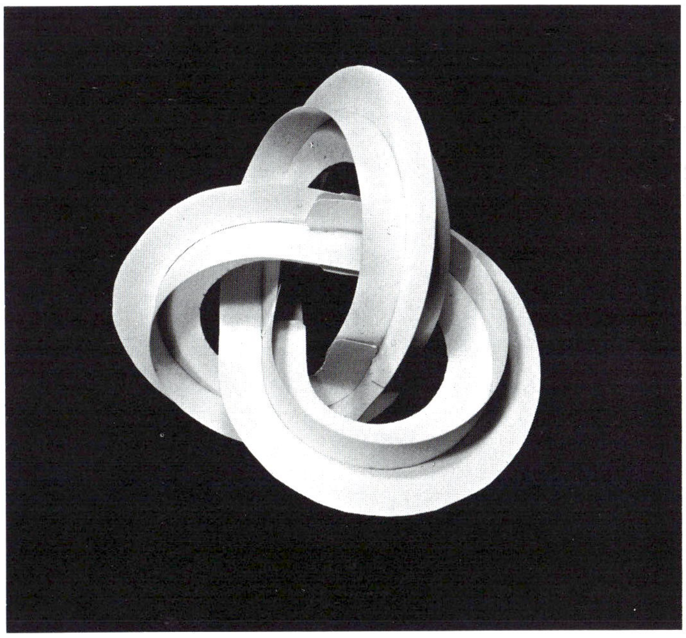

138. Pappmodell für Knoten

brauchte er kleine, nackte Männer in allen möglichen Stellungen: Er posierte dann selbst vor dem Spiegel. »Ja, ich kann absolut nicht zeichnen - selbst von abstrakteren Dingen wie Ringe und Bänder von Möbius mache ich erst Papiermodelle, die ich dann so exakt wie möglich nachzeichne. Bildhauer haben es viel leichter. Modellieren kann jeder - das macht mir keine Mühe. Aber Zeichnen finde ich sehr schwer. Ich kann es nicht gut. Zeichnen ist auch viel schwieriger, viel unkörperlicher, aber man kann damit viel mehr suggerieren.«

Lithographien und Mezzotintoblätter

Während seiner Studienzeit hat Escher mehrere graphische Techniken kennengelernt. Der Kupferstich lag ihm nicht, weil er eine Vorliebe dafür hatte, wie bei Linol- und Holzschnitt von Schwarz nach Weiß zu arbeiten. Erst ist alles schwarz, und alles, was er wegschneidet, wird weiß. So machte er auch seine Schabeisen-Zeichnungen. Ein Stück Papier wurde mit Fettkreide völlig geschwärzt, danach entfernte er mit Messern und Federn jene Teile, die weiß werden sollten.
Das Bedürfnis, auch seine Zeichnungen vervielfältigen zu können, führte ihn zur Lithographie. Anfangs ging er dabei zu Werk, als ob er auf der Steinplatte eine Schabeisen-Zeichnung machen wollte. Die ganze Oberfläche wurde geschwärzt und das Weiße entfernt. All seine frühen Lithographien sind auf diese Weise zustande gekommen. Auf der 1929 entstandenen ersten Lithographie, *Goriano Sicoli,* die eine kleine Stadt in den Abruzzen zeigt, sieht man noch, wie ungewohnt die neue Technik für ihn war. Er gebrauchte einen zu großen Teil des Steins, sodaß es schwierig ist, gute Abzüge des ganzen Bildes zu bekommen.
Ab 1930 zeichnete er normal mit lithographischer Kreide auf den Stein. Das gab ihm größere Freiheit des Darstellens als beim Holzschnitt. Der fließende Übergang von schwarz über grau zu weiß war kein Problem mehr. Lithographien hat er niemals selbst gedruckt. In Rom tat dies für ihn eine kleine Druckerei, und auch in den Niederlanden hatte er einige geschickte Menschen, die die ganze Technik noch gut beherrschten. Ein Jammer, daß er anfänglich mit geliehenen Steinen arbeitete. Bei der Schließung einer Druckerei, von der Escher Steine geliehen hatte, gingen diese verloren, so daß eine große Anzahl von Blättern nicht mehr nachgedruckt werden konnte. Kurze Zeit vor seinem Tod hat Escher auch alle seine späteren Steine unbrauchbar gemacht.
Für jemanden, der den Holzschnitt mit seinem starken Kontrast von Schwarz und Weiß gern hat, ist ein lithographischer Druck immer mehr oder weniger enttäuschend. Die Zeichnung mit lithographischer Kreide auf Stein zeigt prächtige Schwärzen und hat einen großen Kontrastumfang. Aber beim Drucken geht dieser Kontrastumfang stark zurück und wird noch geringer als das, was man mit einer Federzeichnung erreichen kann.
In Brüssel lernte Escher den Leiter der Graphischen Sammlung, Lebeer, kennen, der privat Werke von ihm kaufte. Lebeer machte ihn auf die Mezzotinto-Technik aufmerksam, die auch die schwarze Kunst genannt wird. Dafür wird eine Kupferplatte ganz aufgeraunt - in Hand-

140. Rom bei Nacht (Maxentius-Basilika), Holzschnitt, 1934

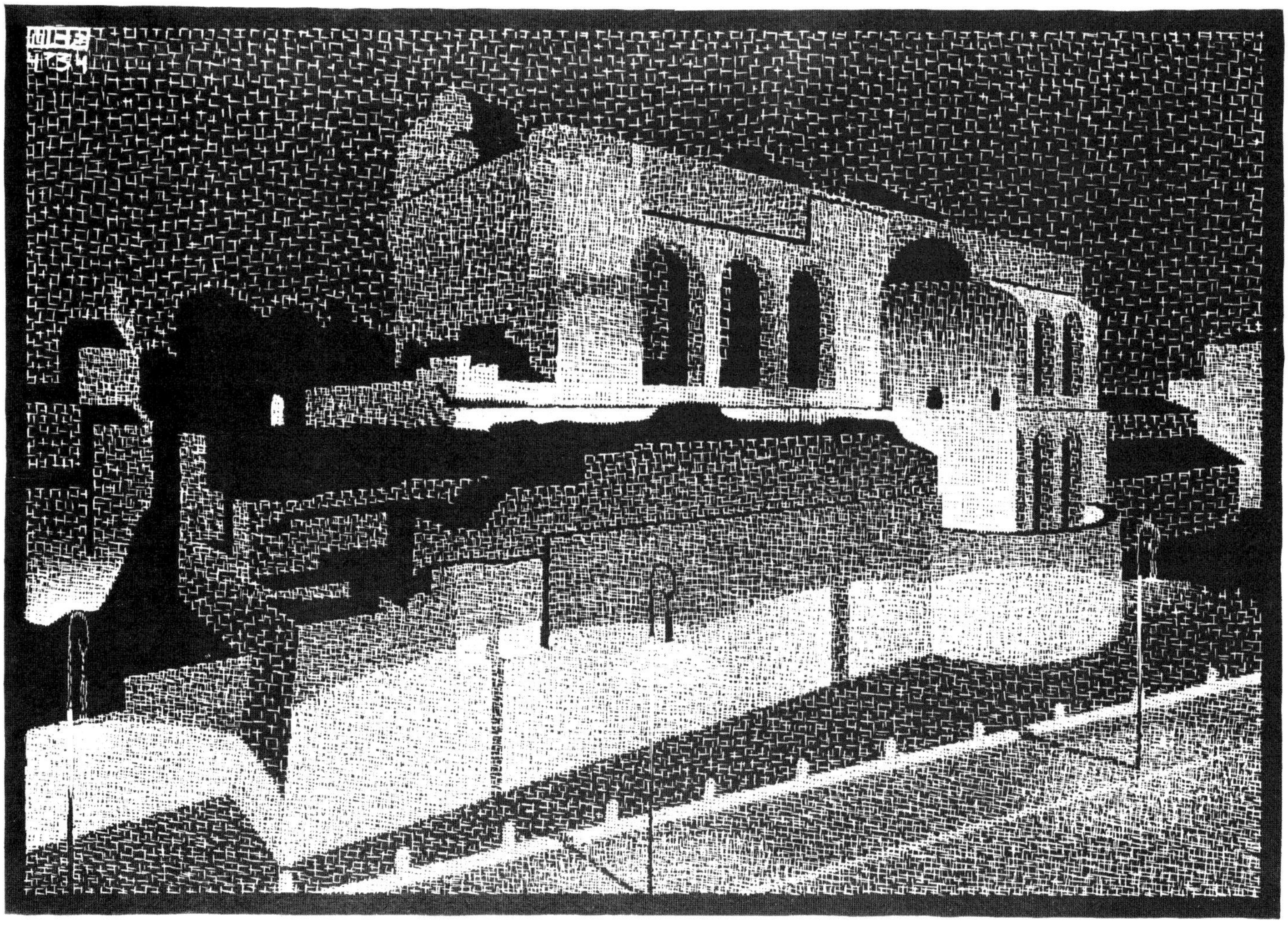

arbeit eine schier endlose Aufgabe! Diese aufgerauhte Platte hält viel Druckerschwärze und hinterläßt beim Abdrucken eine tief schwarze Fläche. Für die Partien, die weiß werden oder verschiedene Grautöne erhalten sollen, wird die aufgerauhte Platte mit einem Stahlgerät mehr oder weniger geglättet. Dies ist auch eine Technik, die von schwarz nach weiß arbeitet, und die Drucke erzielen im Gegensatz zur Lithographie stärkere Kontraste.
Escher machte nur sieben solcher Mezzotinto-Blätter, weil die Technik besonders zeitraubend ist, und weil von einer Platte nur etwa fünfzehn gute Abdrucke gemacht werden können. Nur wenn die Kupferplatte zuvor gehärtet oder verchromt worden ist, sind mehr Abdrucke möglich. Alle Mezzotintoblätter wurden bei der Banknotendruckerei Enschedé in Haarlem gedruckt.

Vervielfältigung

»Ich mache etwas, damit es vervielfältigt wird; das ist nun einmal meine Art.« Als Escher auf der Oberschule in Arnheim war, machte er Linolschnitte. Die ziemlich kurze Ausbildung, die er von de Mesquita empfing, knüpfte daran an. Er verlegte sich selbst fast ausschließlich auf Holzschnitte in Langholz, wobei die Struktur des Holzes noch in den Drucken wiederzuerkennen war. Eines der schönsten Beispiele hierfür ist wohl das große Porträt seiner Frau, *Frau mit Blume* (1925). Seine Virtuosität erscheint auf einer Serie von Holzschnitten, die er 1934 von nächtlichen Szenen in Rom machte. Für einige davon entstanden Skizze und Holzschnitt innerhalb vierundzwanzig Stunden! Und bei jedem Bild hatte er sich selbst auferlegt, in einer oder mehreren vorbestimmten Richtungen zu schneiden, so daß diese Druckserie eine Art Musterkarte von Möglichkeiten wurde.
1950 machte er noch einmal einen Linolschnitt, *Gekräuselte Wasserfläche* (Abbildung 149), aus dem einfachen Grund, daß er kein passendes Stück Holz zur Hand hatte. Als es ihn drängte, noch feinere Details wiederzugeben, ging er nach und nach vom Langholz, das de Mesquita so empfohlen hatte, zu Hirnholz über. Dann entstanden die ersten Holzstiche: 1931 *Treppengewölbe* und 1932 *Tempel von Segesta.*
Die Holzschnitte und Holzstiche wurden nicht auf einer Presse gedruckt, sondern auf altjapanische Weise mit Hilfe eines beinernen Löffelchens. Die Druckerschwärze wurde dabei mit einem Roller über das Holz verteilt und dann ein Blatt Papier darauf gelegt. Danach wurde mit dem beinernen Löffel über jede Stelle, an der das Papier auf dem Holz auflag, gefahren. Dies ist ein primitives umständliches Verfahren, aber das Holz bleibt länger unbeschädigt und brauchbar als bei Gebrauch einer Presse, mit der ein viel größerer Druck ausgeübt werden muß, um einen guten Druck zu erhalten.
Wenn für einen Druck mehrere Holzstöcke nötig waren, gebrauchte er eine ähnliche primitive Methode um sicherzustellen, daß die verschiedenen Stöcke beim Druck an den richtigen Stellen zusammentrafen. Einschnitte am Rand jedes Stocks zeigen die Punkte an, wo der Stock mit Pflöcken an seinem Platz gehalten werden muß.Durch die Einkerbungen auf dem zweiten Stock, die mit denen auf dem zuerst gebrauchten übereinstimmen, kann er an das bereits Gedruckte exakt anschließen.

141. Rom bei Nacht (Der Dioskur Pollux), Holzschnitt, 1934

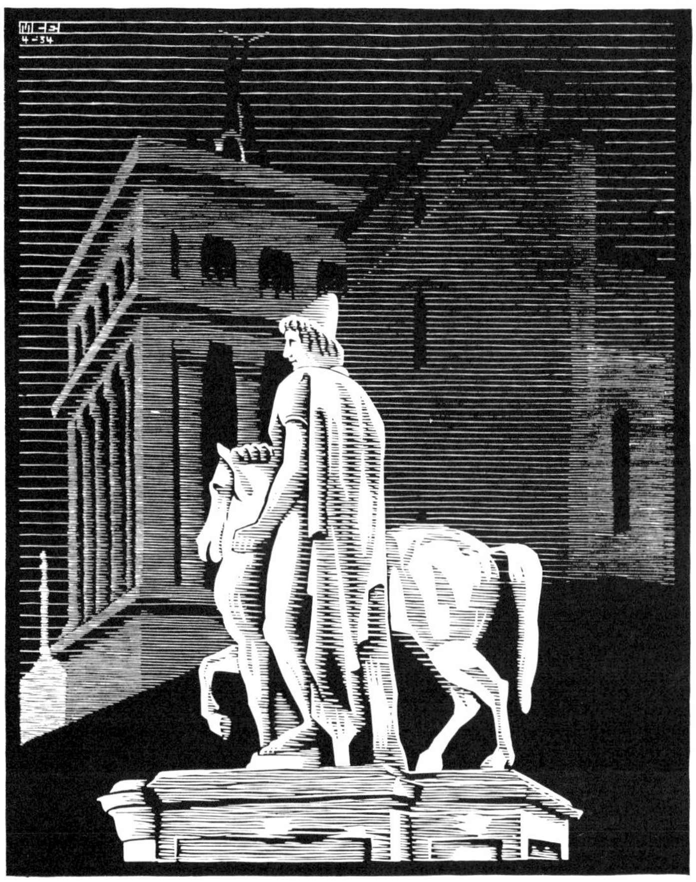

142. Treppengewölbe, Holzschnitt, 1931

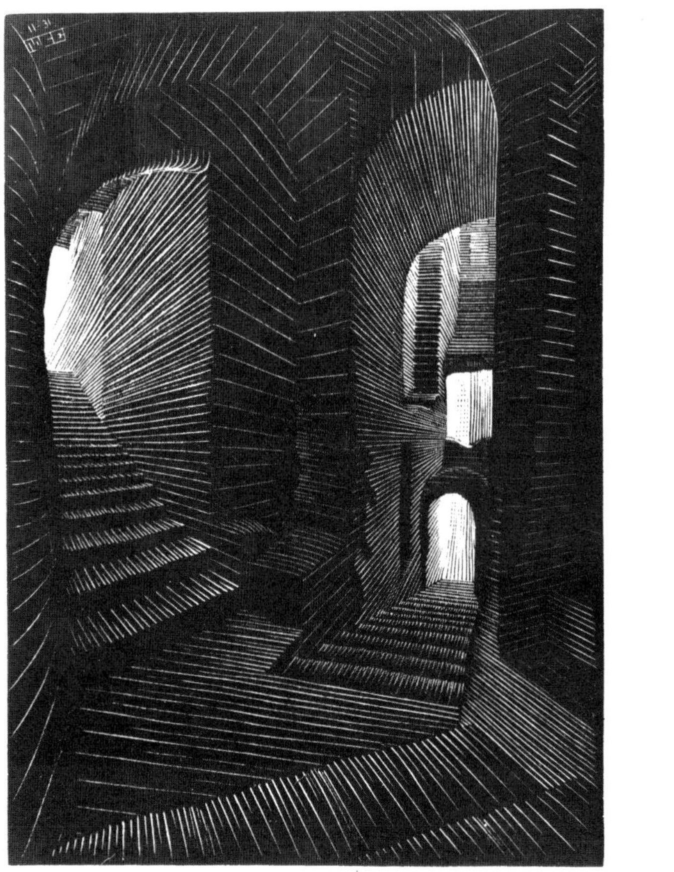

Moderne Kunst

Anläßlich einer Ausstellung von zweiundzwanzig holländischen Künstlern, in der auch ein Druck von Escher hing, sandte er mir den Katalog, den er geschenkt bekommen hatte. Auf den Umschlag hatte er gekritzelt: »Was hältst Du von einem derartigen Unsinn wie diesem? Skandalös! Wirf es fort, wenn Du es angesehen hast.«

Seine ablehnende Haltung gegenüber den meisten Hervorbringungen moderner Kunst diente als ein Schlüssel für seine Auffassung von seinem eigenen Werk. Undeutlichkeit war ihm zuwider. Bei einem Interview mit einer Journalistin kam das Werk von Carel Willink zur Sprache. »Wenn Willink eine nackte Frau auf einer Straße malt, frage ich mich, warum tut er das? Und wenn Sie Willink fragen, bekommen Sie keine Antwort. Bei mir bekommen Sie immer Antwort, wenn Sie nach dem Warum fragen.«

Als das Gespräch auf die hohen Preise kam, die moderne Kunstwerke erzielen, wurde Escher wütend. »Sie sind total verrückt. Es ist wie in Andersens Märchen - sie kaufen des Kaisers neue Kleider.

Wenn die Kunsthändler einen Profit wittern, wird das Werk emporgelobt, und die Idioten kaufen es für viel Geld.« Und dann etwas zurückhaltender: »Aber ich will es nicht zu sehr verurteilen. Ich weiß nicht - es ist für mich eine verschlossene Tür.«

Zu dieser Zeit konnte Escher nicht voraussehen, daß sein Werk Sammler ebenso reizen würde, viel Geld für seine Drucke auszugeben, und daß nach seinem Tode Tausende von Dollars für einen einzigen Abzug bezahlt werden würden!

Er warf den meisten modernen Künstlern ihren Mangel an handwerklichem Geschick vor, nannte sie Sudler, die was dahermachen. Für einen Karel Appel konnte er nicht die geringste Wertschätzung aufbringen. Für Dali dagegen wohl: »... da sieht man, daß er was kann, abgesehen davon, daß er verrückt ist«. Eifersüchtig war er jedoch auf jeden Künstler, der seine Technik einwandfrei beherrschte. Unter den Graphikern hielt er Pam Rueter und Dirk van Gelder für geschickter als sich selbst. Es war aber keineswegs so, daß ihn nur das mathematisch Exakte gefesselt hätte. Vasarelis abstraktes Werk sah er als seelenlos und ärmlich an. »Der Mann stiehlt (Ideen) von anderen und bietet den Aufguß als Kunst, der Pfuscher. Mag sein, daß andere Künstler für mein Werk Wertschätzung aufbringen können, ich kann es für das meiste, was sie machen, nicht. Übrigens möchte ich nicht als Künstler etikettiert werden. Was ich immer angestrebt habe, ist, klar definierte Dinge auf die bestmögliche Weise und mit der größten Genauigkeit zu schildern.«

Die Spontaneität des Arbeitens, die von modernen Künstlern in so hohem Ansehen gehalten wird, fehlte Escher völlig. Jeder Druck erforderte Wochen und Monate des Denkens und eine schier endlose Zahl von vorbereitenden Studien. Er erlaubte sich keine »Künstler-Freiheiten«. Alles war das Ergebnis eines langen Suchens, beruhte auf innerer Gesetzmäßigkeit. Die Suche nach diesen Gesetzmäßigkeiten war das Wichtigste. Die Darstellung, die Häuser, die Bäume, die Menschen sind allemal nur Figuranten, die die Aufmerksamkeit auf das gesetzmäßige Geschehen im Bild lenken sollen.

Trotz seines untrüglichen Sinnes für Komposition, für Formverfeinerung und Harmonie sind diese Dinge doch nur Nebenprodukte einer vollkommen erforschten inneren Gesetzmäßigkeit. Als er *Bildgalerie* fast fertig hatte, machte ich eine Bemerkung über die häßlich gebogenen Balken in der oberen linken Ecke; sie wären schrecklich! Er schaute gedankenvoll für eine Weile auf das Blatt, drehte sich dann zu mir um und sagte: »Du weißt, daß der Balken gerade so laufen muß. Ich konstruierte das Bild mit großer Exaktheit; er kann nicht anders laufen.« Seine Kunst besteht aus entdeckten Prinzipien. In dem Moment, in dem er auf der Spur von etwas ist, muß er ihm mit Behutsamkeit, ja selbst mit Gehorsam folgen.

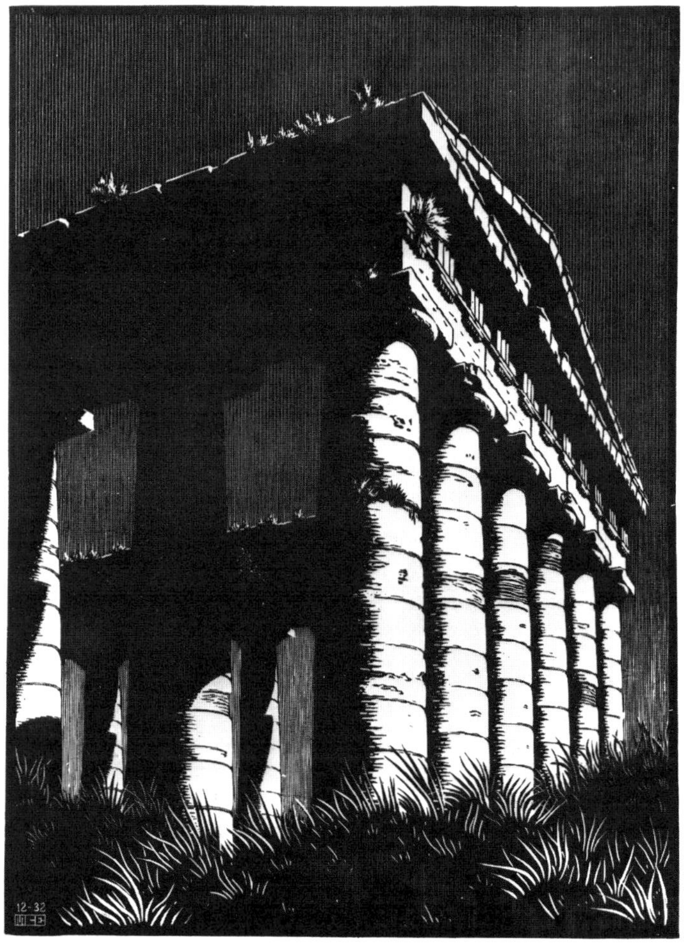

143. Tempel von Segesta, Sizilien, Holzschnitt, 1932

12 Simultane Welten

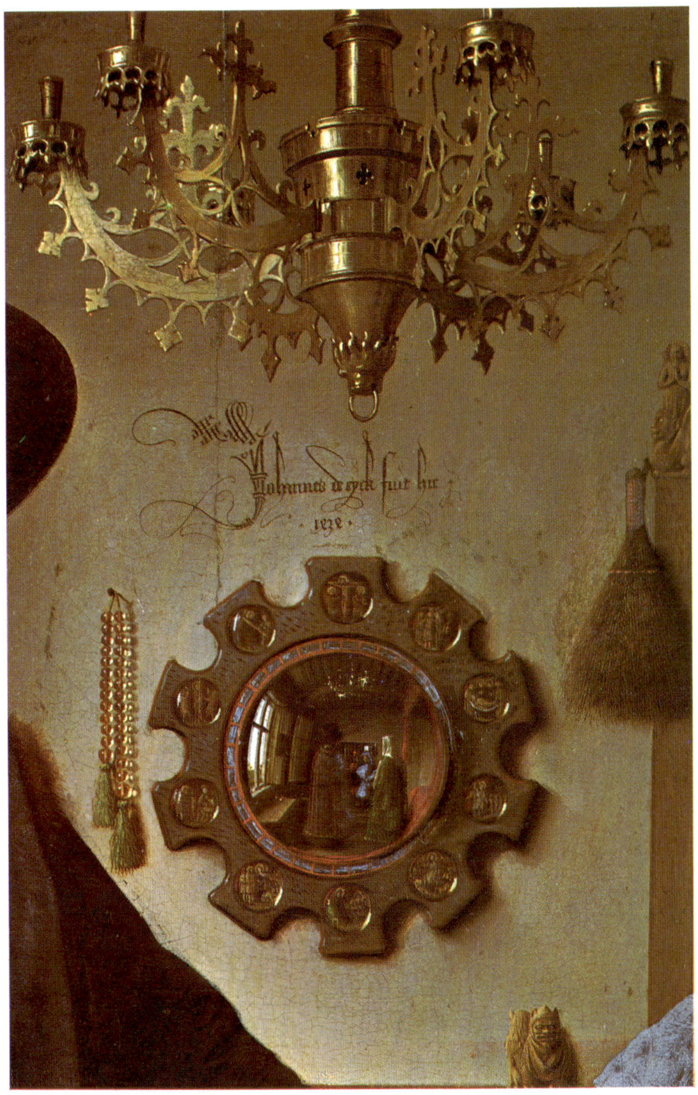

144. *Jan von Eyck, Arnolfini-Porträt (Detail), (London, The National Gallery)*

Kugelspiegelungen

Zwei verschiedene Welten an ein und demselben Ort und zur selben Zeit zu sehen, ruft ein Gefühl hervor, als ob man unter einem Zauber stünde. Das gibt es ja nicht; wo ein Körper ist, kann kein anderer sein. Wir müssen ein neues Wort für diese Unmöglichkeit erfinden - »gleichortig« - oder es umschreiben mit: zu gleicher Zeit denselben Platz einnehmend. Nur ein Künstler kann uns diese Illusion geben und uns dadurch eine Sensation erster Ordnung verschaffen, eine ganz neue Sinnes-Erfahrung. Von 1934 an machte Escher Bilder, in denen er bewußt nach »Gleichortigkeit« suchte. Er wußte zwei und zuzeiten drei Welten so natürlich in einem Bild zu vereinigen, daß der Betrachter fühlt: Ja, das ist durchaus möglich; so kann ich in Gedanken zwei oder drei Welten zugleich fassen. Ein bedeutendes Hilfsmittel dafür fand Escher in Spiegelungen in Konvex-Spiegeln. In einer seiner ersten großen Zeichnungen, *St. Bavo* in Haarlem (Abbildung 29) sehen wir davon bereits eine erste intuitive Anwendung.

1934 entstand das *Stilleben mit spiegelnder Kugel*, eine Lithographie, auf welcher sich in der Kugel nicht nur das Buch, die Zeitung, der persische Zaubervogel und die Flasche spiegeln, sondern indirekt auch der ganze Raum und der Künstler selbst. Eine einfache Konstruktion aus der optischen Geometrie (Abbildung 148) lehrt uns, daß diese ganze Spiegelwelt sich in einem kleinen Bereich innerhalb der spiegelnden Kugel befindet, ja daß sich theoretisch das ganze Universum, mit Ausnahme des Teils unmittelbar hinter der Kugel, in einer solchen Kugel spiegeln könnte. Solche Spiegelung in einem Konvexspiegel ist in den Werken verschiedener Künstler zu finden. Zum Beispiel in dem berühmten Arnolfini-Porträt, wo Jan van Eyck das Paar und den Raum, in dem es sich befindet, sehr deutlich noch einmal im Spiegelbild zeigt. Aber bei Escher ist dies kein zufälliges Element; er sucht bewußt nach neuen Möglichkeiten, und so entstehen beinahe zwanzig Jahre lang Bilder, auf denen die Spiegelungen dazu dienen, simultane Welten zu suggerieren.

In *Hand mit spiegelnder Kugel*, einer Lithographie aus dem Jahre 1935, ist dieses Phänomen so konzentriert geschildert, daß wir dies wohl als *die* Kugelspiegelung bezeichnen können: Die Hand des Künstlers stützt

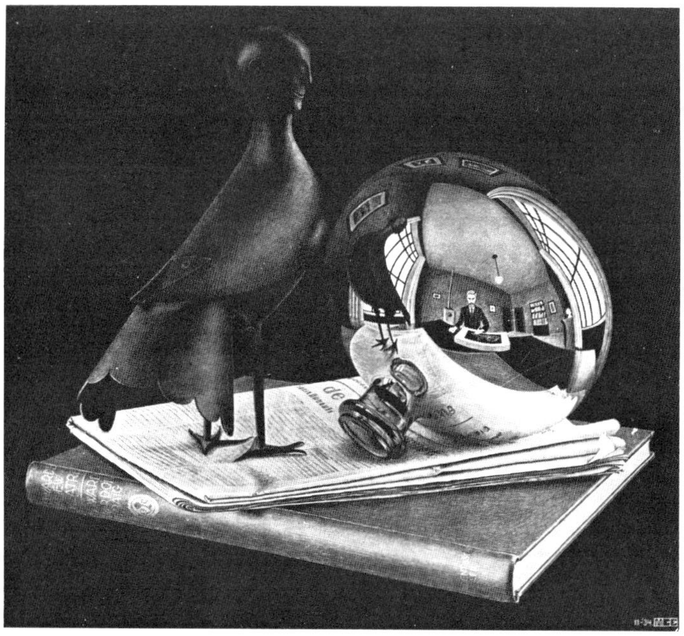

145. Stilleben mit spiegelnder Kugel, Lithographie, 1934

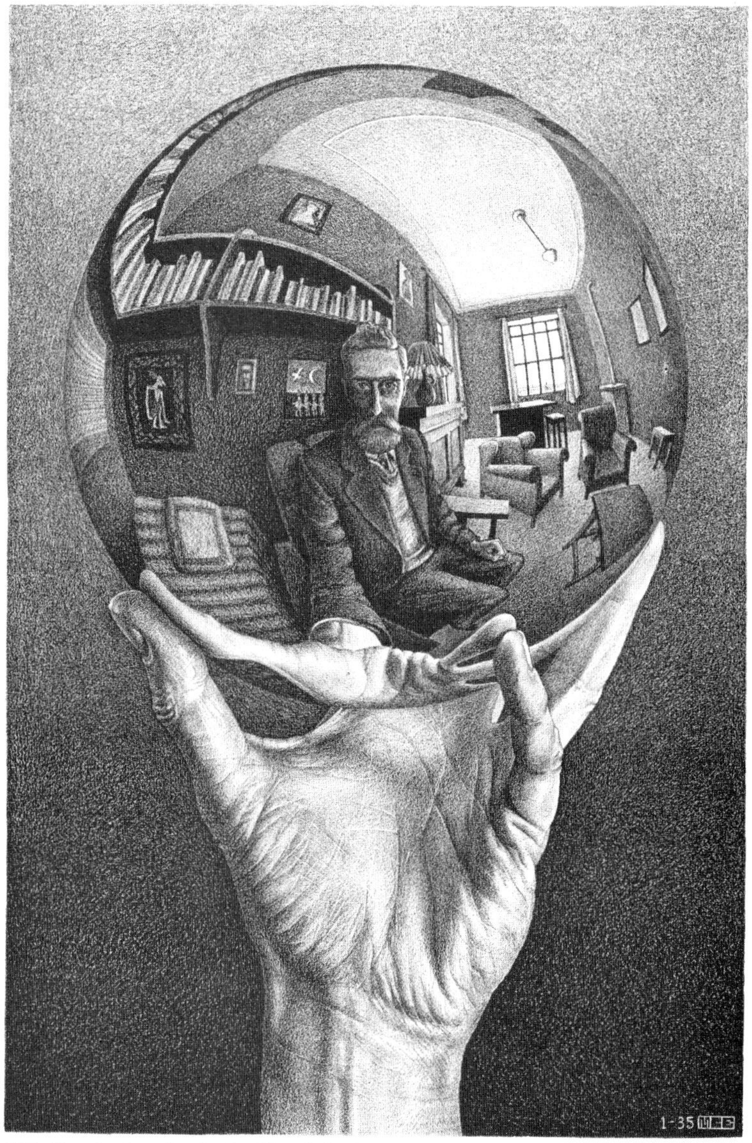

146. Hand mit spiegelnder Kugel, Lithographie, 1935

nicht nur die Kugel selbst, sondern auch den ganzen sie umgebenden Raum im Spiegelbild. Die wirkliche Hand berührt die gespiegelte Hand, und an den Berührungspunkten hat jede dieselbe Größe. Das Zentrum dieser Spiegelwelt ist, nicht zufällig sondern naturnotwendig, das Auge des Künstlers, wie es auf die Kugel starrt.

Auf dem Mezzotinto-Blatt *Tautropfen* aus dem Jahr 1948 sehen wir drei Welten zugleich: das Blatt der Fettpflanze, den vergrößerten Teil dieses Blattes unter dem Wassertropfen und das Spiegelbild der Umgebung - all das in völlig natürlicher Nachbarschaft; es bedarf keines von Menschenhand gefertigten Spiegels.

Die Schönheit des Herbstes

Auch Spiegelungen in flachen Spiegeln können das Ineinander-Verwoben-Sein von mehreren verschiedenen Welten suggerieren. Einen ersten Versuch in dieser Richtung sehen wir 1934 in der Lithographie *Stilleben mit Spiegel,* worin eine kleine Straße (in den Abruzzen gezeichnet) in die Welt eines Schlafzimmers gelangt.

In dem 1950 entstandenen Linolschnitt *Gekräuselte Wasserfläche* erscheint dies alles auf natürliche Art und Weise. Ein kahler Baum spiegelt sich in der Wasseroberfläche, welche nicht zu sehen wäre, wenn ihre Glätte nicht durch ein paar fallende Regentropfen gestört würde. Nun können Spiegel und Spiegelbild zu gleicher Zeit an ein und derselben Stelle sichtbar werden.

Escher fand dies ein ungewöhnlich schwieriges Bild. Er hatte die Szene in der Natur scharf beobachtet und konstruierte sie zuhause ohne Hilfe von Skizzen oder Photographien. Die kreisförmigen Wellen mußten ganz präzis in Ellipsen umgesetzt werden, um die Wirklichkeit einer sich in das Bild hinein erstreckenden Wasseroberfläche zu suggerieren. Eine der vielen Werkzeichnungen ist hier abgebildet (Abbildung 151).

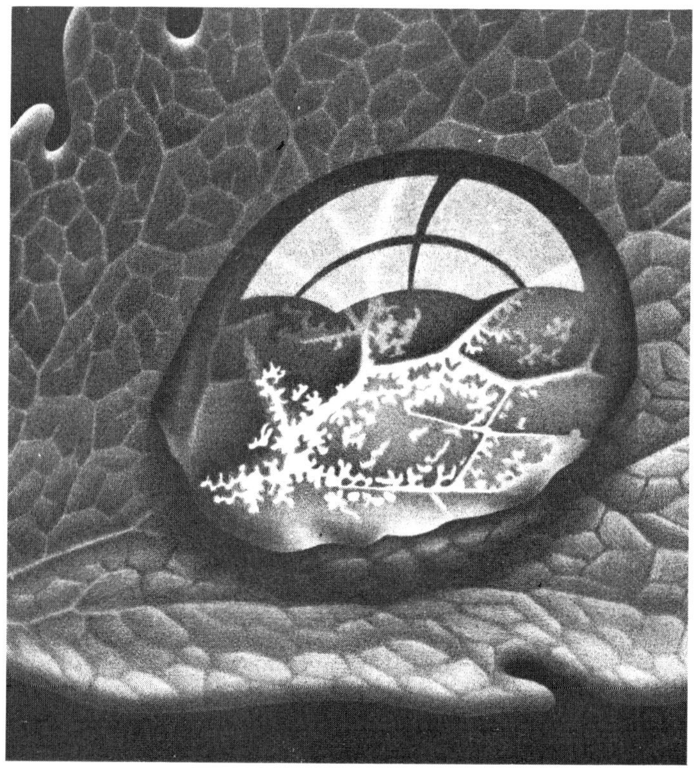

147. Tautropfen, Mezzotinto, 1948 (Detail)

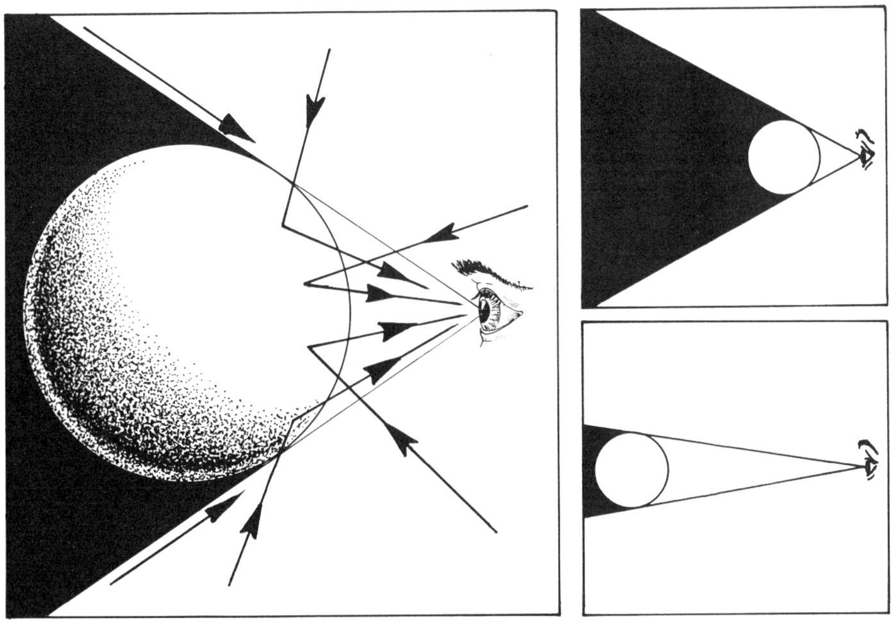

148. In einem Konvex-Spiegel sieht das Auge das Spiegelbild des ganzen Universums, nur das, was hinter dem Spiegel ist, bleibt verborgen.

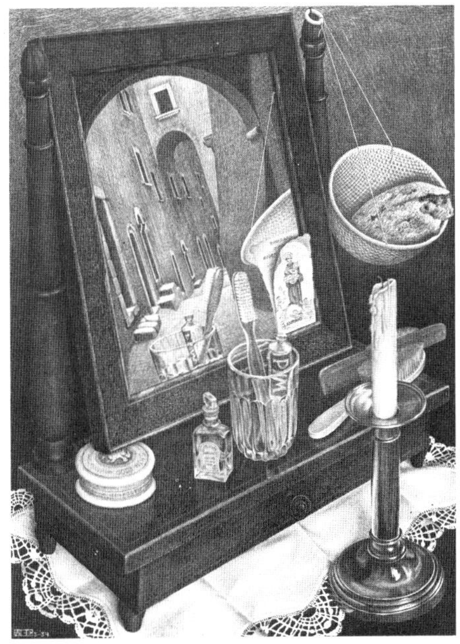

150. Stilleben mit Spiegel, Lithographie, 1934

149. Gekräuselte Wasserfläche, Linolschnitt, 1950

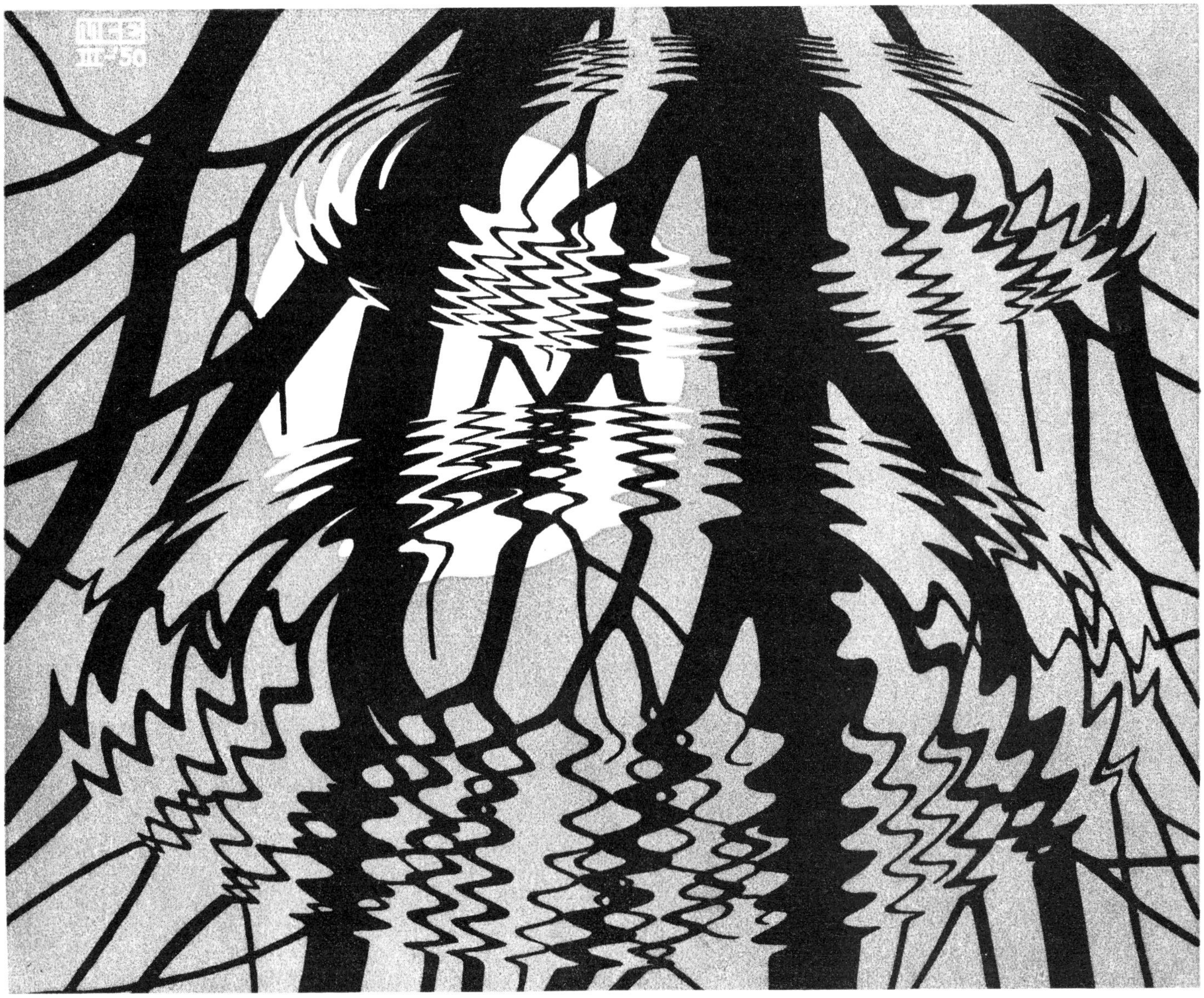

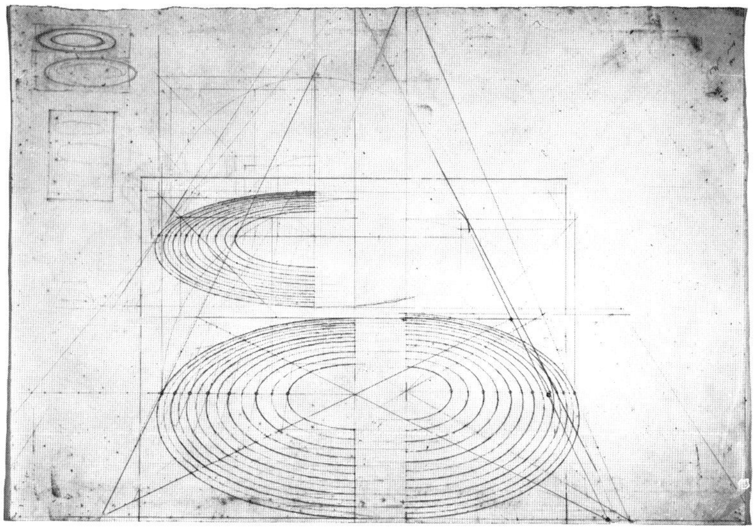

151. Vorstudie für Gekräuselte Wasserfläche

»Als ich dieses Bild bei meinem Sohn in Dänemark hängen sah, fand ich es wirklich schön!«
Erweckt *Gekräuselte Wasserfläche* mit ihrem kahlen Baum und der bleichen Sonnenscheibe dahinter, zugleich mit ihren zwei verwobenen Welten einen winterlichen Eindruck, so ist der Druck *Drei Welten* ein typisches Herbstbild.
»Ich bin in den Wäldern von Baarn über eine kleine Brücke gegangen und sah dies vor mir. Davon mußte ich ein Bild machen! Der Titel entstand beim ersten Hinschauen. Ich bin nach Hause gegangen und begann sofort zu zeichnen.«

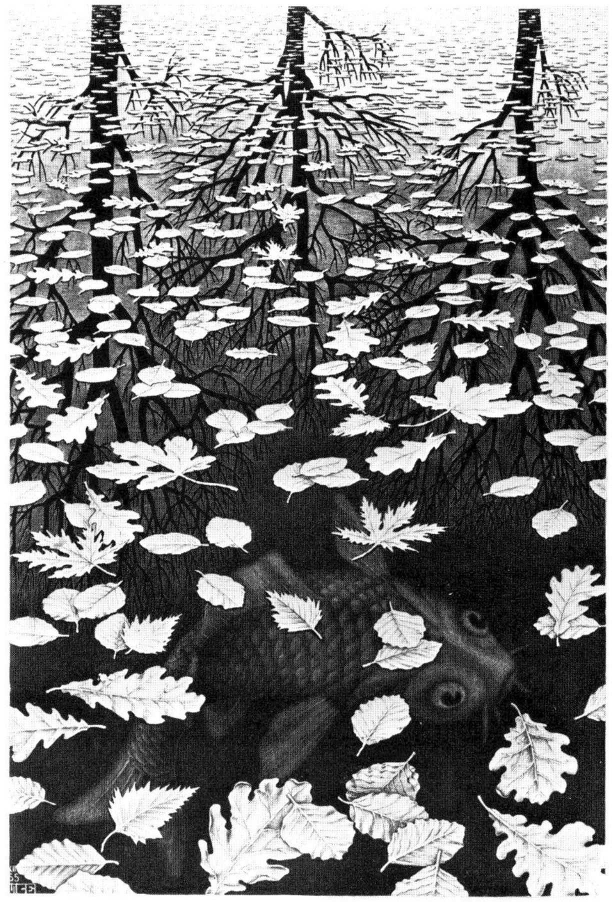

152. Drei Welten, Lithographie, 1955

153. Zauberspiegel, Lithographie, 1946

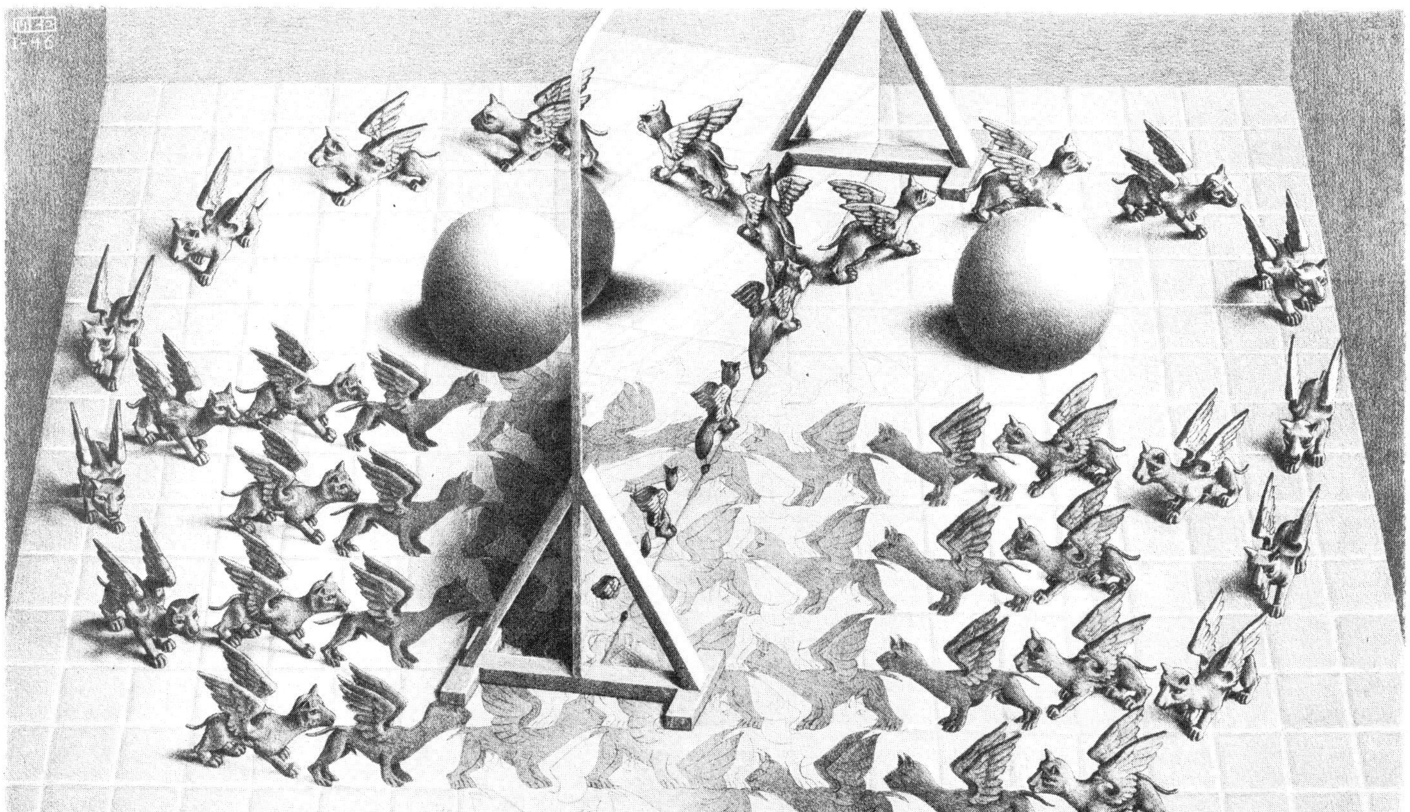

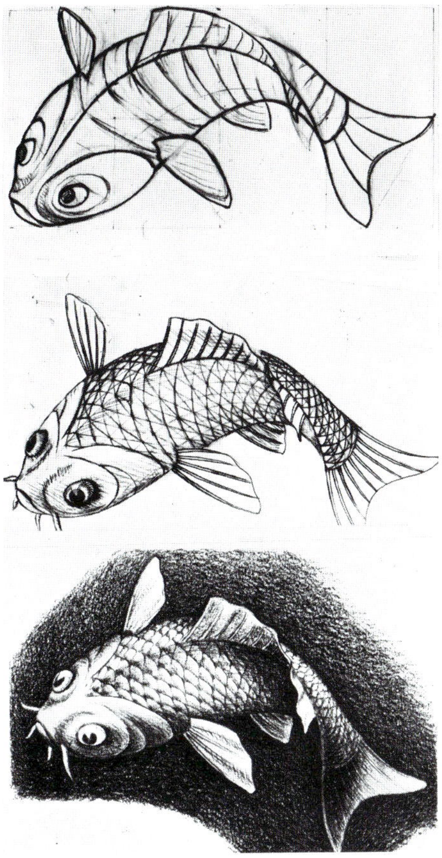

Studien für den Fisch in Drei Welten

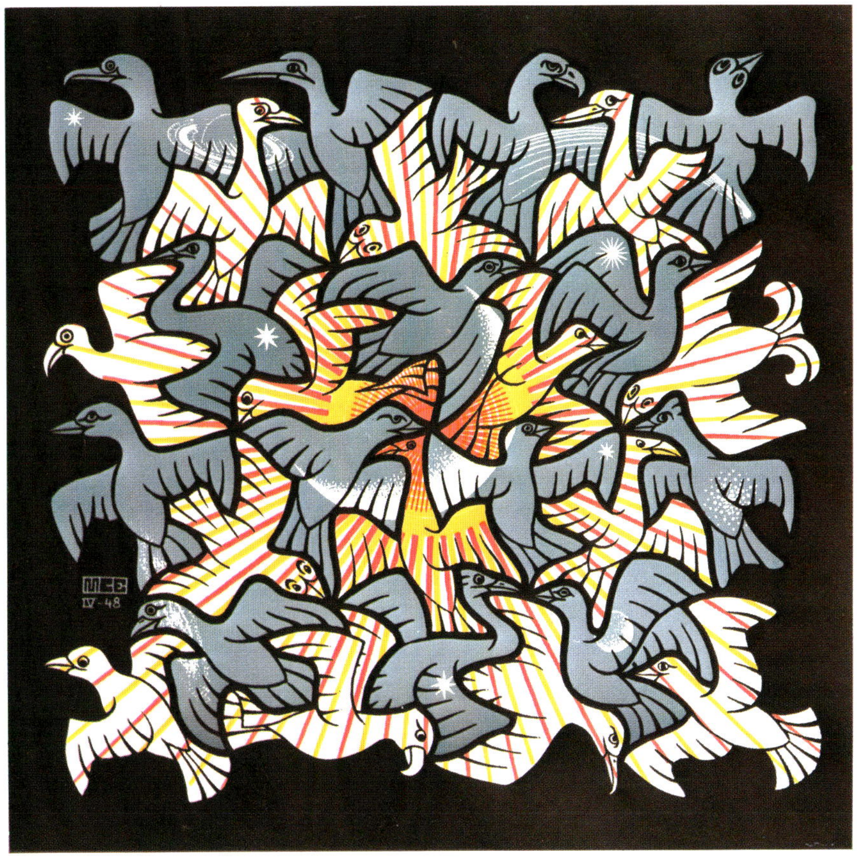

154. Sonne und Mond, Holzschnitt, 1948

Die unmittelbare Welt ist hier durch die treibenden Blätter repräsentiert, die Welt unter Wasser durch den Fisch, und alles über Wasser ist als Spiegelbild gezeigt. Alle diese Welten sind auf eine so völlig natürliche Weise ineinander verwoben und von solch wehmütiger Herbststimmung erfüllt, daß sich die Bedeutung des Bildtitels erst dem erschließt, der darüber nachdenkt.

In einem Spiegel geboren

In der 1946 entstandenen Lithographie *Zauberspiegel* geht Escher noch einen Schritt weiter. Hier ist nicht nur ein Spiegelbild zu sehen, sondern es wird auch suggeriert, daß die Spiegelungen zu leben beginnen und ihr Leben in einer anderen Welt fortsetzten. Das läßt an die Spiegelwelt von *Alice im Wunderland* denken.
Auf der dem Betrachter nächsten Seite des Spiegels können wir unter der schrägen Stütze einen winzigen Flügel zusammen mit seinem Spiegelbild sehen. Wenn wir an dem Spiegel weiter entlangschauen, taucht nach und nach ein ganzer geflügelter Hund auf. Doch ist dies nicht alles - auch das Spiegelbild ist ähnlich gewachsen; und so wie sich der wirkliche Hund vom Spiegel fortbewegt, tut es sein Spiegelbild auf der andren Seite. Am Rand des Spiegels angekommen, scheint das Spiegelbild in die Wirklichkeit überzugehen. Beide Tierreihen verdoppeln sich zweimal im Vorwärtsstürmen und ergeben dann zusammen eine regelmäßige Flächenfüllung, wobei sich weiße Hunde in schwarze verwandeln und umgekehrt, Wirklichkeit und Spiegelbild werden aus dem Spiegel geboren. Das Spiegelbild wird hinter dem Spiegel Wirklichkeit. Wie sonderbar dies ist, wird durch die zwei echten Kugeln vor und hinter dem Spiegel angedeutet, von denen die erste noch teilweise im Spiegel zu sehen ist. Beide Wirklichkeiten vervielfältigen sich und verwandeln sich in die Bodenfläche.

Flechtwerk zweier Welten

In dem Holzschnitt *Sonne und Mond* von 1948 hat Escher die Flächenaufteilung als Mittel benutzt, um zwei simultane Welten zu schaffen. Vierzehn weiße und vierzehn blaue Vögel füllen die ganze Fläche. Richten wir unsere Aufmerksamkeit auf die weißen Vögel, fühlen wir uns in die Nacht versetzt: Vierzehn helle Vögel zeichnen sich gegen den tiefblauen Nachthimmel ab, an dem wir den Mond und andere Sterne beobachten können.
Wenn wir uns hingegen auf die blauen Vögel konzentrieren, sehen wir diese als dunkle Silhouetten gegen den hellen Tageshimmel, dessen Mittelpunkt eine strahlende Sonne bildet.
Bei näherem Hinsehen entdecken wir, daß alle Vögel verschieden sind. Wir haben es hier mit einem der wenigen Beispiele ganz freier Flächenfüllung zu tun, die Escher gemacht hat.

Eine Fensterbank wird Straße

Eine kleine Straße in Savona nahe Genua war der Ursprung der Gedankenassoziation, die sich 1937 in dem Holzschnitt *Stilleben und Straße* findet. Hier sehen wir zwei deutlich erkennbare Wirklichkeiten auf eine natürliche und doch gleichzeitig völlig unmögliche Weise verbunden. Vom Fenster aus gesehen, bilden die Häuser Bücherstützen, zwischen denen winzige Puppen aufgestellt sind.
Von der Straße aus gesehen, stehen meterhohe Bücher gegen die Häuser, und eine gigantische Tabaksdose steht am Scheidepunkt. Das angewandte Mittel ist sehr einfach: die Grenze zwischen Fensterbank und Straße ist fortgelassen worden und die Struktur der Fensterbank ist der der Straße angepaßt.

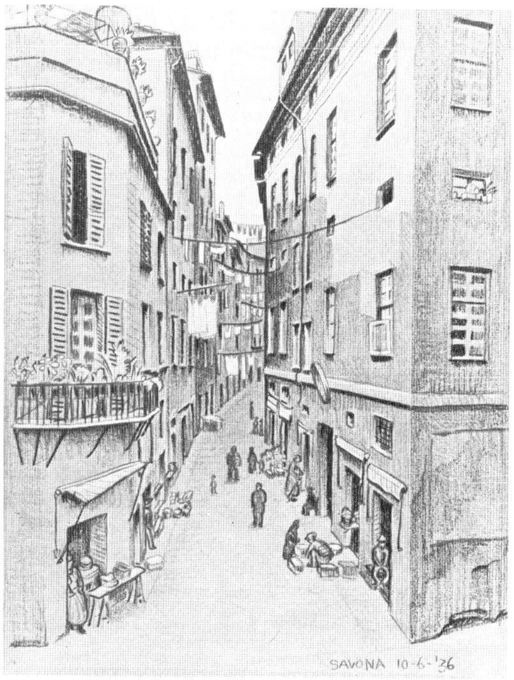

155. Savona, Zeichnung, 1936

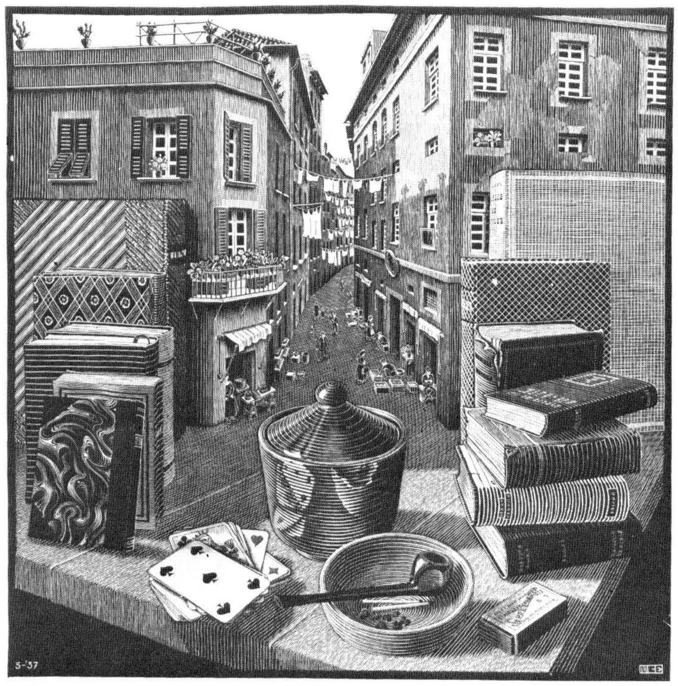

156. Stilleben und Straße, Holzschnitt, 1937

Im selben Jahr, also 1937, machte Escher den Holzschnitt *Bullauge.* Darauf ist ein Schiff durch ein Bullauge zu sehen, aber wir können das Bild ebenso für eine Darstellung eines Schiffs in einem bullaugenförmigen Rahmen halten.

Auf dem Blatt *Traum* (1935) sehen wir das Bild eines schlafenden Bischofs umgeben von gewölbten Bogengängen. Eine Heuschrecke (Gottesanbeterin) sitzt auf der Brust der Skulptur. Aber die Welt des Marmor-Bischofs und die der Heuschrecke sind total verschieden: die Heuschrecke ist mehr als 20-mal vergrößert.

So finden wir durch das ganze Werk Eschers hin Versuche, oft mit ganz verschiedenen Mitteln, verschiedene Welten zu verbinden, sie durcheinander hindurchgehen zu lassen, mit einander zu verweben - kurz sie koexistieren zu lassen.

Auch in Bildern, die nicht diese Verschmelzung von Welten zum Hauptthema haben, ist dieses Thema noch versteckt enthalten, zum Beispiel in dem Mezzotino-Blatt *Auge* (1946), *Doppelplanetoid* (1949), *Vierflächenplanetoid* (1954), *Ordnung und Chaos* (1950) und *Prädestination* (1951).

Ein Bild, das nicht zustande kam

Es gibt Bilder, die Escher plante, für die er vorbereitende Skizzen anfertigte, die aber nie als graphisches Blatt vollendet wurden. Von einem solchen Fall, den der Künstler besonders bedauerte, will ich berichten.

In einem Märchen, das in verschiedenen Variationen in anderen Ländern erzählt wird, ist von einer Zauberpforte die Rede. Sie steht in einer völlig normalen Landschaft mit Weiden, Baumgruppen, sanften Hügeln. Eine völlig sinnlose Pforte, denn sie scheint nirgendwohin einen Zugang zu geben, man kann nur darumherum laufen. Dann öffnet sie sich aber doch, und man erblickt eine liebliche, sonnenbeschienene Landschaft mit fremdartigem Pflanzenwuchs, goldenen Bergen und diamantenen Flüssen.

Eine solche »Zauberpforte« würde zu den graphischen Blättern passen, die wir in diesem Kapitel behandelt haben. Escher hat sich mit dieser Bildidee seit 1963 beschäftigt. Der Anlaß dazu war ein Besuch von Professor Sparenberg, der ihm einiges über die Riemannschen Flächen erzählte und ihm eine Skizze zeigte (Abbildung 158). Zwei Wochen später schrieb Escher einen Brief an den Professor, in dem er sich auf die Skizze bezog und einen anderen Vorschlag machte. Weil der Inhalt dieses Briefs sowohl für seine Arbeitsweise wie für seinen Gedankengang bezeichnend ist, folgen hier die wichtigsten Passagen:

18. Juni 1963

...Diese Idee ist so faszinierend, daß ich nur hoffen kann... die notwendige Ruhe und Konzentration zu finden, um imstande zu sein, Ihren Entwurf in einer Graphik auszuarbeiten. Zu Anfang möchte ich versuchen, in Worte zu kleiden, was ich als mathematischer Laie in Ihrer Skizze sehe... Der Bequemlichkeit halber nenne ich Ihre beiden »Räume« G (für die Gegenwart) und V (für die Vergangenheit). Erst bei näherer Besichtigung Ihrer Zeichnung wurde mir der »clou« deutlich: G muß nicht nur als ein »Loch« in V betrachtet werden, sondern ebenso sehr als eine Scheibe, die einen Teil von V bedeckt. So liegt G sowohl vor als hinter V; mit anderen Worten, sie liegen als separate räumliche Projektionen beide in derselben Fläche der Zeichnung.

Nun gibt es da etwas in Ihrer Art der Darstellung, das mich nicht ganz befriedigt: daß V viel mehr Platz eingeräumt wird als G. Ist die Vergangenheit so viel »bedeutender« als die Gegenwart? So wie sie hier als »Momente« gezeigt werden, scheint es mir logischer und ästhetisch befriedigender zu sein - von der Komposition her - wenn beide gleichviel Raum einnehmen würden.

Um eine solche Äquivalenz zu erreichen, gebe ich die beigefügte schematische Skizze Ihrem Urteil anheim (siehe Abbildung 158). Es mag wohl sein, daß ich damit Riemann Gewalt antue und die Reinheit des mathematischen Gedankens verletze... Es dünkt mich, daß der Vorteil meiner Einteilung gegenüber der Ihren folgender sein würde: Im Zentrum liegen zwei Ausbuchtungen nebeneinander. Links V umgeben von G und rechts G umgeben von V. Wenn ich mir den Gang der Zeit vorstelle, bewegt diese sich von der Vergangenheit über die Gegenwart zur Zukunft. Lassen wir die Zukunft außer Betracht, weil

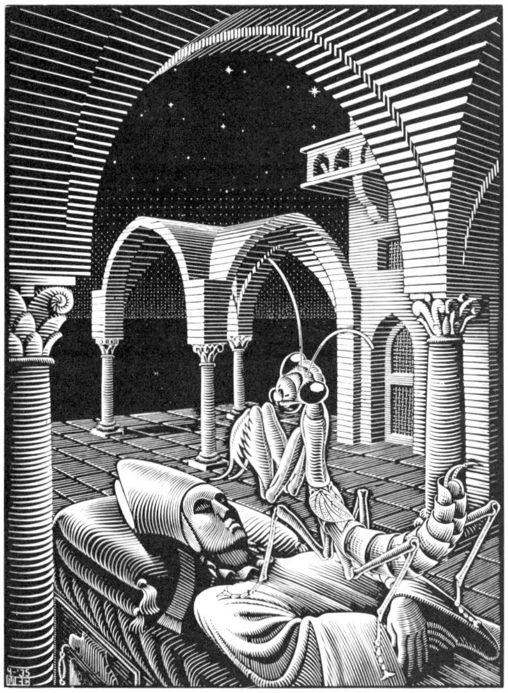

157. Traum, Holzstich, 1935

wir sie nicht kennen und deshalb nicht ins Bild bringen können, ergibt sich ein Gang (der Zeit) von V nach G. Nur Historiker und Archäologen bewegen sich in Gedanken manchmal in entgegengesetzter Richtung. Vielleicht finde ich eine Möglichkeit, um auch diese ins Bild zu bringen. Aber der logische Gang von V nach G könnte beispielsweise durch eine perspektivische gegen den Horizont zu sich verkleinernde Reihe von fliegenden prähistorischen, vogelartigen Kreaturen dargestellt werden, die ihre Form behalten (in ihrem Bereich V), bis sie die Grenze von G erreichen. Sobald sie diese Grenze überflogen haben verwandeln sie sich in - sagen wir - Jet-Flugzeuge, die zum Bereich G gehören. Ein weiterer Vorteil liegt darin, daß *zwei* Ströme dargestellt werden können: *Links,* vom Horizont in der zentralen V-Ausstülpung ausgehend und sich in Richtung auf den Rand hin, wo G ist, vergrößernd; und rechts vom V-Rand hinwegeilend und gegen den Horizont der G-Ausstülpung immer kleiner werdend. Wie suggestiv die Telegraphendrähte auf Ihrer Zeichnung auch sein mögen, sie befriedigen mich nicht, denn in einer archaischen, prähistorischen Zeit war der Telegraph noch nicht erfunden. Auch suggerieren solche Drähte keinen Einbahnverkehr. Sie sehen wohl, wie mich dieses ganze Problem gepackt hat! Beim Schreiben darüber hoffe ich, zu größerer Klarheit des Gedankens zu kommen und meine »Inspiration« (um dieses große Wort wieder mal zu gebrauchen) anzustacheln ...«

Das ganze Problem ist hier steckengeblieben, wie auch das Problem der Zauberpforte, die er nicht nur zeichnen, sondern der er eine Form geben wollte, die ein zwingendes Beweisstück für die Wahrheit, die Wirklichkeit, von dem was er geschildert hatte, abgeben sollte.

Es ist schade, daß er diese tour-de-force nicht mehr hatte vollführen können. Der Gedanke daran bereitete ihm Kopfschmerzen. Vielleicht hätte kein anderer Mensch als Escher dies für uns darstellen können – mit den Mitteln, die er in seinen anderen Drucken so meisterlich verwendet: Spiegelung, Perspektive, Flächenaufteilung, Metamorphose und Annäherung an die Unendlichkeit.

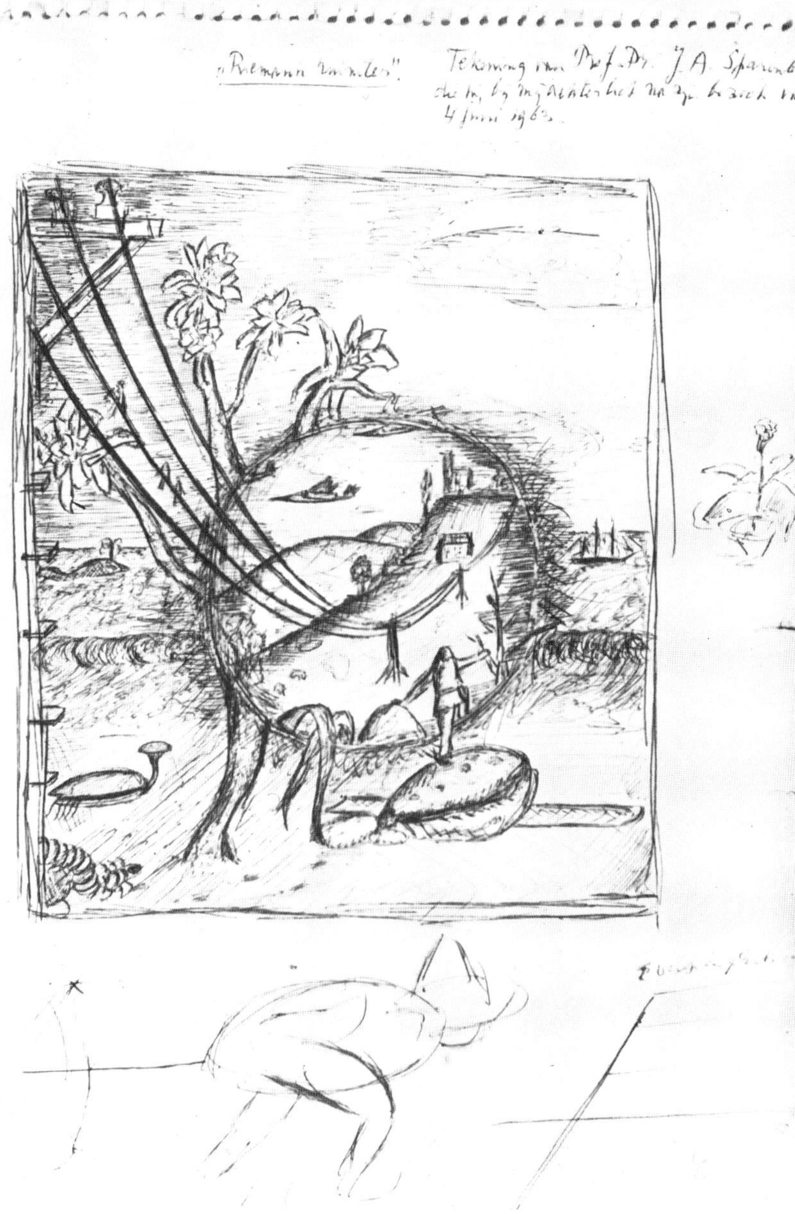

158. Skizze von Professor Sparenberg, darunter Eschers Interpretation dieser Idee.

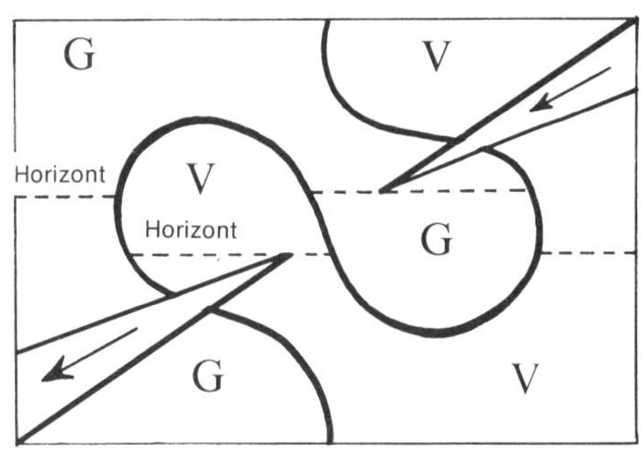

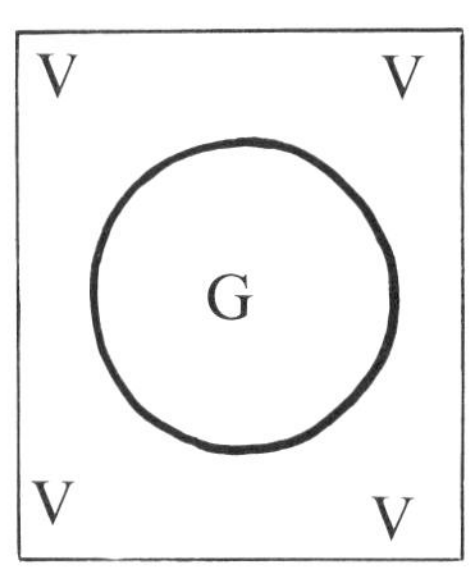

13 Unmögliche Welten

Konkav oder Konvex?

Was stellt diese Abbildung dar? Ist es die obere Seite eines Sonnenschirms? Dann sitzt der Betrachter wahrscheinlich so, daß das Licht von rechts kommt. Sieht man hingegen ein muschelförmiges Becken im Boden, dann muß das Licht von links kommen, denn das Bild, das auf die Netzhaut projiziert wird, erlaubt beide Interpretationen. Man kann es konkav oder konvex sehen. Einen Augenblick rechnet der Kopf aus, daß man etwas Konvexes sieht, und im nächsten Augenblick versucht er einen zu überzeugen, daß man etwas Konkaves sieht.

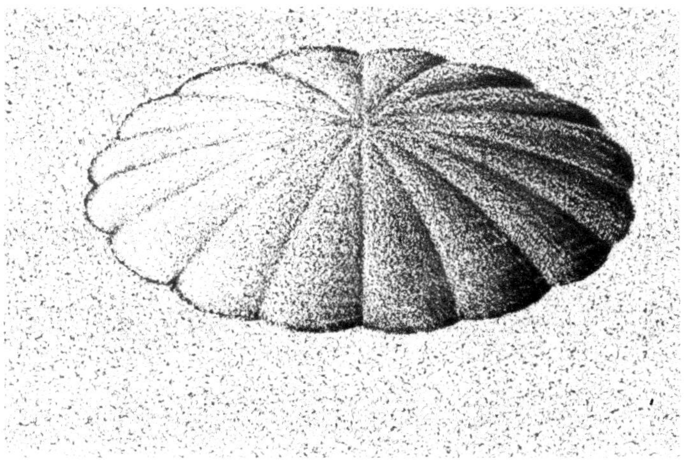

161.

Abbildung 161 ist ein vergrößertes Detail aus dem 1955 entstandenen Bild *Konkav und Konvex*, das ganz aus Elementen konstruiert ist, die für zwei gegensätzliche Interpretationen geeignet sind.
Allein die Ausstattung mit Menschen- und Tierfiguren sowie klar erkennbare Objekte sind nur für eine einzige Interpretation geeignet. Das hat zur Folge, daß diese sich ab und zu - nämlich sobald wir ihre Umgebung verkehrt interpretieren - in einer ganz und gar unwirklichen Welt befinden.
Bevor wir das Bild selbst betrachten, empfiehlt es sich, erst mit den einfacheren Formen dieser Ambivalenz in der Zeichnung Bekanntschaft zu machen. Wenn wir einen kurzen Blick auf die Wetterfahne werfen (Abbildung 160), werden wir feststellen, daß sie zu einem gegebenen Augenblick plötzlich ihre Richtung ändert. Sieht man zum Beispiel ihre rechte Seite zuerst mehr oder weniger auf sich gerichtet, dann geht dieser Stand nach einigen Augenblicken in einen anderen über, wobei der gleiche Teil nun von einem abgewandt ist. In den zwei Zeichnungen unten haben wir versucht, jede Interpretation zu verdeutlichen, aber vielleicht sieht man auch da noch nach längerem Hinstarren die Umkehrung auftreten. Hier begegnen wir dem Phänomen in einer sehr vereinfachten Form.
Wir können noch weiter gehen (Abbildung 159a): Wir zeichnen eine Linie *AB*. Welcher Punkt ist näher, *A* oder *B*?
Danach zeichnen wir zwei parallele Linien. Indem wir sie als sehr dünne Balken zeichnen, können wir suggerieren, daß die Punkte Q und R uns am nächsten sind. Nun sehen wir auch nicht länger zwei parallele Linien, sondern je zwei Linien, die sich im rechten Winkel kreuzen. Auch auf anderen Wegen läßt sich eine der möglichen Interpretationen dem Betrachter »beibringen«. Sehr deutlich wird dies in der Konstruktion mit vier Linien (Abbildung 159b), die in zwei ganz verschieden orientierte zweipolige Antennen verzaubert sind.
Wir tun das gleiche mit zwei Rhomben. Diese sind völlig identisch, doch auf jedem Rhombus ist eine unterschiedliche Interpretation betont. Darum sehen wir den ersten als Brettchen, auf das wir von unten sehen und den anderen als eines, auf das wir von oben herabsehen.
Wenn ein Rhombus neben ein Quadrat gezeichnet ist, wird die Anzahl der Möglichkeiten noch größer. Die kleinen Illustrationen (Abbildung 162) zeigen die vier verschiedenen Interpretationen. Eine einzige auf ein leeres Stück Papier gezeichnete Linie erlaubt also schon zwei sehr verschiedene Interpretationen. Es ist augenfällig, daß diese zweifache Interpretation auch bei den kompliziertesten Figuren, ja bei jedem Bild, jeder Photographie und jeder Abbildung möglich ist. Wir merken das meist nicht, weil zahlreiche Details auf den Bildern in der tastbaren Erfahrungswelt einen eindeutigen Sinn haben. Wenn dies nicht der Fall ist, zeigt sich, daß vor allem durch Veränderung des Einfallswinkels des Lichts die eine wie die andere Interpretation möglich wird. In Abbildung 163 ist das gleiche Photo von Tautropfen auf den Blättern einer Alchemilla mollis zweimal wiedergegeben: einmal in normaler Stellung und einmal auf dem Kopf. Wahrscheinlich wird man auf der einen Abbildung das Blatt konkav sehen, auf der anderen konvex. Dasselbe läßt sich bei der Mondlandschaft beobachten, die in Abbildung 164 zweimal wiedergegeben ist.
Weil die hervorspringendsten architektonischen Details auf dem Bild *Konkav und Konvex* die drei kubischen Tempel mit Kreuzgewölben sind, haben wir in Abbildung 165 zwei identische Kuben gezeichnet, wie sie auch in der Lithographie erscheinen. Die möglichen Interpretationen sind durch Verdickung der Linien betont worden, während ihre Position gegenüber dem Betrachter durch eine Anzahl von Eckpunkten angezeigt wird. *V* steht für vorn und *A* für hinten; *o* ist unten und *b* oben. Diese beiden Kuben können auf dem Bild leicht wiedererkannt werden in dem Tempel ganz links und dem ganz rechts.
Die Lithographie *Konkav und Konvex* ist ein visueller Schock. Augenscheinlich ist es, jedenfalls auf den ersten Blick, ein symmetrisches Gebäude; die linke Seite ist in etwa das Spiegelbild der rechten und der Übergang in der Mitte erfolgt nicht abrupt, sondern stufenweise und ganz natürlich. Doch wenn die Mitte überschritten wird, geschieht etwas, das schlimmer ist als in einen bodenlosen Abgrund zu fallen: alles wird buchstäblich von innen nach außen gekehrt. Die Oberseite wird zur Unterseite, vorn wird hinten. Menschen, Eidechsen und Blumentöpfe widersetzen sich dieser Inversion. Wir identifizieren sie zu deutlich mit fühlbarer Wirklichkeit, und diese kann nach unseren Denkgewohnheiten keine von innen nach außen zu kehrende Form haben. Doch auch sie müssen den Preis für das Überschreiten der Grenze bezahlen: sie stehen in einer so seltsamen Beziehung zu ihrer Umgebung, daß ein Blick darauf genügt, um einen schwindlig zu machen.

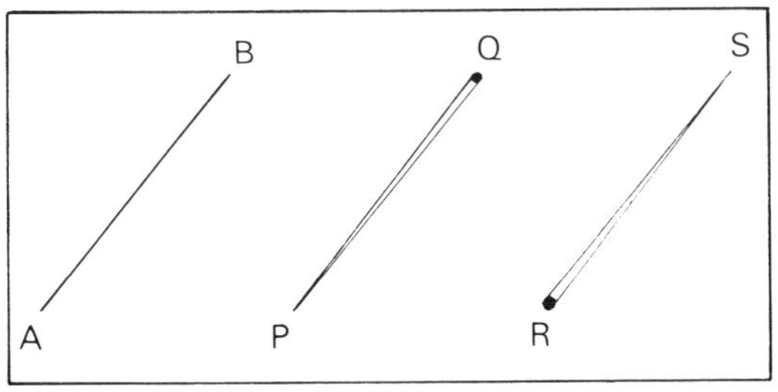

159.a.

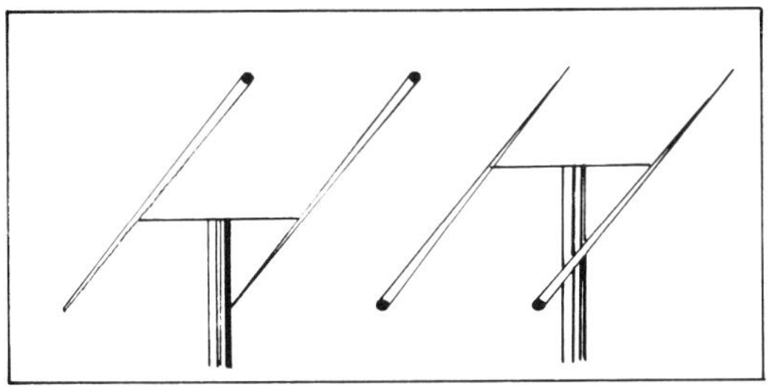

159.b.

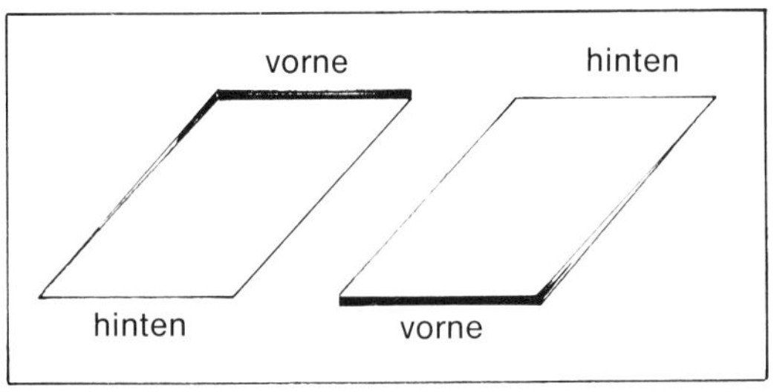

159.c.

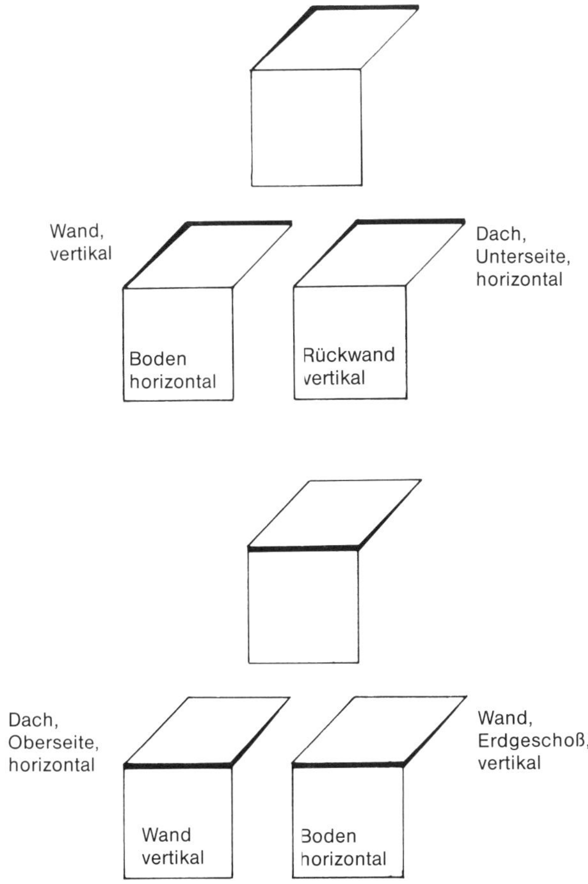

162.

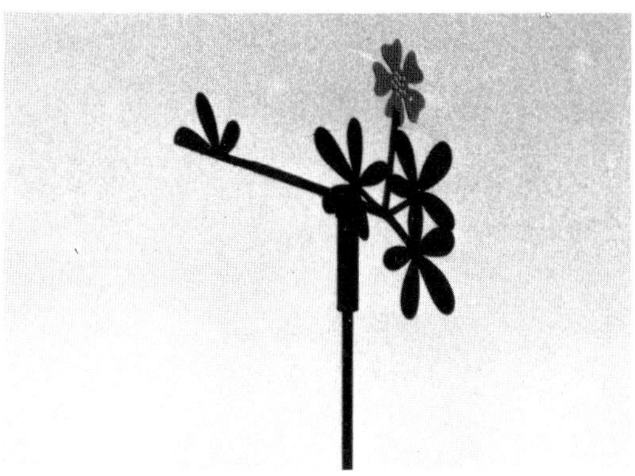

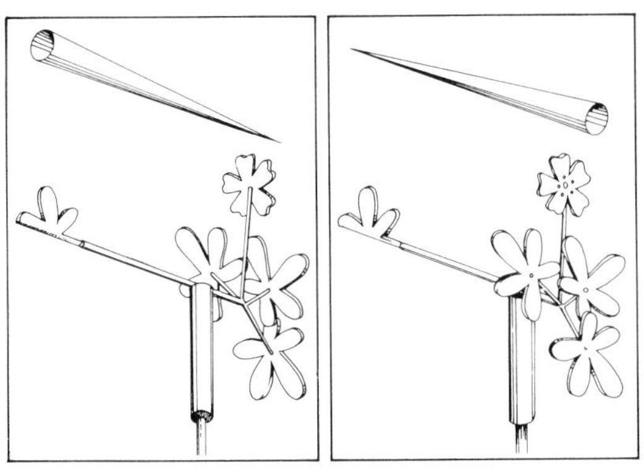

160. Der Wetterfahnen-Effekt.

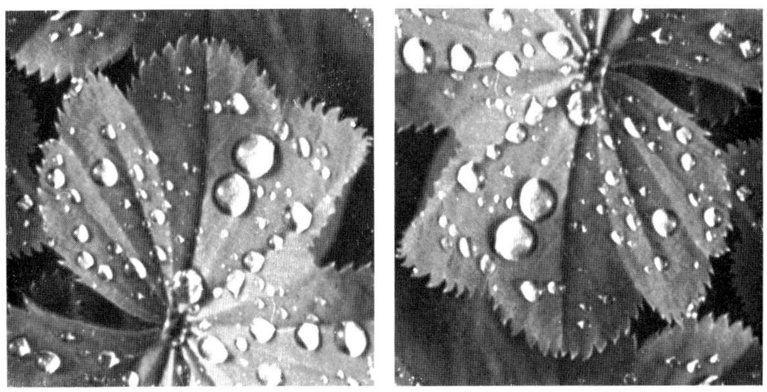

163. Der Konkav-Konvex-Effekt bei einem Blatt mit Tropfen

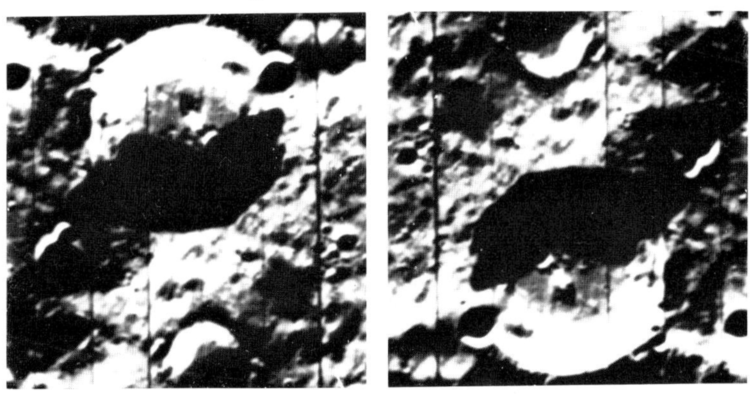

164. Derselbe Effekt bei einem Photo von Mondkratern

Hier einige Beispiele: links unten steigt ein Mann eine Leiter empor zu einer Plattform. Über sich sieht er einen kleinen Tempel. Er kann sich neben den schlafenden Mann stellen und ihn aufwecken, um ihn zu fragen, warum das muschelförmige Becken in der Mitte leer ist. Dann kann er versuchen, die Treppe an der rechten Seite emporzusteigen. Aber dann ist es zu spät, denn was von links wie eine Treppe aussieht, ist nun zur Unterseite eines Gewölbes geworden. Plötzlich merkt er, daß die Plattform, einst fester Grund unter seinen Füßen, Plafond geworden ist, an den er auf seltsame Weise geklebt ist - gerade so, als gäbe es keine Schwerkraft.

Dasselbe wird der Frau mit dem Korb geschehen, wenn sie die Treppe herabsteigt und die Mittellinie überschreitet. Wenn sie auf der linken Seite bleibt, wird ihr nichts geschehen.

Vielleicht erfahren wir den stärksten visuellen Schock, wenn wir auf die Posaunenbläser beidseits der Mittellinie schauen. Der eine, oben links, schaut aus einem Fenster heraus und auf ein Kreuzgewölbe eines kleinen Tempels herab. Er könnte, wenn er wollte, aus dem Fenster klettern, auf diesem Gewölbe gehen und stehen und dann von dort auf die Plattform herabspringen. Wenden wir unseren Blick dem Posaunenspieler weiter unten rechts zu, können wir beobachten, daß er ein Gewölbe über sich sehen kann; er wird sich hüten, auf die »Plattform« herabzuspringen, denn er schaut in einen Abgrund. Die »Plattform« ist für ihn unsichtbar, weil sie sich auf seiner Bildhälfte nach hinten erstreckt. Die Fahne in der rechten oberen Ecke trägt ein Sinnbild, das den Inhalt des Bildes zusammenfaßt. Wenn wir unsere Augen langsam von der linken Bildhälfte zur rechten wandern lassen, ist es möglich, das Gewölbe rechterhand auch als Treppe zu sehen - dann wird die Fahne ganz unwirklich. Weitere Ausflüge in dieses Bild können wir dem Betrachter überlassen.

Abbildung 166 gibt ein Diagramm des Bildinhalts. Hier ist das Bild in drei vertikale Streifen geteilt. Der linke Streifen hat eine »konvexe Architektur«; es ist, als ob wir von jedem Punkt aus von oben herabschauen. Wenn der Druck in normaler Perspektive gezeichnet worden wäre, müßten wir unter dem unteren Rand des Blattes einen Nadir finden. Doch die vertikalen Linien bleiben parallel, weil hier eine sogenannte schiefe Projektion gebraucht worden ist, so daß wir von einem Schein-Nadir sprechen müssen.

In dem Streifen auf der rechten Seite sehen wir alles von unten; die Architektur ist konkav und das Auge wird zu einem Schein-Zenith emporgezogen. Im mittleren Streifen ist die Interpretation ambivalent. Allein die Eidechsen, die Blumentöpfe und die kleinen Menschen sind nur für eine einzige Interpretation geeignet.

In Abbildung 168 zeigen wir das Schema, das dem Bild zugrunde liegt. Es ist natürlich etwas komplizierter als das Sinnbild auf der Fahne, aber es bot Escher auch entsprechend mehr Möglichkeiten.

Eine ganze Reihe von vorbereitenden Skizzen für das Bild *Konkav und Konvex* sind erhalten geblieben, darunter sehr interessante (Abbildungen 169, 170, 171 und 172). Ein Jahr nach dem Erscheinen von *Konkav und Konvex* schrieb Escher mir darüber:

»Können Sie sich vorstellen, daß ich mehr als einen ganzen Monat ununterbrochen über dieses Bild nachgedacht habe, weil keiner meiner Versuche einfach genug zu fassen war?

Die Vorbedingung für ein gutes Bild (und unter ›gut‹ verstehe ich, daß es bei einem großen Publikum Anklang findet, das von mathematischer Umkehrung nie etwas begreifen würde, wenn sie nicht höchst einfach und deutlich dargestellt wird) ist, daß kein Hokus-Pokus getrieben wird, noch darf ein gediegener und müheloser Zusammenhang mit der Wirklichkeit fehlen. Sie können sich kaum vorstellen, wie geistig träge das ›große Publikum‹ ist. Ich *will* ihnen einen Schock geben; greife ich zu hoch, dann gelingt es nicht.«

Zur gleichen Zeit machte ich Escher mit dem Phänomen der Pseudoskopie bekannt, bei dem durch den Gebrauch zweier Prismen die Netzhautbilder beider Augen verwechselt werden können. Er war sehr begeistert und trug die Prismen lange Zeit mit sich herum, um

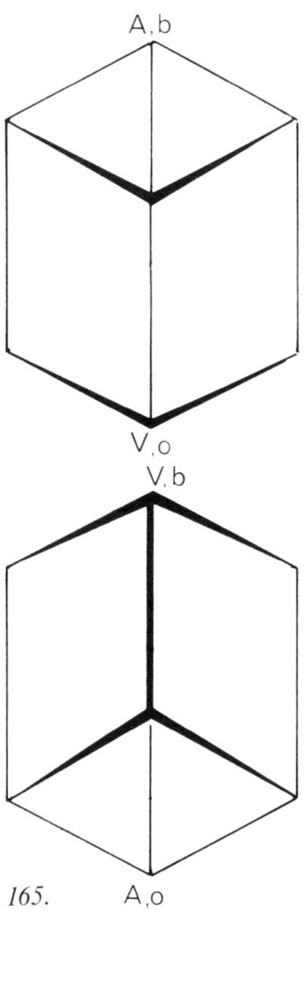

165.

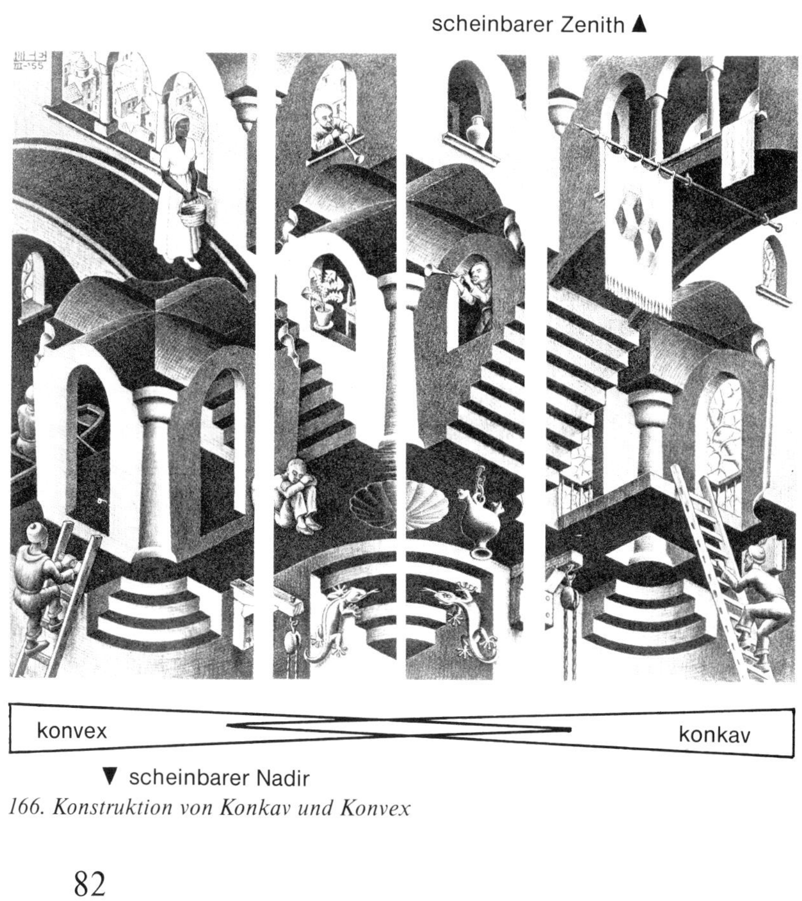

166. Konstruktion von Konkav und Konvex

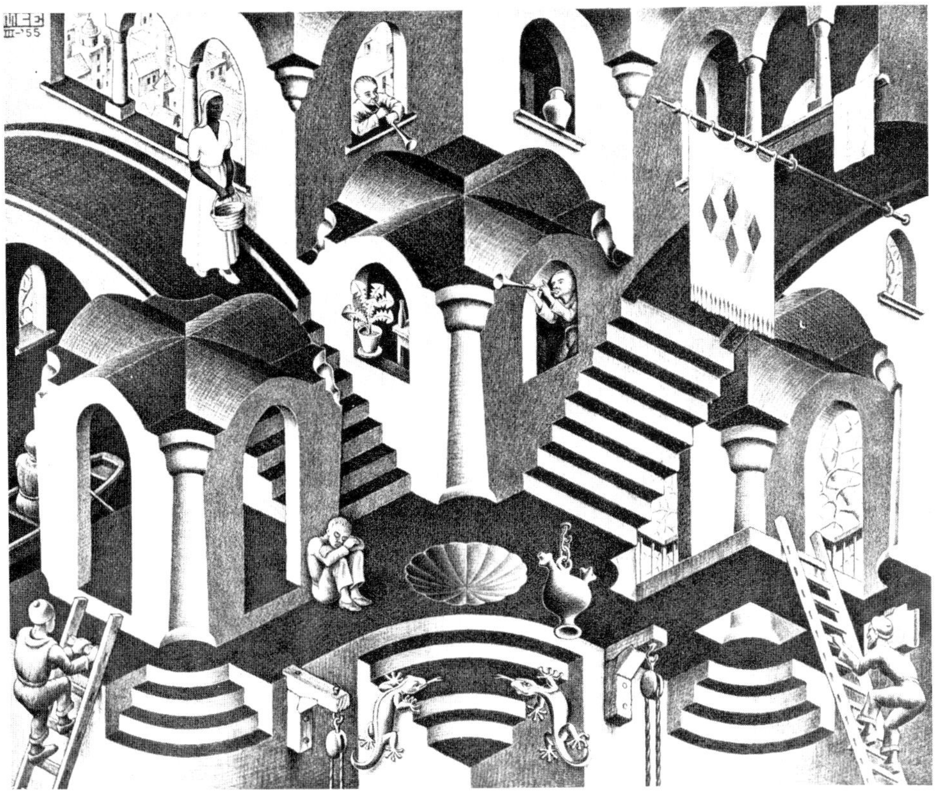

167. Konkav und Konvex, Lithographie, 1955

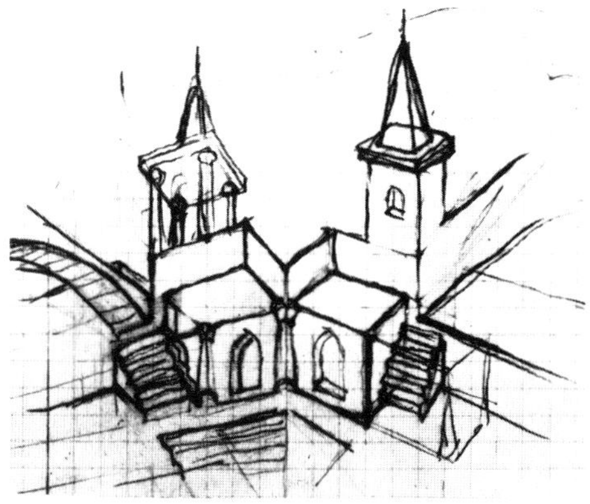

170.

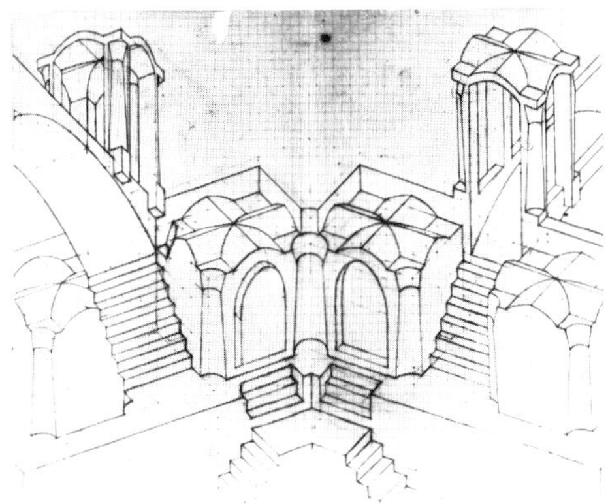

171.

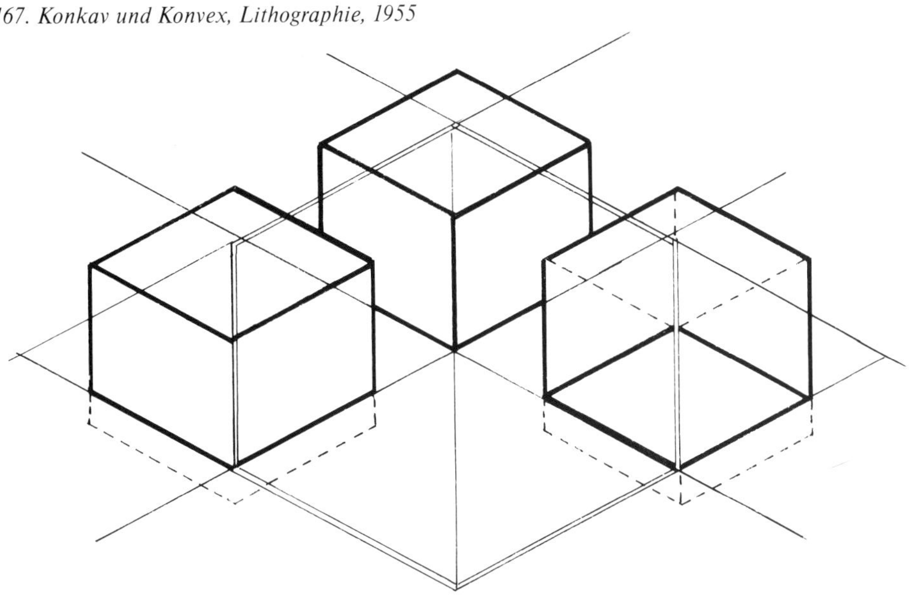

168. Lageschema der Kuben in Konkav und Konvex

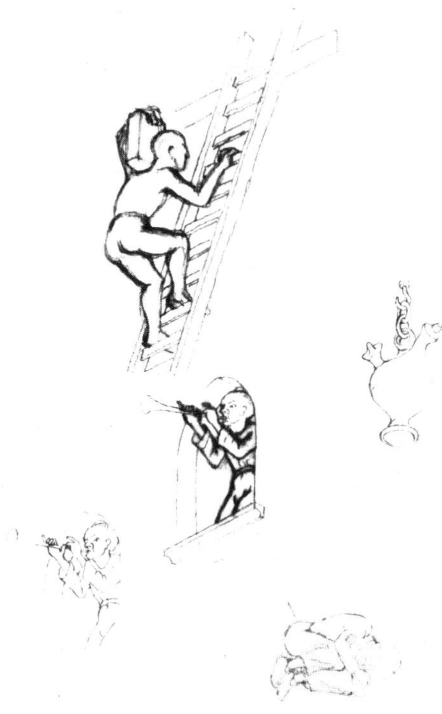

172.

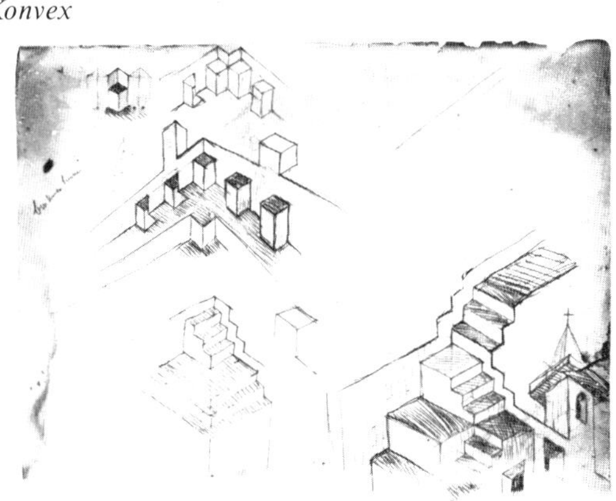

169.

169.-172. Vorstudien für Konkav und Konvex

den pseudoskopischen Effekt an den verschiedensten räumlichen Objekten auszuprobieren. Hier folgt eine seiner vielen Beschreibungen: »Ihre Prismen sind im Grunde ein einfaches Mittel, um die gleiche Umkehrung zu erzielen, die ich in meinem Bild *Konkav und Konvex* zu erreichen versuchte. Das Blechtreppchen, das mir der Mathematikprofessor Schouten schenkte, und das der Anlaß zu dem Bild *Konkav und Konvex* wurde, wird unverzüglich umgekehrt, wenn man es durch die Prismen anschaut. Ich montierte sie zwischen zwei Pappstücke, die ich mit Gummibändern zusammenhielt; so wurde es ein handliches kleines Fernglas. Ich nahm es auf einem Waldspaziergang mit und vergnügte mich damit, auf einen Weiher mit abgefallenen Blättern zu schauen – plötzlich stand seine Oberfläche auf dem Kopf: ein Wasserspiegel mit dem Wasser oben und dem Himmel unten, ohne daß ein Tropfen Wasser ›herunter‹ fiel. Auch die einfache Verwechslung von links und rechts ist schon faszinierend. Wenn man auf seine eigenen Füße schaut und den rechten Fuß versetzt, sieht es aus, als ob der linke sich bewegt.

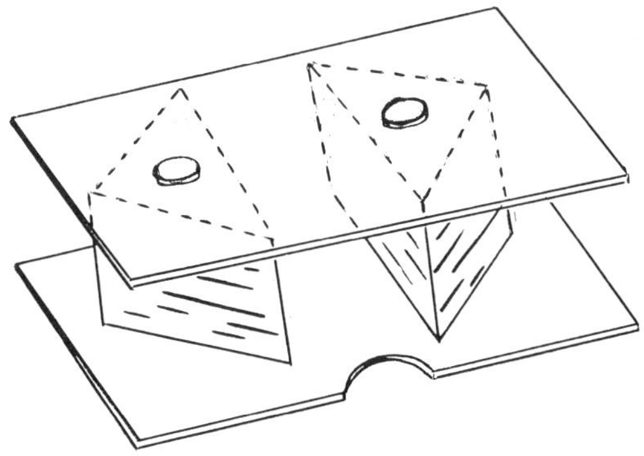

173. Das »Pseudoskop«

Wer selbst einen pseudoskopischen Effekt beobachten möchte, nehme zwei rechtwinklige Prismen, wie man sie in Ferngläsern findet, montiere diese zwischen zwei Stücke Karton, wie in Abbildung 173 gezeigt. Eines dieser Prismen muß man etwas drehen können.

Als erstes Objekt für pseudoskopische Beobachtungen empfiehlt es sich, eine exotische Blume zu wählen; zum Beispiel eine gefüllte, großblättrige Begonie. Man hält das Pseudoskop vor die Augen und schließt das rechte Auge. Man vergewissere sich, daß man mit dem linken Auge durch das Prisma auf die Begonie sieht. Nun schließe man das linke Auge und sehe mit dem rechten Auge durch das rechte Prisma, ohne das Pseudoskop oder den Kopf zu bewegen. Sieht man die Blume nicht, oder nicht auf demselben Platz, drehe man das rechte Prisma, bis die Blume im richtigen Winkel erscheint. Dann öffne man beide Augen. Sobald man sich daran gewöhnt hat, verschmelzen beide Bilder und man sieht ein umgekehrtes Bild. Alles was vorn ist, liegt hinten. Man sieht eine Dose oder ein Glas verkehrt; eine Orange verwandelt sich in eine hauchdünne Vertiefung; der Mond hängt unmittelbar vor dem Fenster zwischen den Bäumen im Garten; wenn man auf ein Bierglas sieht, das vollgeschenkt wird, erlebt man ein kaum vorstellbares Gefühl: Die ganze räumliche Welt wird zu einem stets wechselnden *Konkav und Konvex*-Film.«

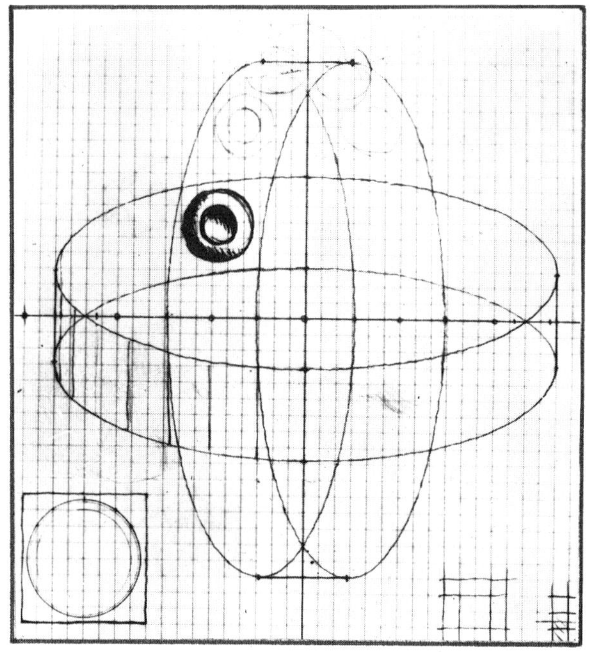

175.

Würfel mit magischen Bändern

Das Thema, das im Bild *Konkav und Konvex* angeschnitten wurde, war zu reizvoll, um nicht weiter verfolgt zu werden. Während *Konkav und Konvex* eine ganze Geschichte war, kommt das gleiche in *Würfel mit magischen Bändern*, der ein Jahr später entstand, wie ein kerniges Sprichwort auf uns zu. Auch hier haben wir die Möglichkeit der stets wechselnden Interpretation: vorne oder hinten, konkav oder konvex und auch hier der Konrast zu einem abgebildeten Objekt, das nur eine einzige Interpretation erlaubt.

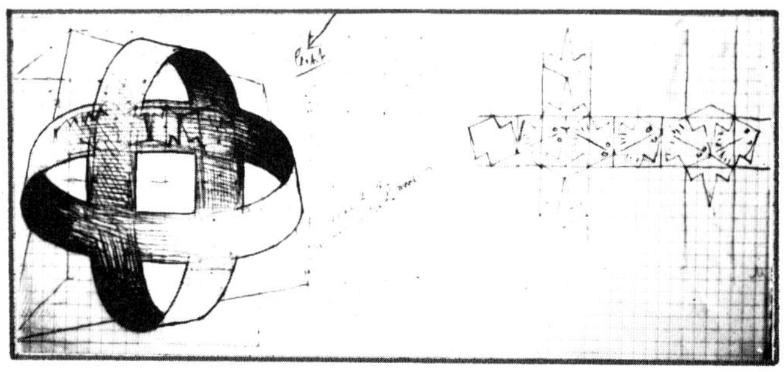

176.

Das Hauptthema des Bildes sind zwei Ellipsen, die sich im rechten Winkel schneiden und zu Bändern verbreitert sind. Jede der vier Halbellipsen kann nun dem Betrachter als ihm zugekehrt oder von ihm abgewandt erscheinen und jeder Schnittpunkt läßt vier verschiedene Interpretationen zu. Die Ornamente auf den Bändern können als hervortretende Halbkugeln mit Vertiefungen in der Mitte oder als kreisrunde Vertiefungen mit Halbkugeln in der Mitte gesehen werden. Der Umkehreffekt, der hier sehr deutlich zu beobachten ist, gleicht dem, was wir auf dem Mond-Photo (Abbildung 164) gesehen haben.

Eschers vorbereitende Studien, die hier wiedergegeben sind, zeigen, daß nicht zuerst die Idee vom Kubus auftauchte, und daß die Ornamentierung der Bänder ursprünglich auf andere Weise versucht wurde.

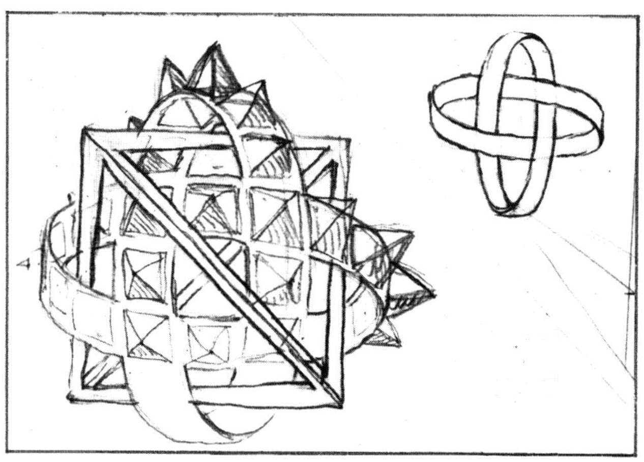

177.

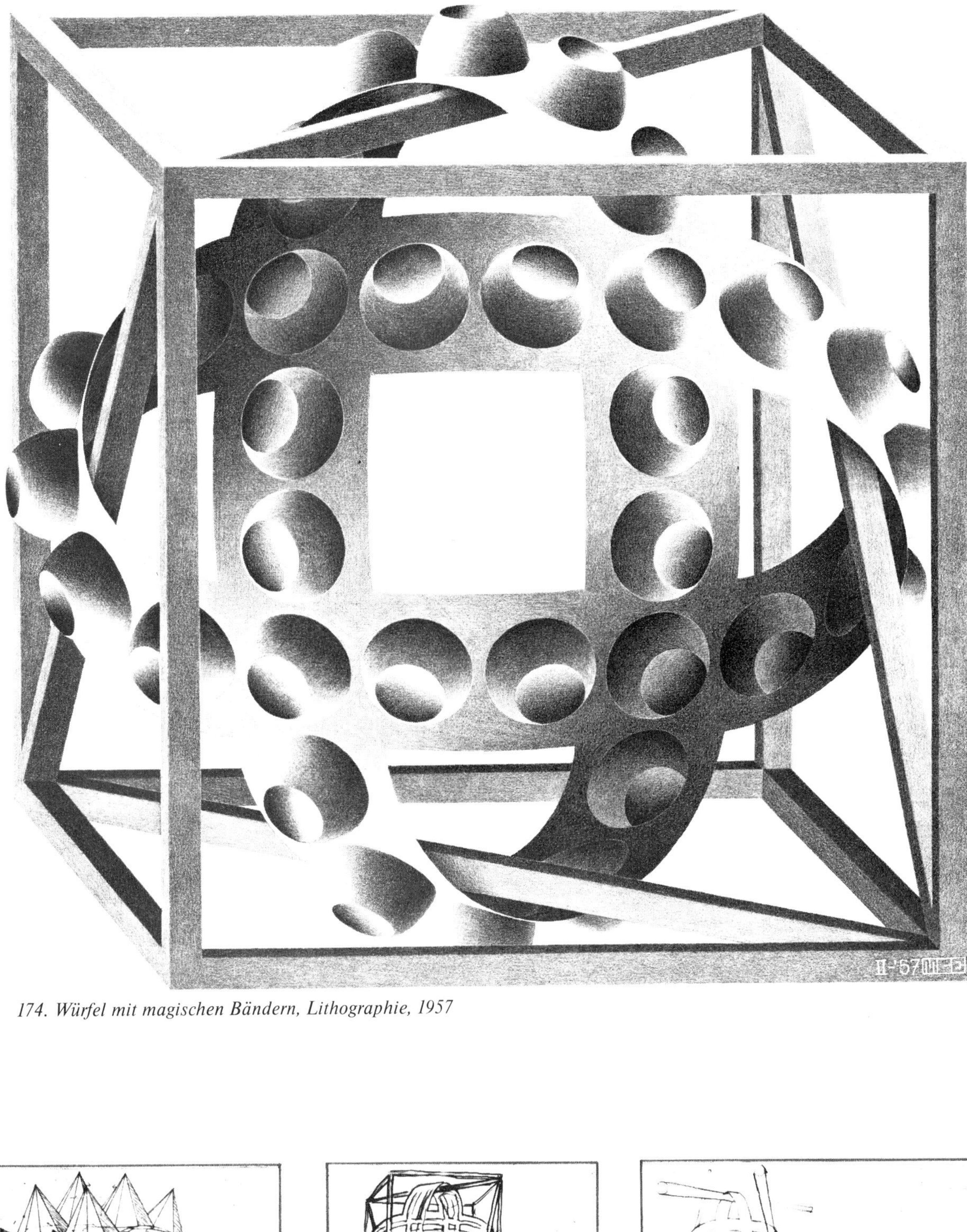

174. Würfel mit magischen Bändern, Lithographie, 1957

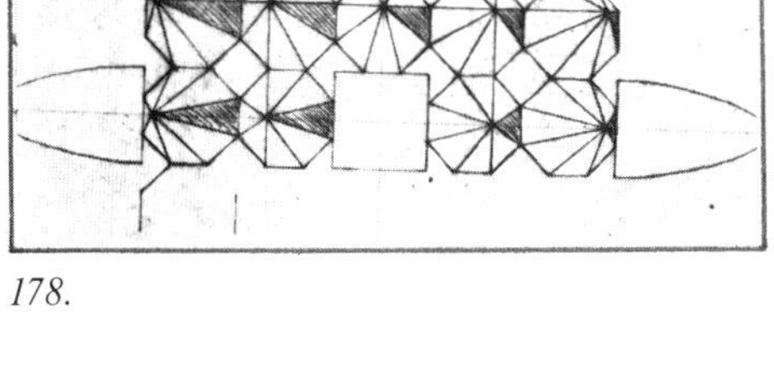

178.

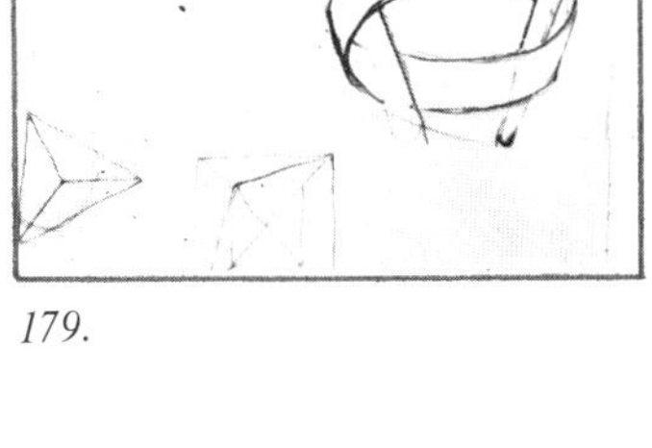

179.

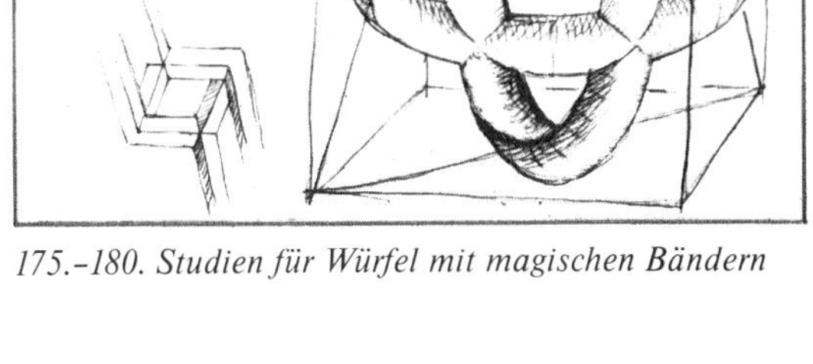

175.–180. Studien für Würfel mit magischen Bändern

Spukhaus

In den Vorstudien für die Lithographie *Belvedere* von 1958 wird das Gebäude wiederholt Spukhaus genannt. Weil aber die Atmosphäre des endgültigen Drucks nichts Geisterhaftes an sich hat, wurde der Name geändert.

Ob geisterhaft oder nicht – die Architektur ist auf jeden Fall unmöglich. Jede Darstellung dreidimensionaler Wirklichkeit ist als Projektion dieser Wirklichkeit auf einer Fläche zu erkennen. Auf der anderen Seite muß nicht jede Darstellung eine Projektion dreidimensionaler Wirklichkeit sein. Dies wird in *Belvedere* vollauf klar: obwohl es wie die Projektion eines Gebäudes aussieht, kann es doch kein solches Gebäude, wie in *Belvedere* dargestellt, wirklich geben. Unten sehen wir das Leitmotiv des Drucks: die kubusartige Form, die der nachdenkliche junge Mann in seinen Händen hält (Abbildung 181). In der Mitte sehen wir das bizarre Ergebnis dieser Konstruktion: eine gerade Leiter, die in dem Gebäude steht und gleichzeitig gegen ihre Außenmauer lehnt (Abbildung 183). *Belvedere* ist eng verwandt mit *Konkav und Konvex*. Betrachten wir die Abbildungen 182a, b und c: Die oberste Abbildung zeigt das Gerüst eines Kubus. Wir haben schon gesehen, daß wir darin die Projektion von zwei verschiedenen Wirklichkeiten beobachten könne. Die eine erhalten wir, wenn wir annehmen, daß die Punkte 1 und 4 nah bei uns sind und die Punkte 2 und 3 weiter weg. Bei der anderen möglichen Wirklichkeit sind 2 und 3 uns nahe und 1 und 4 weiter entfernt. Dieses Spielen mit beiden Möglichkeiten war das Thema von *Konkav und Konvex*.

Es ist aber auch möglich 2 und 4 vorn zu sehen und 1 und 3 hinten. Dies widerspricht aber unserer Vorstellung von einem Kubus und aus diesem Grunde kommen wir nicht von selbst zu dieser Interpretation. Wenn wir den Kanten des Kubus Volumen geben, können wir dem Betrachter diese Interpretation aufdrängen, indem wir die Kante A 2 vor der Kante 1-4 entlanglaufen lassen und C 4 vor 3-2. Dann entsteht die unterste Figur (182 c) und diese ist die Grundlage für *Belvedere*. Selbst eine vierte Kubusform ist noch möglich. (Abbildung 182 b). Nun wollen wir uns das Bild ansehen.

Bei *Belvedere* könnte man sich vorstellen, man höre jemanden Spinett spielen. Ein Renaissance-Fürst - sagen wir Gian Galeazzo Visconti - hat diesen Pavillon mit Blick über ein Tal in den Abruzzen bauen lassen.

Bei näherem Hinsehen erweist er sich eher als eine geisterhafte Angelegenheit: nicht so sehr durch die Anwesenheit eines wütenden Gefangenen, von dem niemand die leiseste Notiz zu nehmen scheint, sondern wegen der Konstruktion. Es scheint, daß die oberste Etage des Belvedere im rechten Winkel zu der unteren liegt. Die Längsachse des oberen Geschosses liegt in Blickrichtung der Frau, die an der Balustrade lehnt, und die Achse des unteren Geschosses in der Blickrichtung des wohlhabenden Kaufmanns, der über das Tal schaut.

181. Detail von Belvedere

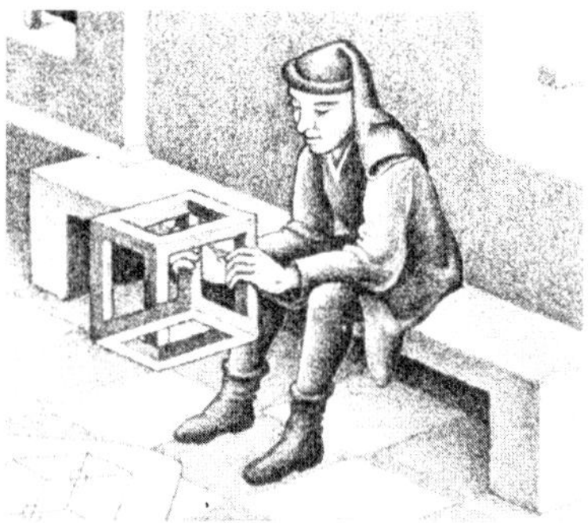

a

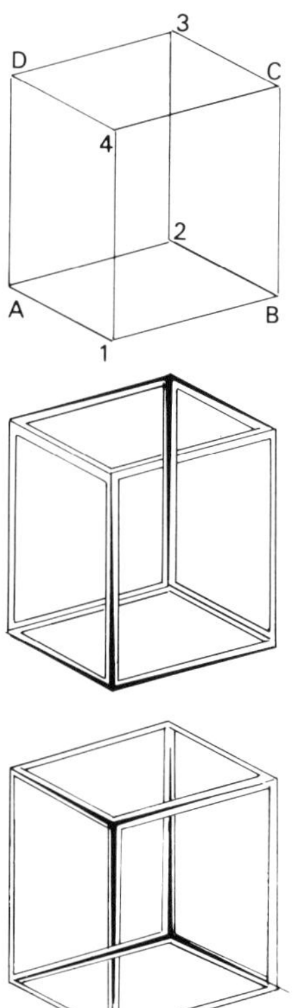

c

182. a–c

183. Detail von Belvedere – die Leiter, die innen steht und an der Außenseite anlehnt…

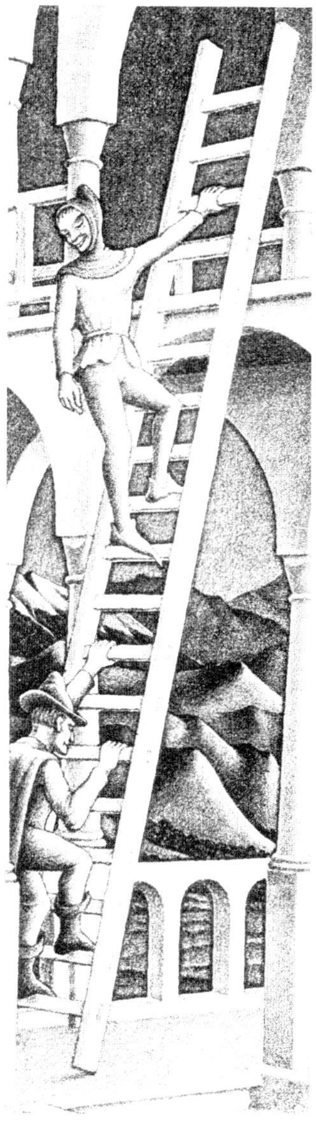

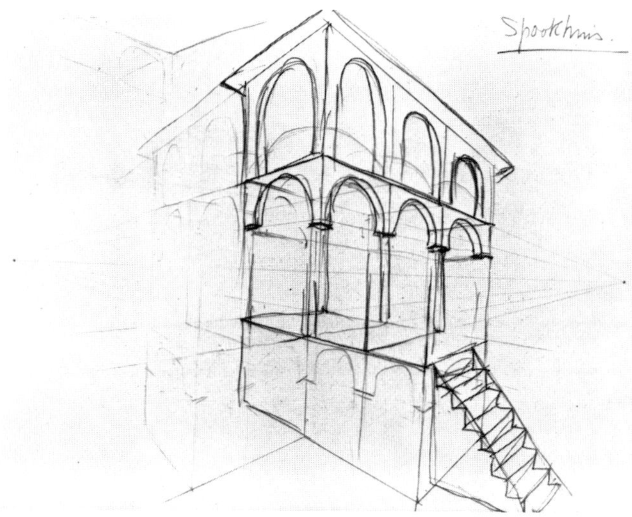

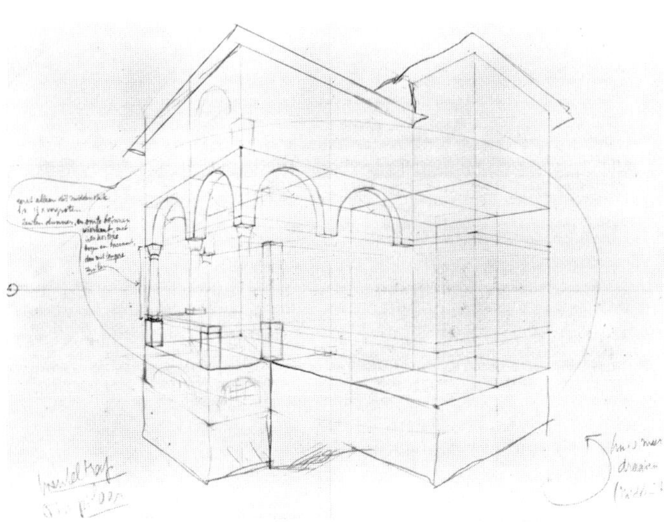

184.–185. Studien für Belvedere

Etwas Eigenartiges hat es auch mit den acht Säulen auf sich, die die zwei Geschosse verbinden. Nur die Säulen ganz rechts und ganz links sind normal - so wie die Kanten AD und BC in Abbildung 182 a. Die anderen sechs Säulen verbinden stets die Vorderseite mit der Rückseite und müssen so auf die eine oder andere Weise diagonal durch den Mittelraum laufen. Der Kaufmann, der seine rechte Hand an die Ecksäule gelegt hat, würde das ganz schnell merken, wenn er seine linke Hand an die nächste Säule legen wollte.

Die handfest konstruierte Leiter ist ganz gerade und doch lehnt ihr oberes Ende gegen die Außenseite des *Belvedere,* während sie unten innerhalb des Raumes steht. Wer mitten auf der Leiter steht, ist nicht imstande zu sagen, ob er innerhalb oder außerhalb des Gebäudes steht. Von unten gesehen befindet er sich deutlich innerhalb, von oben gesehen ebenso deutlich außerhalb.

Wenn wir das Bild in der Mitte horizontal durchschneiden, dann werden wir finden, daß beide Hälften völlig normal sind. Es ist einfach die Kombination beider Teile, die eine Unmöglichkeit bildet. Der junge Mann, der auf der Bank sitzt, hat dies auch entdeckt, an einem stark vereinfachten Modell, das er in seinen Händen hält. Es gleicht dem Gerüst eines Kubus, aber die obere Seite ist mit der unteren auf eine unmögliche Art und Weise verbunden. Vielleicht ist es ganz unmöglich, so ein Kuboid in der Hand zu halten - einfach deswegen, weil ein solches Gebilde im Raum nicht existieren könnte. Er müßte das Rätsel lösen können, wenn er die Zeichnung, die vor ihm auf dem Boden liegt, sorgfältig studiert.

Auf einer vorbereitenden Studie (Abbildung 185) steht unten links eine interessante Bemerkung »Wendeltreppe um Pfeiler«. Die endgültige Fassung zeigt zwar eine Leiter, aber man würde gern wissen, wie Escher eine Wendeltreppe um eine der Säulen hätte zeichnen wollen, die Vorder- und Hinterfront des Baus verbinden.

Es besteht kein Mangel an Versuchen, ein räumliches Modell der kuboiden Form, die Escher in *Belvedere* gebrauchte, herzustellen. Eine sehr geschickte Ausführung ist in Abbildung 187 zu sehen, einem Foto von Dr. Cochran aus Chikago. Aber sein Modell besteht aus zwei separaten Teilen, die dem Kuboid nur gleichen, wenn sie von einem bestimmten Punkt aus aufgenommen sind.

Unmögliche Verbindungen

Im *British Journal of Psychology* (Band 49, Teil 1, Februar 1958) veröffentlichte R. Penrose den unmöglichen »tribar« (Abbildung 188). Penrose nennt ihn ein dreidimensionales, rechteckiges Gebilde. Aber es ist bestimmt nicht die Projektion einer intakten räumlichen Struktur.

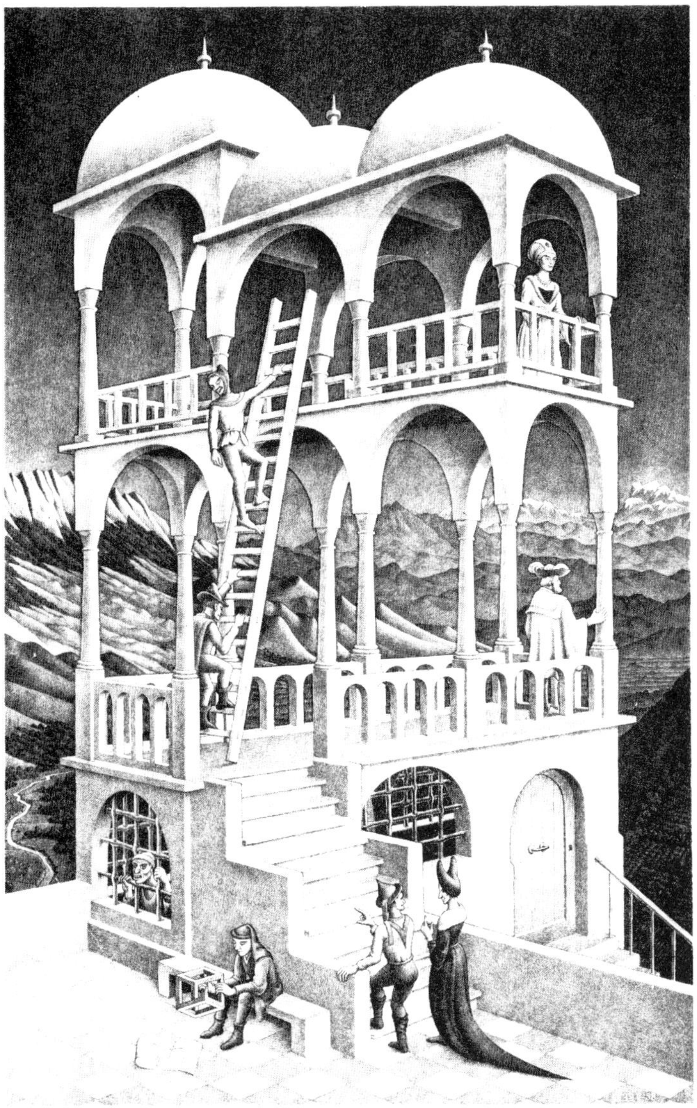

186. Belvedere, Lithographie, 1958

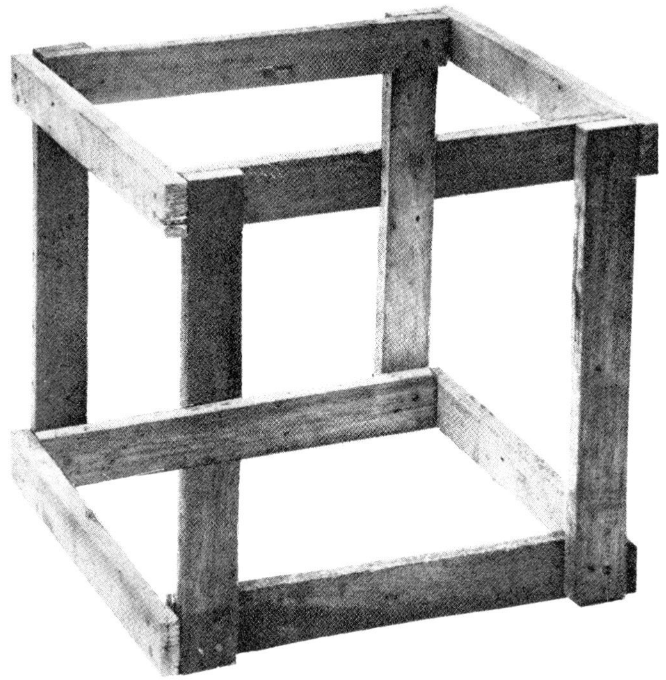

187. Die »verrückte Lattenkiste«, photographiert von Dr. Cochran, Chicago

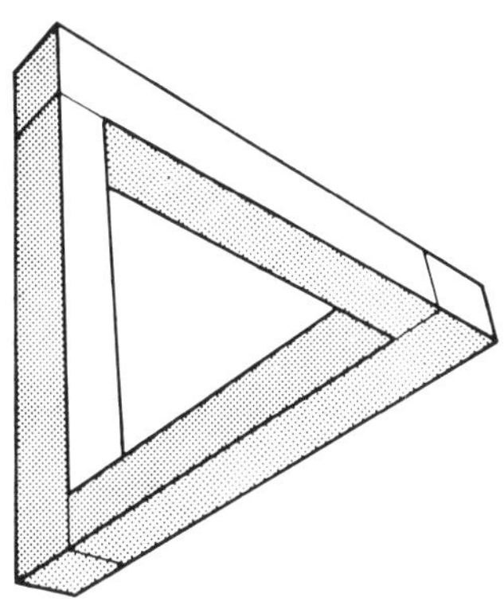

188. »Tribar« von R. Penrose

Der unmögliche »tribar« hält allein durch das Mittel unrichtiger Verbindungen zwischen ganz normalen Elementen zusammen - als Zeichnung. Die drei rechten Winkel sind völlig normal, aber sie sind auf eine falsche, räumlich unmögliche Weise miteinander verbunden, so daß sie eine Art Dreieck bilden, dessen Winkelsumme notabene 270 Grad ausmacht!
Heutzutage sind unzählige Variationen von unmöglichen Figuren bekannt, die alle von verkehrten Verbindungen herrühren. Eine sehr einfache, wenngleich weniger bekannte, ist in der oberen Reihe von Abbildung 189 zu sehen. Darunter sind Bestandteile davon zu sehen. Diese könnten sehr wohl im Raum existieren, weil die verkehrten Verbindungen aufgehoben sind.

Es ist durchaus möglich, ein Photo von dem unmöglichen Tribar zu machen (Abbildung 191). In diesem Falle kann das Photo von dem unkonstruierbaren Objekt, genau wie bei der verrückten Lattenkonstruktion, (Abbildung 187) nur von einem ganz bestimmten Punkt aus gemacht werden. Escher sah Penroses Gebilde gerade zu der Zeit, als er vom Konstruieren unmöglicher Welten ganz in Anspruch genommen war, und der »tribar« gab 1961 Anstoß zur Entstehung der Lithographie *Wasserfall*. In diesem Bild verbindet er drei solcher »tribars« (Abbildung 190). Die Skizzen zeigen, daß er ursprünglich die Absicht hatte, drei kolossale Gebäudekomplexe zu zeichnen. Dann kam ihm plötzlich die Idee, daß fallendes Wasser die Absurdität des »tribar« noch deutlicher illustrieren könne.
Wenn wir mit der Bildbetrachtung links oben beginnen, sehen wir das Wasser nach unten fallen und dadurch ein Rad in Bewegung bringen. Danach fließt es weiter durch einen Abflußkanal aus Ziegelsteinen. Folgen wir dem Lauf des Wassers, bemerken wir, daß es fraglos kontinuierlich abwärts und gleichzeitig fort von uns fließt. Plötzlich scheint der entfernteste und niedrigste Punkt mit dem höchsten und nächsten identisch zu sein; so kann das Wasser wieder nach unten fallen und das Rad in Bewegung halten; ein Perpetuum mobile!
Die Umgebung dieses unmöglichen Wasserlaufs hat zweifache Funktion: den bizarren Effekt zu verstärken durch die stark vergrößerten Moose in dem kleinen Garten und die regelmäßigen Vieleck-Körper auf den Türmen und zur gleichen Zeit ihn zu vermindern durch das anstoßende Haus und die terrassierte Landschaft im Hintergrund.
Die Verwandtschaft zwischen *Belvedere* und *Wasserfall* ist deutlich: Auch der Kuboid, der für *Belvedere* die Grundlage abgibt, verdankt seine Existenz den absichtlich verkehrt angebrachten Verbindungen zwischen den Eckpunkten des Kubus.

189. Unmögliche Verbindungen

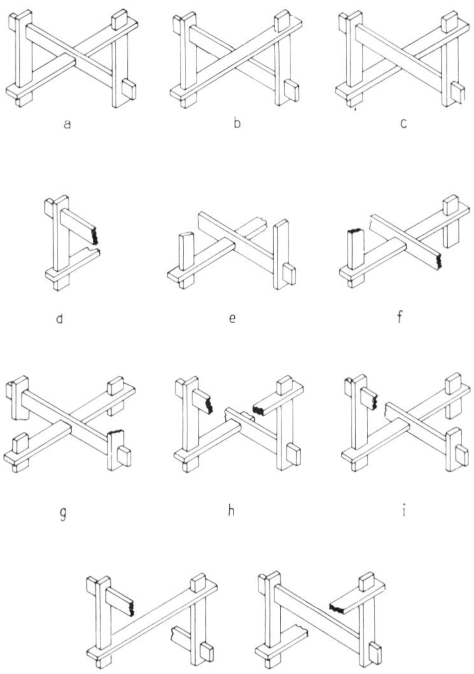

191. Foto eines unmöglichen »Tribar«

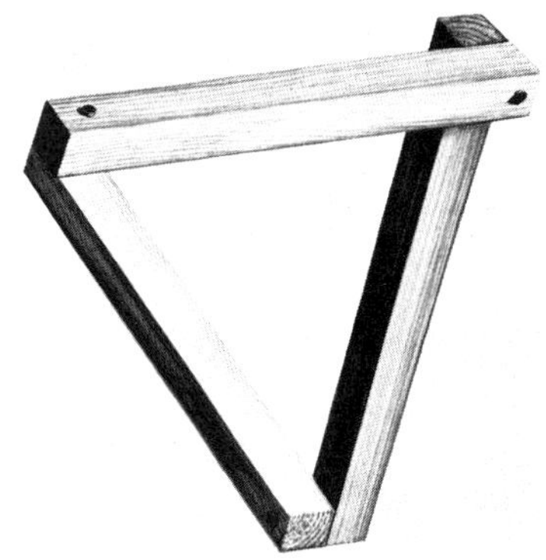

192.

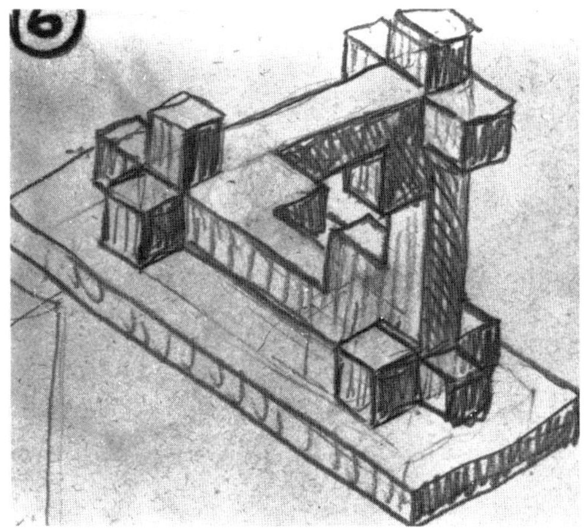

193.

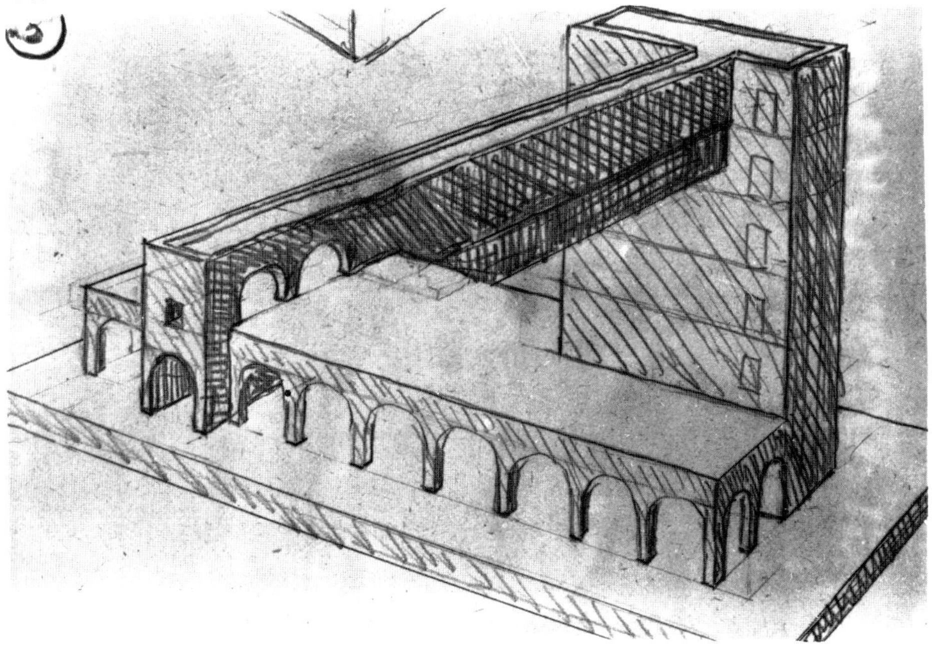

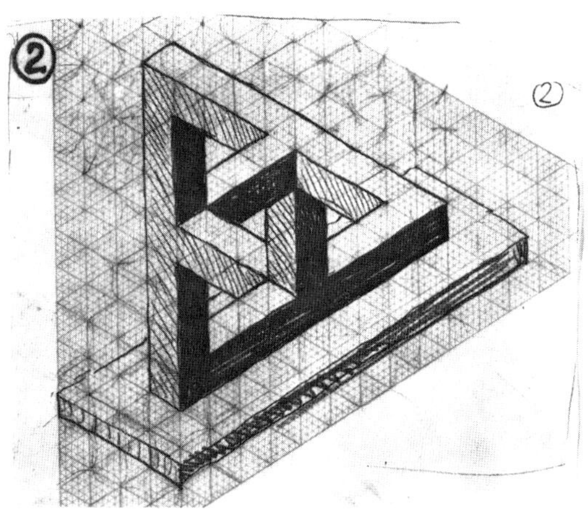

190. Drei »Tribars« miteinander verbunden

192.–193. Bleistiftzeichnungen für das Gebäude von Wasserfall

194. Eine andere Gebäude-Skizze

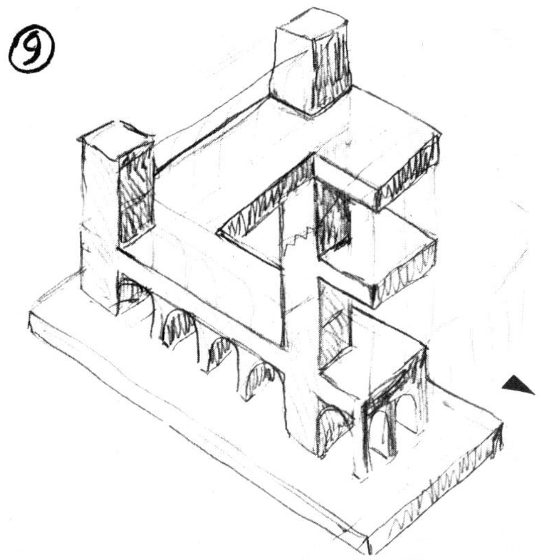

195.–199. Skizzen in denen die Wasserfall-Idee ausgearbeitet wird.

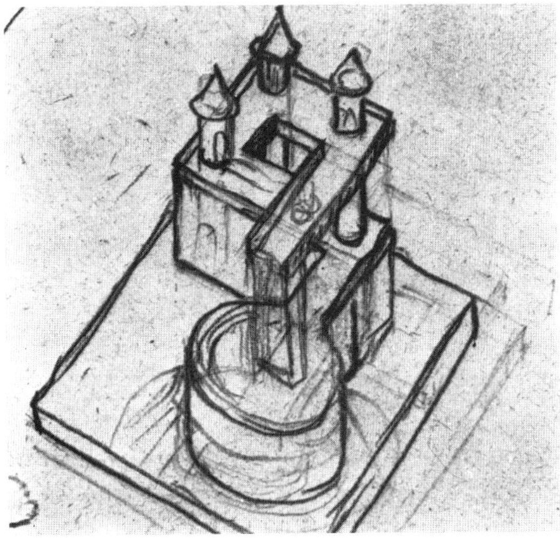

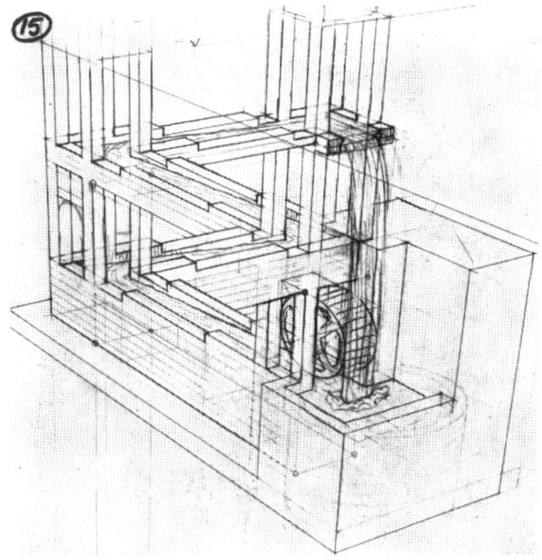

196.

195.

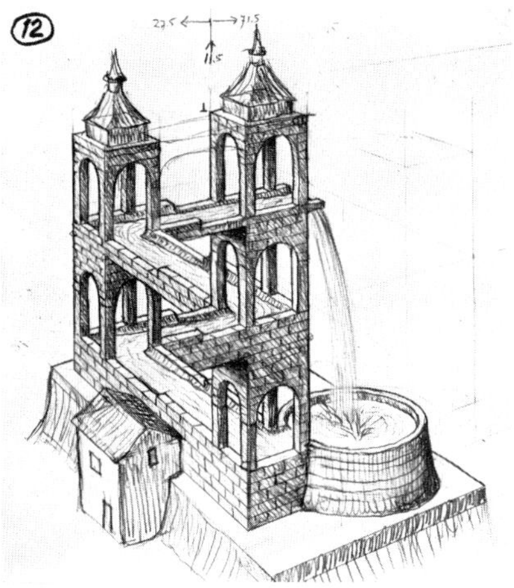

197.

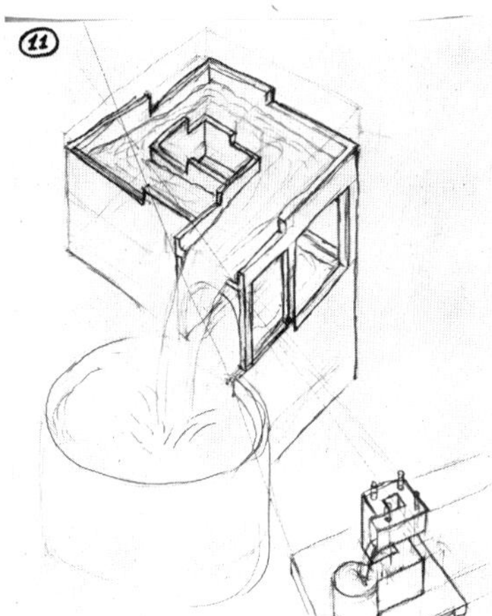

198.

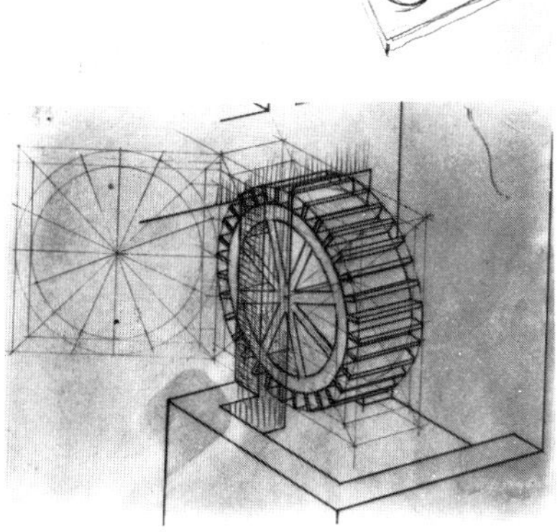

199.

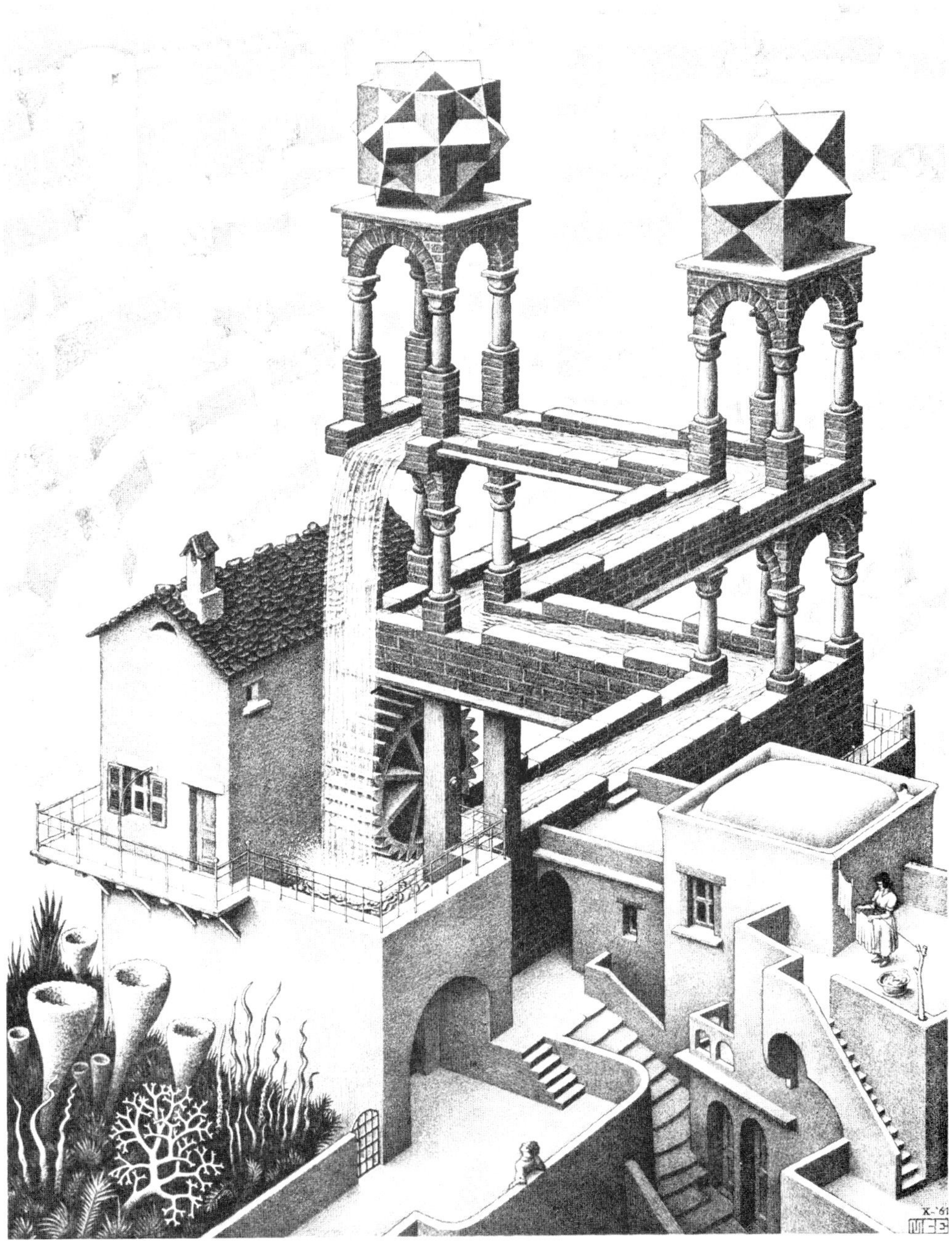

200. Wasserfall. Lithographie, 1961

Das Quasi-Unendliche

Escher hat in vielen seiner Bilder versucht, das Grenzenlose und das Unendliche darzustellen. Die Kugeln, die er in Holz und Elfenbein schnitzte, und deren Oberfläche aus einem oder mehreren Motiven (Menschen- und Tierfiguren) besteht, die sie ganz bedecken, zeigen das Unbegrenzte und doch Endliche.

In seinen quadratischen und kreisrunden Limit-Bildern wird Unendlichkeit durch die fortlaufend sich verkleinernden Figurenreihen anschaulich gemacht.

In der Lithographie von 1960 *Treppauf und Treppab* werden wir mit einer Treppe konfrontiert, auf der man sowohl aufwärts wie abwärts gehen kann ohne höher oder tiefer zu gelangen. Darin liegt auch die Verwandtschaft mit dem Bild *Wasserfall.* Wenn wir uns dieses Blatt (Abbildung 202) ansehen und den kleinen Mönchen Schritt für Schritt folgen, werden wir ohne den leisesten Zweifel feststellen, daß jeder immer eine Stufe höher geht. Und doch werden wir uns nach einem Rundgang wieder an der Ausgangsstelle finden, da wir trotz allen Steigens keinen Zentimeter höher gelangt sind.

Diese Idee des quasi-endlosen Steigens (oder Absteigens) fand Escher auch in einem Artikel von L.S. Penrose (Abbildung 203 a). Die Täuschung wird offenbar, wenn wir versuchen, das Gebäude in Scheiben zu schneiden. So finden wir Scheibe 1 (links oben) rechts vorn auf einem viel niedrigeren Niveau (Abbildung 203 b). Die Abschnitte liegen also nicht in horizontalen Ebenen, sondern laufen spiralförmig nach oben (oder nach unten). Die Horizontale ist in Wirklichkeit eine spiralförmige Bewegung aufwärts, und nur die Treppe selbst liegt in der horizontalen Ebene.

Um die Möglichkeit zu demonstrieren, eine fortlaufende Treppe in einer horizontalen Ebene zu zeichnen, versuchen wir selbst eine zu konstruieren (Abbildung 204 a, b, c und d). A B C D ergibt ein horizontal liegendes Quadrat. In der Mitte jeder Seite zeichnen wir eine vertikale Linie. Es ist leicht, Stufen zu zeichnen, die von A über B nach C eine steigende Treppe darstellen (Abbildung 204 a). Die Schwierigkeit beginnt, wenn wir von C über D und zurück nach A möchten. In Abbildung 204 b geschieht das so, daß uns die Treppen abwärts führen. Damit ist der ganze Reiz der Idee verloren: Wir laufen zwei Stufen aufwärts und zwei Stufen abwärts, und es wundert uns nicht, daß wir zum Ausgangspunkt zurückkommen.

Wenn wir die Winkel ändern (Abbildung 204 c), dann läuft die Treppe immer weiter aufwärts. Damit könnten wir zufrieden sein. Trotzdem hätte ein nach diesem Diagramm gezeichnetes Gebäude noch eine unliebsame Unzulänglichkeit. Die gestrichelten Linien, die die Richtung der Seitenwände angeben, laufen rechts oben aufeinander zu. Das ist nicht schlimm, denn sie passen (mit dem Fluchtpunkt V_1) in die perspektivische Abbildung eines solchen Gebäudes. Aber die beiden anderen gestrichelten Linien treffen sich in einem Punkt V_2 rechts unten, und dies zerstört die Vorstellung von einem perspektivisch sauber gezeichneten Bild.

Wir können V_2 natürlich auch links oben erhalten, wenn wir die Seiten BA und DA verlängern (Abbildung 204 d). Jede der zwei Seiten wird dann eine Stufe länger. Eschers Druck zeigt, wie diese Lösung einen Anschein von Wahrscheinlichkeit erreicht.

Wir haben entdeckt, womit uns dieses Bild genarrt hat: die Treppe liegt in einer völlig horizontalen Ebene, während andere Details an dem Gebäude, zum Beispiel die Plinthen der Säulen, die Fensterrahmen etc., die eigentlich in horizontalen Ebenen liegen sollten, sich in Wirklichkeit spiralförmig aufwärts bewegen. Die Vorderseite des Gebäudes sieht so durchaus einleuchtend aus, aber wenn Escher auf einem anderen Blatt die Rückseite gezeichnet hätte, müßten wir entdecken, daß das ganze Gebäude zusammenbrechen würde.

Schauen wir noch einmal auf die Treppe in diesem Bild (Abbildung 205). Wenn wir an jeder großen Stufe entlang vertikale Linien ziehen, merken wir, daß diese einen prismatischen Körper begrenzen, dessen Seitenflächen Breiten haben, die im Verhältnis 6 : 6 : 3 : 4 stehen. Jene Bildteile, die auf gleicher Höhe liegen, bilden eine Spirale (mit gestrichelten Linien angegeben). Abbildung 206 faßt dieses Bild noch einmal schematisch zusammen. Die dünnen Linien geben horizontale Flächen an (darum parallel zur Treppe), während die dicker gezogene Spirallinie die quasi-horizontalen Linien des Gebäudes zeigt.

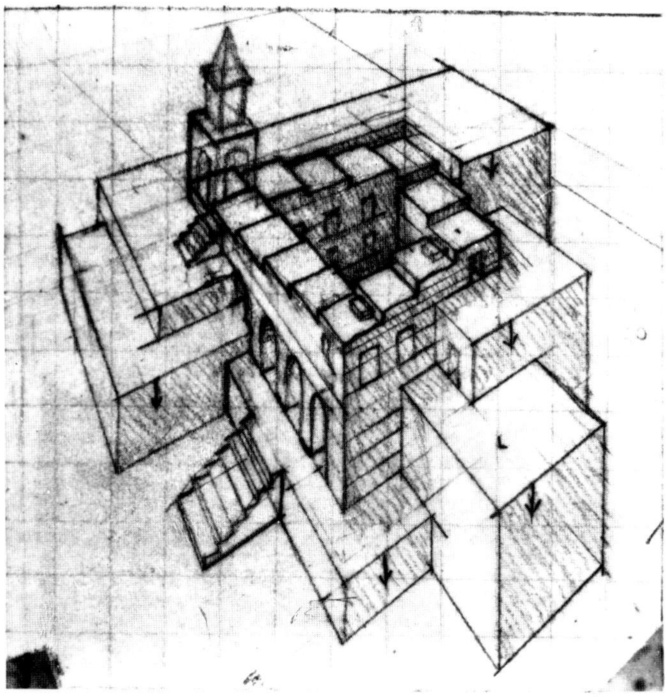

201. *Skizze für Treppauf und Treppab*

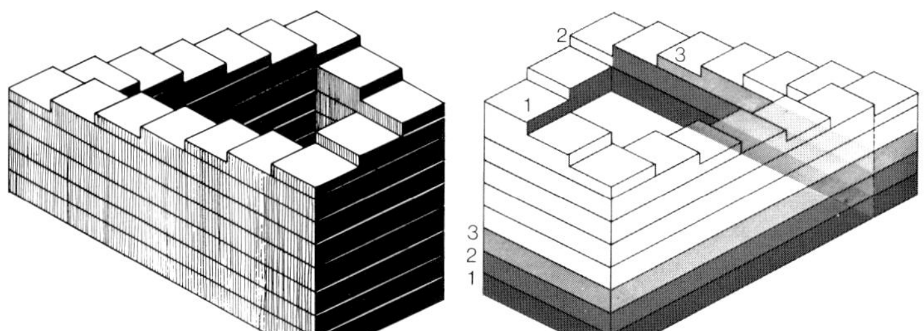

203.a. Zeichnung von Penrose . . . und 203.b. im Schnitt

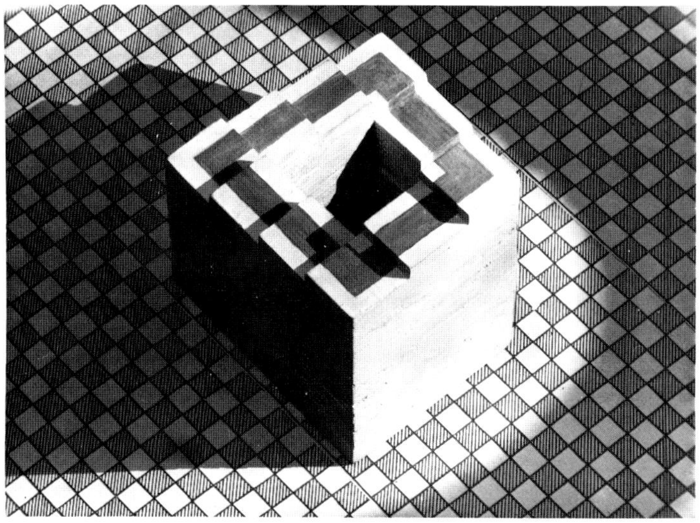

203.c. Photo von einem Gipsmodell

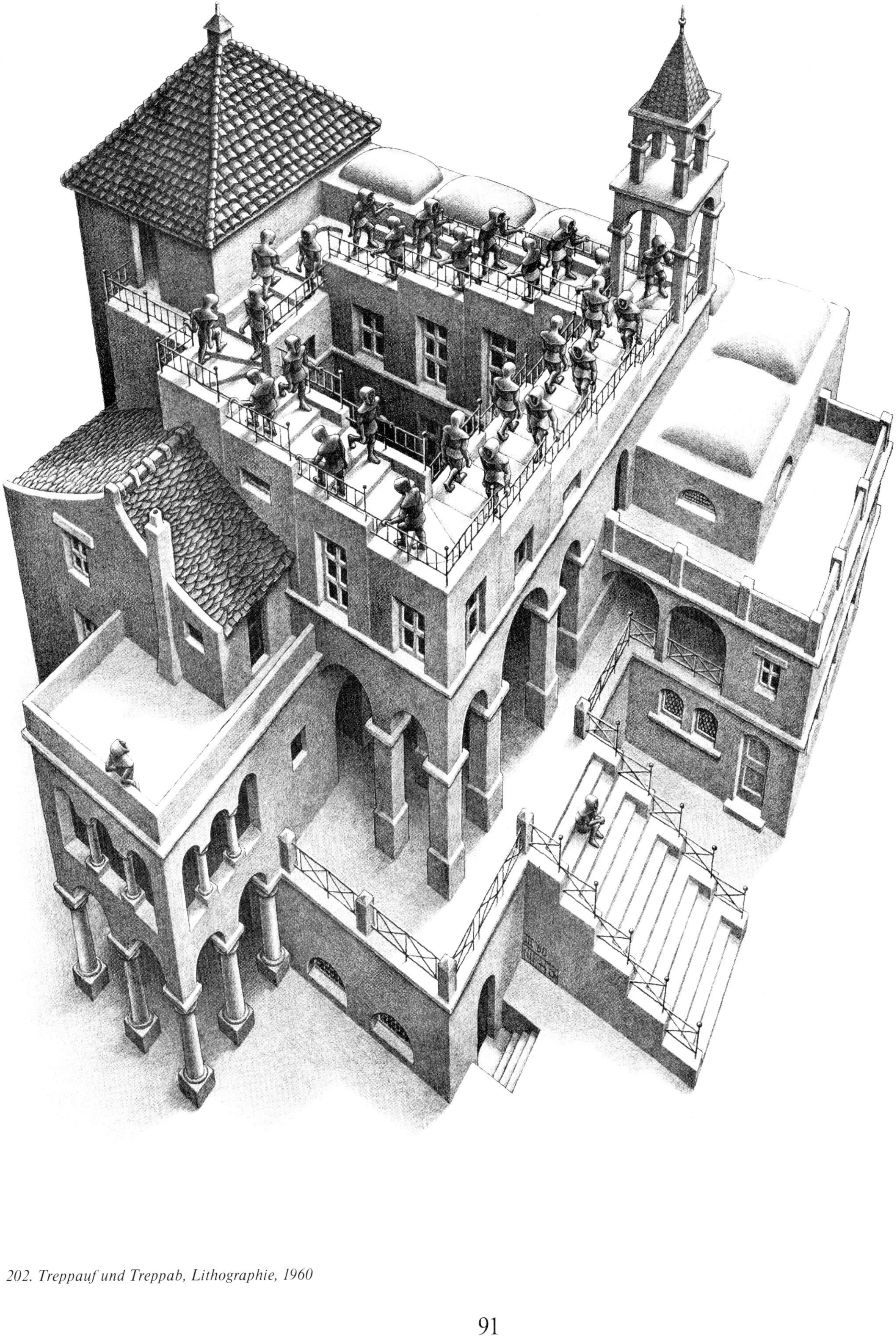

202. *Treppauf und Treppab, Lithographie, 1960*

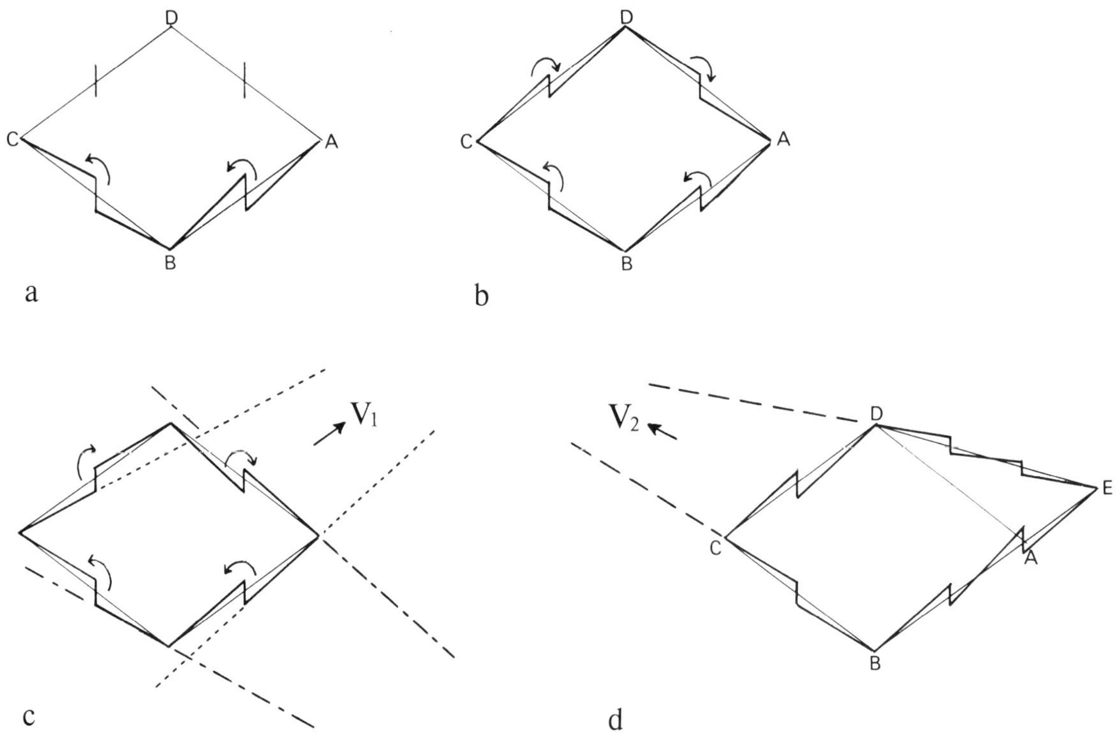
D
C
A
B
a
D
C
A
B
b
V1
c
V2
D
E
C
A
B
d
204.

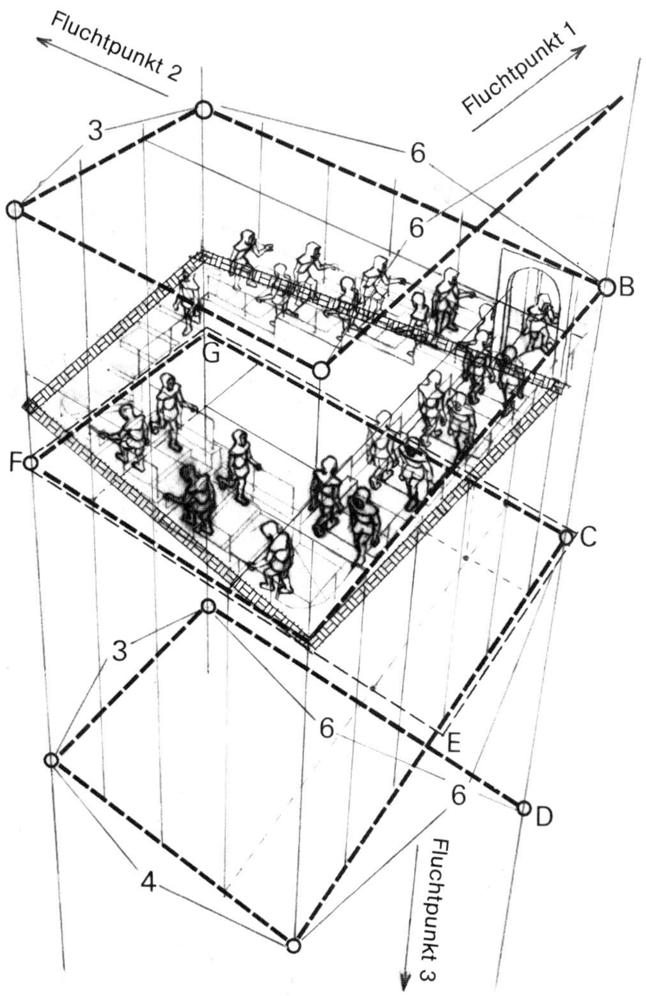
Fluchtpunkt 2
Fluchtpunkt 1
3
6
6
B
G
F
C
3
6
E
6
D
4
Fluchtpunkt 3
205.

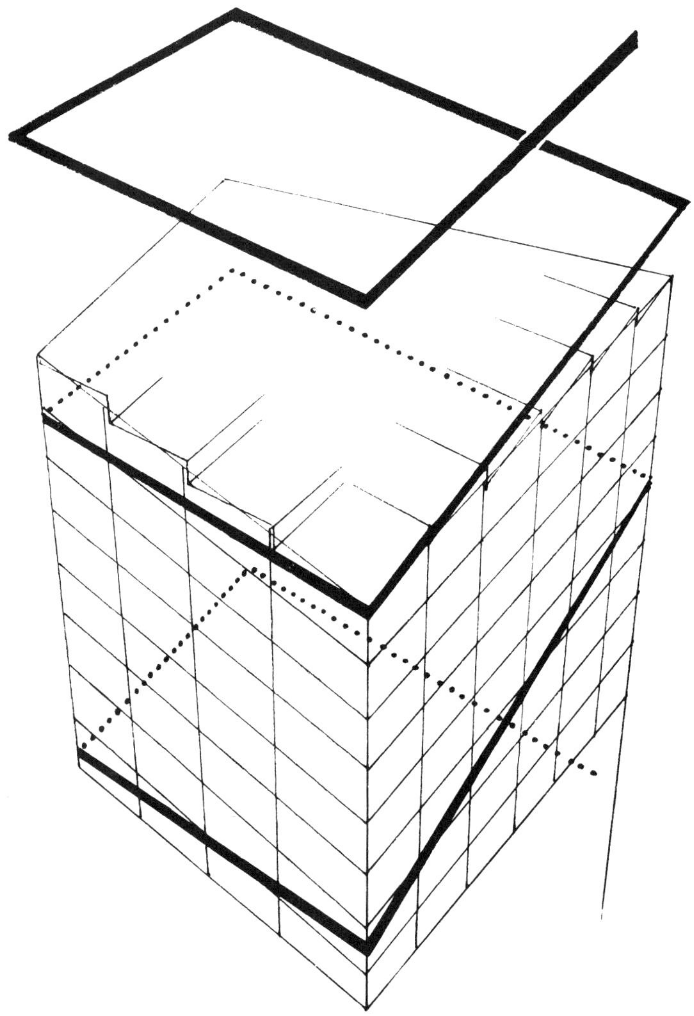
206.

14 Kristalle und Konstruktionen

»Lange bevor es Menschen auf dieser Erde gab, wuchsen in der Erdkruste all die Kristalle. Eines schönen Tages sah ein Mensch das erste Mal ein solch glitzerndes Stück Regelmäßigkeit liegen; oder vielleicht schlug er mit seiner Steinaxt darauf; es brach auseinander und fiel vor seine Füße; er las es auf und besah es in seiner offenen Hand – und wunderte sich. Es liegt etwas atemberaubendes in den Grundgesetzen der Kristalle. Sie sind keine Schöpfungen des menschlichen Geistes. Sie ›sind‹ – sie existieren unabhängig von uns. In einem Moment der Klarheit kann der Mensch höchstens entdecken, daß es sie gibt und sich Rechenschaft davon geben.«

M.C. Escher, 1959

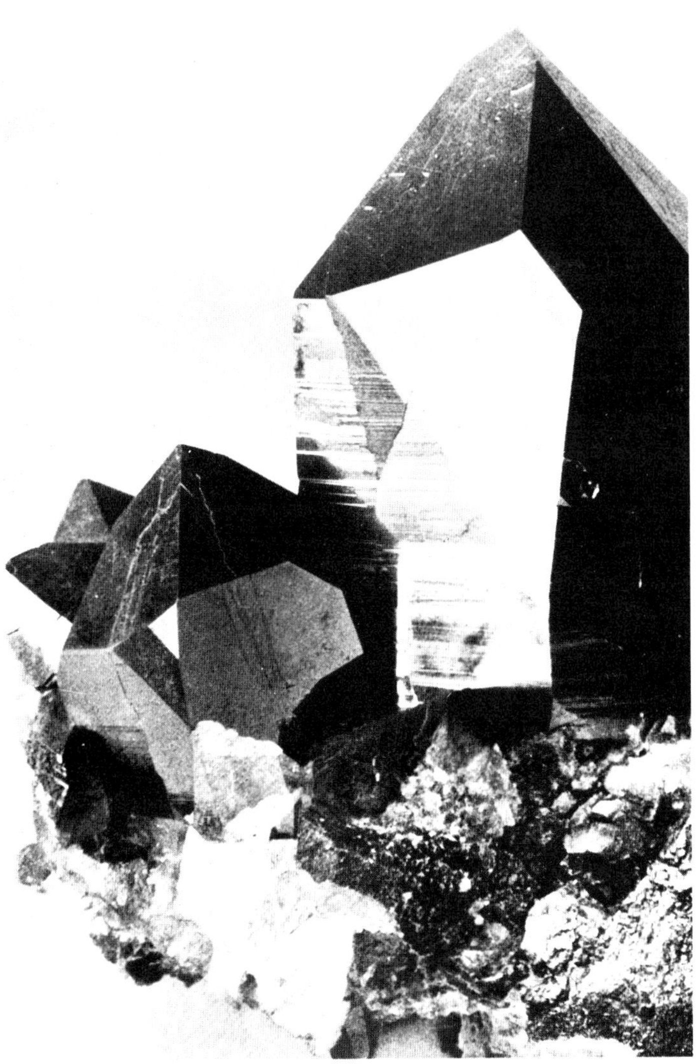

207. »Lange bevor es Menschen auf dieser Erde gab, wuchsen in der Erdkruste schon Kristalle«

Wenn Escher über Kristalle sprach, wurde er lyrisch, er nahm ein winziges Granatkristall aus seiner Sammlung, legte es auf seinen Handteller und betrachtete es, als habe er es eben von der Erde aufgelesen und in seinem Leben dergleichen noch nie gesehen. »Dieser wundervolle kleine Kristall ist viele Millionen Jahre alt. Er war schon da, lange bevor lebende Wesen auf der Erde erschienen.«

Er war fasziniert von der Regelmäßigkeit und zwingenden Notwendigkeit ihrer Formen, die für den Menschen geheimnisvoll und unergründlich sind. Escher machte von ihnen Modelle aus verschiedensten Materialien und stellte sie in vielen verschiedenen Stellungen auf Papier dar.

Auf der Fläche hatte er die Möglichkeiten einer regelmäßigen Flächenaufteilung selbst aufspüren müssen. In der räumlichen Welt der Kristalle waren schon mannigfaltige Formen realisiert, die ihn einluden, danach zu zeichnen oder sie zu umspielen, so daß ihre Merkwürdigkeiten deutlicher zu Tage träten.

Das Interesse an regelmäßigen Polyhedra (in der Natur in Kristallformen realisiert) teilte Escher übrigens mit seinem Bruder, dem Geologen Professor Dr. B.G. Escher. Als dieser 1922 für Allgemeine Geologie, Mineralogie, Kristallographie und Petrographie an der Universität Leiden einen Lehrauftrag erhielt, störte ihn das Fehlen eines guten Lehrbuchs. Darum schrieb er ein mehr als fünfhundert Seiten zählendes Standardwerk über allgemeine Mineralogie und Kristallographie, das 1935 erschien.

Die griechischen Mathematiker wußten schon, daß nur fünf regelmäßige Körper möglich waren (Abbildung 208). Drei davon sind durch gleichseitige Dreiecke begrenzt, wie das *Tetraeder* (regelmäßiger Vierflach), das *Oktaeder* (regelmäßiger Achtflach) und das *Ikosaeder* (regelmäßiger Zwanzigflach); einer durch Quadrate: *der Kubus* (regelmäßiger Sechsflach) und einer durch regelmäßige Fünfecke wie das *Dodekaeder* (regelmäßiger Zwölfflach).

In dem Holzstich *Sterne* von 1948 (Abbildung 209) finden wir diese sogenannten platonischen Körper abgebildet. *Vierflächenplanetoid* (Abbildung 212) ist ein bewohntes Tetraeder. Als die Blechdosenfabrik Verblifa 1963 (anläßlich ihres 25jährigen Bestehens) Escher nach einem Entwurf für eine Keksdose fragte, griff er auf das einfachste Polyeder zurück und gab ihr die Form eines Ikosaeder, das er mit Seesternen und Muscheln schmückte (Abbildung 125).

Um stets vor Augen zu haben, wie diese fünf platonischen Körper zusammengesetzt sind, machte Escher sich ein Modell aus Draht und Faden (Abbildung 210). Als er 1970 aus seinem eigenen Haus in Baarn, wo er 15 Jahre gelebt hatte, auszog und in das Rosa-Spier-Haus in Laren zog, gab er viel von seinem Eigentum fort und übergab eine Anzahl stereometrischer Modelle, die er selbst gemacht hatte, an das Haager Gemeentemuseum, aber das große, zerbrechliche Modell, das völlig aus Draht und Faden gemacht war, nahm er mit, um es in seinem neuen Studio aufzuhängen.

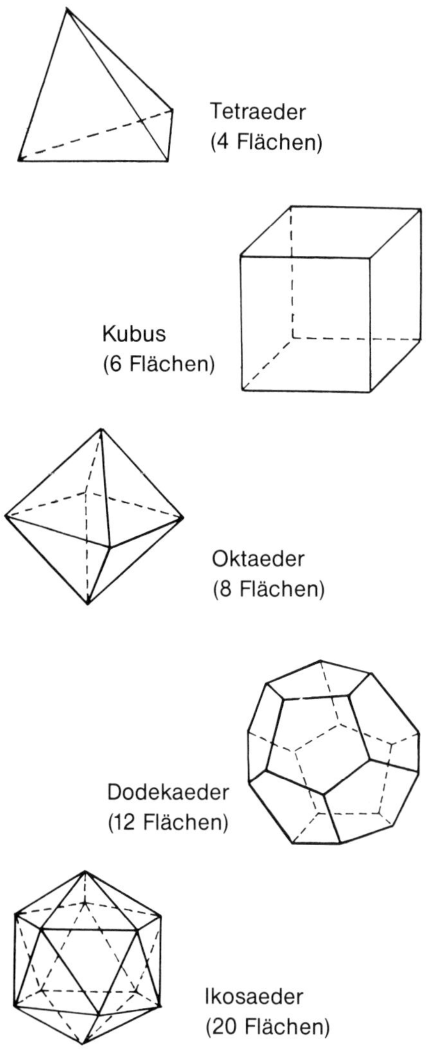

208. Die fünf platonischen Körper

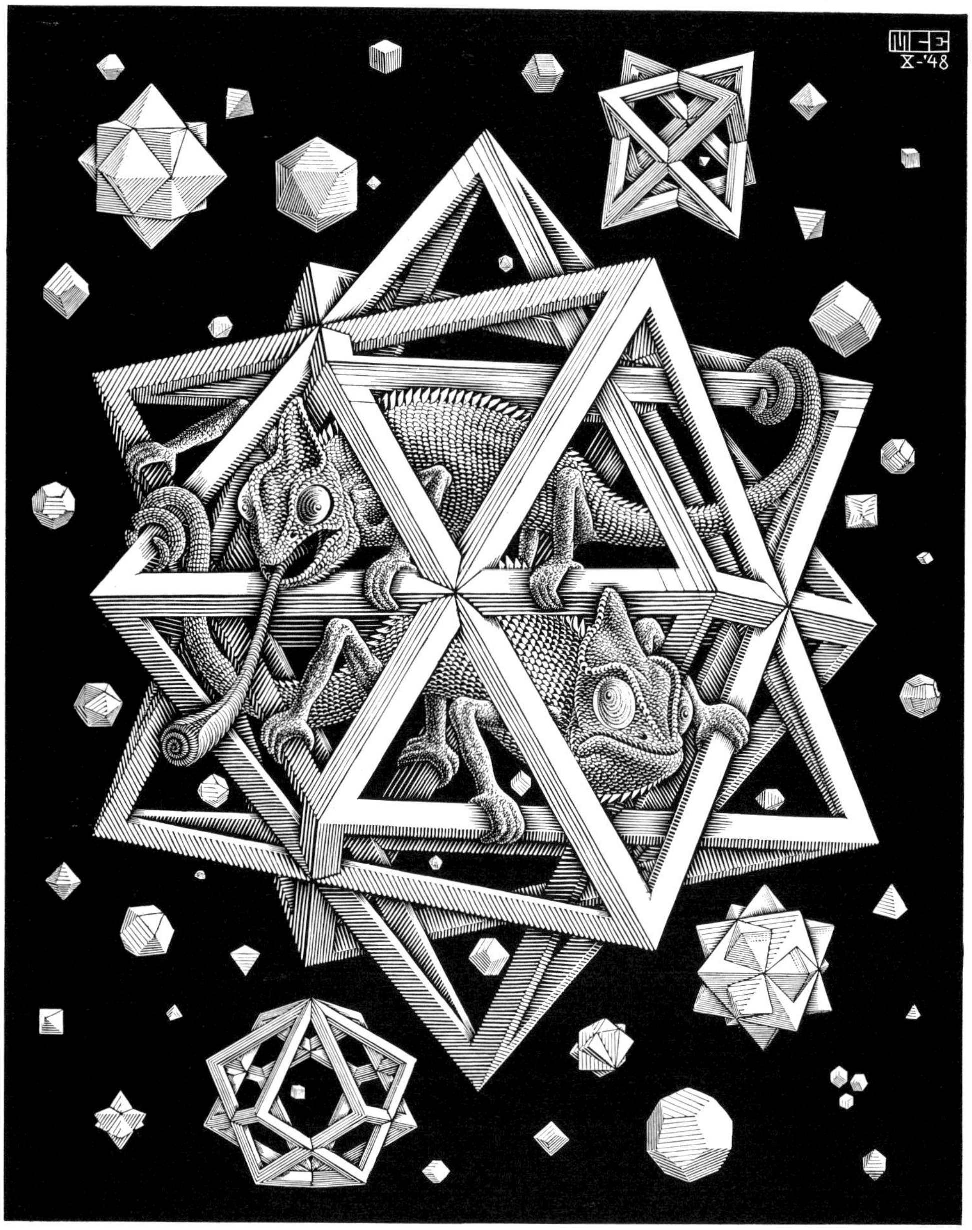

209. Sterne, Holzstich, 1948

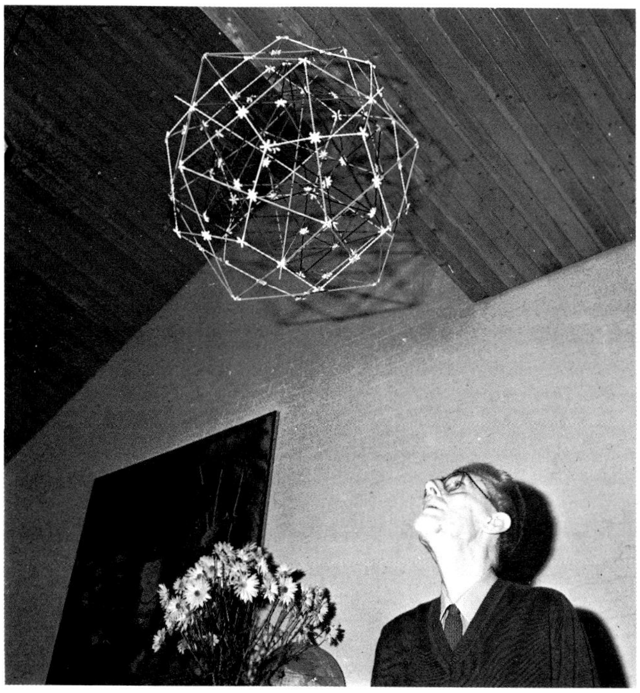

210. Escher mit einem Modell von Platonischen Körpern

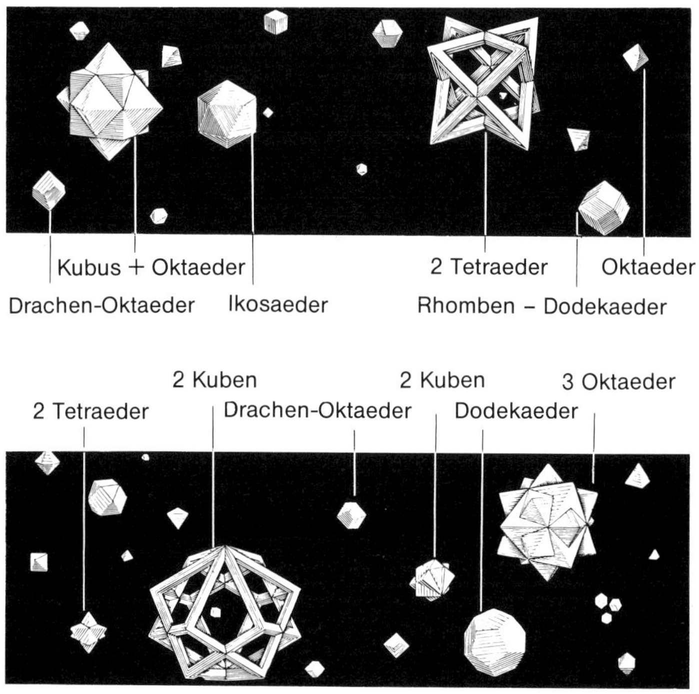

211.

Die platonischen Körper sind alle konvex. Kepler und Poinsot entdeckten noch vier weitere, konkave, regelmäßige Körper. Wenn man *verschiedene* (regelmäßige) Polyeder als Begrenzung eines regelmäßigen Körpers annimmt, dann gibt es 26 weitere Möglichkeiten (die Archimedischen Körper). Schließlich können wir verschiedene regelmäßige Körper, die einander durchdringen, als neue regelmäßige Körper auffassen; man bekommt dann eine schier endlose Reihe neuer zusammengesetzter regelmäßiger Körper. Wir gehen damit weit über das hinaus, was die Natur in Kristallen an Formen verwirklicht hat. Von den platonischen Körpern erscheinen nur Tetraeder, Oktaeder und der Kubus als natürliche Kristalle und außerdem nur eine kleine Zahl der anderen möglichen Polyeder. Die menschliche Phantasie ist in diesem Punkte augenscheinlich reicher als die Natur.
All diese räumlichen Figuren faszinierten und beschäftigten Escher: Wir begegnen ihnen in seinen Bildern wieder, zuweilen als Hauptthema wie 1947 in *Kristall,* 1948 in *Sterne,* 1949 in *Doppelplanetoid,* 1950 in *Ordnung und Chaos,* 1952 in *Schwerkraft* und 1954 in *Vierflächenplanetoid* und manchmal als Dekoration, wie in *Wasserfall* (1961), wo regelmäßige Körper die zwei Türme bekrönen.
Escher hat auch einige regelmäßige Körper aus Holz und Plexiglas gemacht - nicht als Modell, um danach zu zeichnen, sondern als selbständige Kunstwerke.
Eines der schönsten dieser Stücke ist wohl *Polyeder mit Blumen* (Abbildung 218), das er 1958 aus Ahornholz schnitzte. Es ist circa 13 cm hoch und besteht aus fünf einander durchdringenden Tetraedern. Bevor er diese elegante Freihand-Version begann, hat er erst ein exaktes Modell geschnitten. Er zeichnete und schnitt auch selbst die Holzstücke, die zusammengefügt einen Archimedischen Körper, ein sternförmiges, rhombisches Dodekaeder abgeben. Ein Puzzle dieser Art war lange bekannt gewesen, aber es ist niemals so symmetrisch konstruiert gewesen wie das von Escher.
Diesen räumlich konstruierten, regelmäßigen Körpern eng verwandt sind die verschiedenen Kugeln, deren Oberfläche er völlig mit kongruenten in Relief geschnittenen Figuren bedeckte. Auf der *Kugel mit Fischen* von 1940 (Abbildung 217), die aus Buchsbaum gemacht ist und einen Durchmesser von 14 cm hat, füllen 12 gleiche Fische die Oberfläche aus. Auf anderen Kugeln sind zwei oder drei verschiedene Figuren benützt, zum Beispiel auf der bereits erwähnten *Kugel mit Engeln und Teufeln* von 1942.
Es gibt einige Kopien dieser Kugeln, die im Auftrag eines Bewunderers von Escher, des Ingenieurs Cornelius Van S. Roosevelt, von einem Japaner in Elfenbein geschnitten wurden. (Er stiftete seine Sammlung von über 200 Escher-Bildern kürzlich der National Gallery of Art/ Washington, D.C.).

Sterne (1948)

Dieses kleine Universum ist mit regelmäßigen Körpern gefüllt. Vorn im Zentrum des Blickfeldes sehen wir das Gerüst eines aus drei Oktaedern zusammengesetzten Körpers. »Dieser hübsche Käfig wird von chamäleonartigen Wesen bewohnt, und ich wäre nicht überrascht, wenn er ein bißchen wackelte. Zuerst wollte ich Affen hineinzeichnen.« (Abbildung 209 und 211).

Vierflächenplanetoid (1954)

Dieser Planetoid hat die Form eines regelmäßigen Vierflach (Tetraeder). Wir können nur zwei Flächen davon sehen. Die Bewohner haben den größtmöglichen Gebrauch von jeder gemacht und Terrassen darauf gebaut. Diese Planetoid-Atmosphäre erstreckt sich nicht bis zu den Eckpunkten. Die Menschen, die dort leben, müssen auf die eine oder andere Weise ein wenig Atmosphäre mitnehmen, um am Leben zu bleiben.
Escher konstruierte diese Terrassen mit der größten Genauigkeit, indem er sich vorstellte, der Planetoid sei aus einer Kugel geschnitten, die aus konzentrischen Schichten aufgebaut sei - wie eine Zwiebel. Nachdem er die Kugel zu einem Tetraeder geschnitten hatte, wurde jeder Ring fein säuberlich rechteckig zugeschnitten.

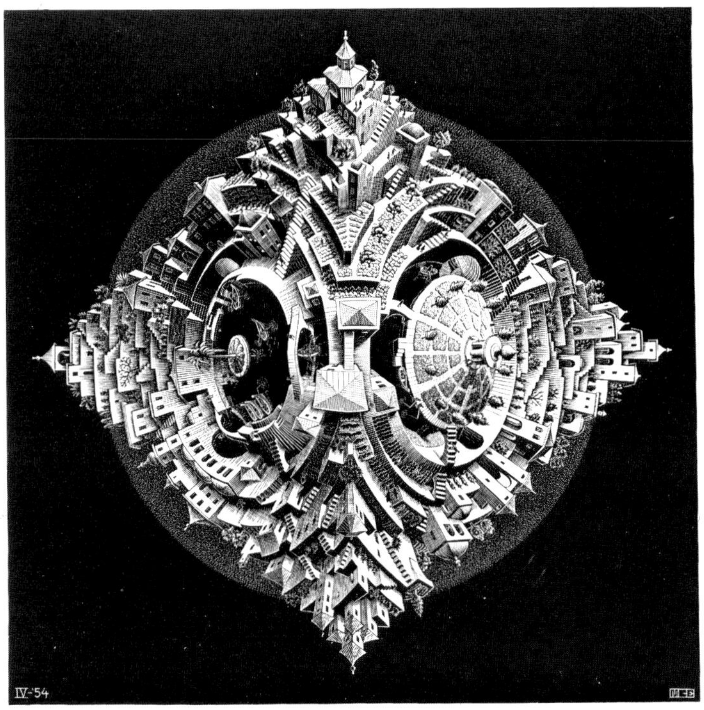

212. Vierflächenplanetoid, Holzschnitt, 1954

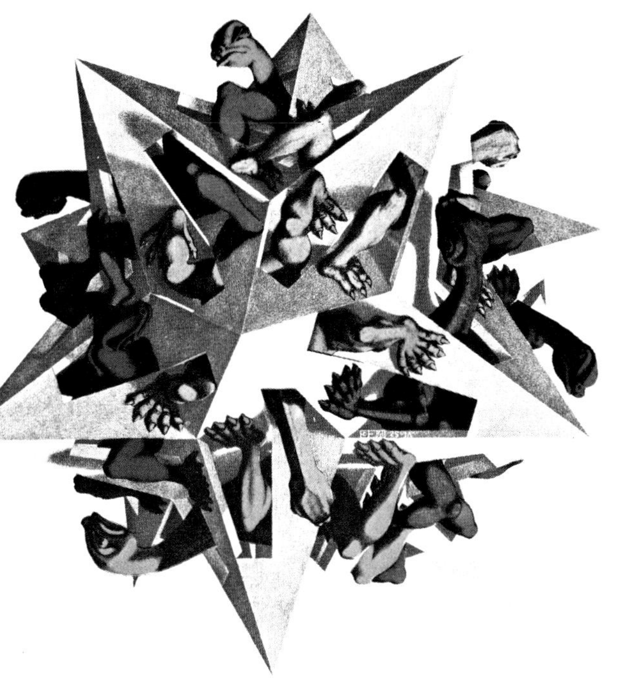

213. Schwerkraft, Lithographie, 1952

Schwerkraft (1952)

Dies ist ein sternförmiges Dodekaeder (Abbildung 213), einer der von Kepler entdeckten regelmäßigen Körper. Diesen interessanten Körper können wir uns auf sehr verschiedene Weise aufgebaut denken. Inwendig besteht ein regelmäßiger 12-flächiger Körper (ein Dodekaeder), von dem jede Fläche ein regelmäßiges Fünfeck ist. Und auf jeder dieser Flächen ist eine regelmäßige fünfseitige Pyramide plaziert.

Befriedigender ist es, sich den ganzen Körper aus fünfzackigen Sternen bestehend vorzustellen. Im Zentrum jedes Sterns ragt dann eine Pyramide heraus. Aber jede der aufsteigenden Seiten von jeder Pyramide gehört zu einem anderen fünfzackigen Stern.

Escher liebte diese räumliche Figur sehr, weil sie zugleich so einfach und so kompliziert ist. Er verwendete sie in einer Reihe von Bildern. Hier sehen wir jeden Stern mit Pyramide als eine kleine Welt für sich, die von einem Monstrum mit langem Hals und vier Beinen bewohnt wird. Ein Schwanz konnte nicht gezeigt werden, weil jede Pyramide nur fünf Öffnungen hat. Aus diesem Grunde hatte Escher zunächst daran gedacht, den Körper mit Schildkröten zu bevölkern. (Abbildung 214).

Die Wände des zeltförmigen Hauses eines jeden Monstrums dienen für fünf der anderen elf Monstren als Standflächen. Jede einzelne Fläche ist beides: Boden und Wand.

Escher nannte diese hand-kolorierte Lithographie *Schwerkraft,* weil jedes dieser schwer gebauten Monstren so sehr zum Zentrum des sternförmigen Polyeder gezogen wird.

Es gibt eine deutliche Verbindung zwischen diesem Blatt und verschiedenen perspektivischen Bildern, in welchen die mannigfaltige Funktion von Flächen, Linien und Punkten zur Diskussion gestellt wird. Man vergleiche zum Beispiel das Konzept dieses Drucks mit dem des Blattes *Relativität,* das ein Jahr später entstand.

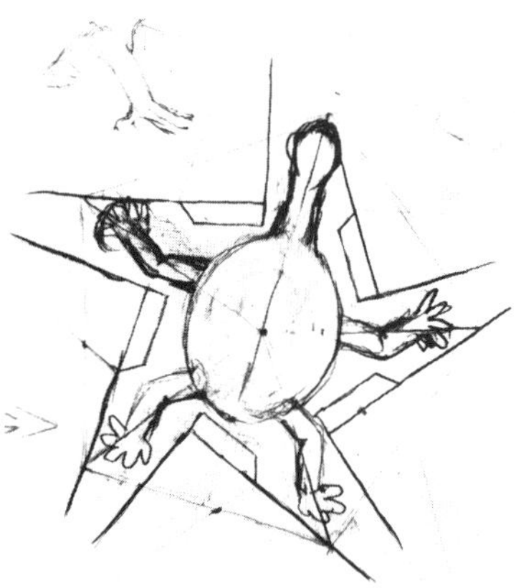

214. Die Schildkröte, die nicht gebraucht wird

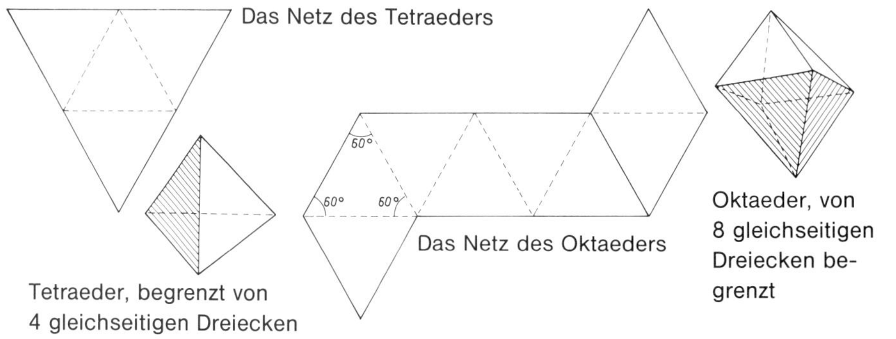

215.a. Ausbreitung von Tetraeder und Oktaeder

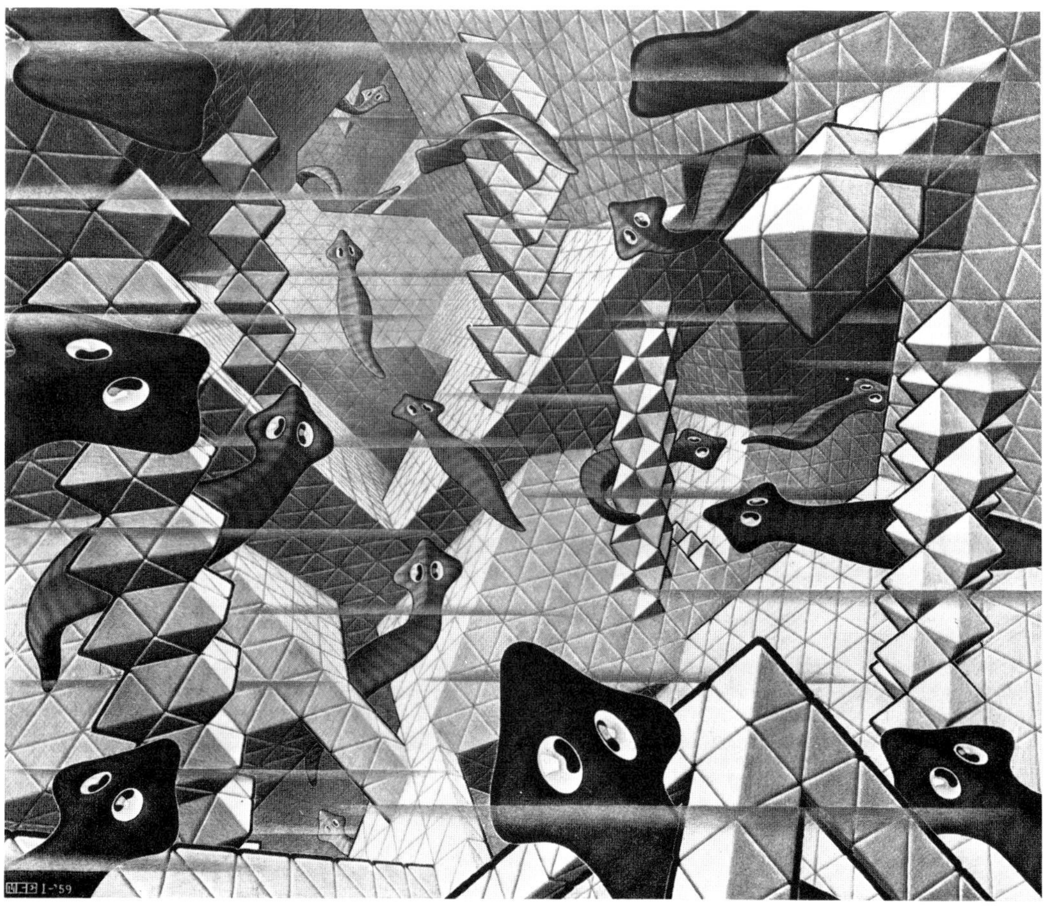

216. Plattwürmer, Lithographie, 1959

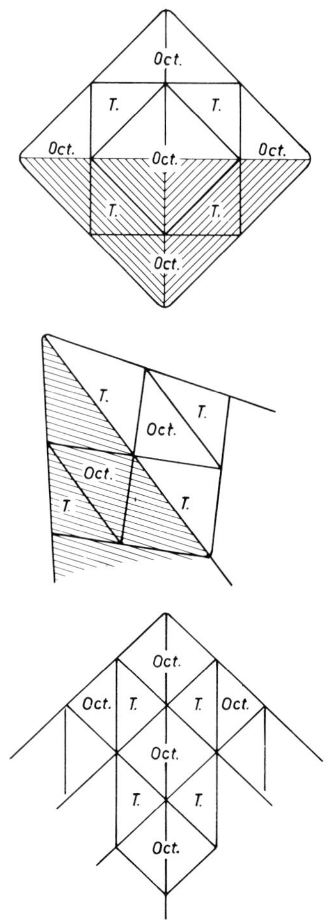

215.b. Einige verwendete Kombinationen

Neue Bausteine

Mauern, Böden und Decken können mit Blöcken von ganz beliebiger Form aufgebaut werden. Bei großen Gebäuden werden Blöcke von gleicher Form bevorzugt - seien es Ziegel- oder Hausteine. Die Form solcher Blöcke ist fast ohne Ausnahme balkenähnlich, das heißt, eine räumliche Figur von rechten Winkeln begrenzt. Wir sind an diese Form der Bausteine so gewöhnt, daß wir uns schwer einen anders geformten Backstein vorstellen können.

Und doch ist es möglich, den ganzen Raum - ohne Lücken zu lassen - mit Blöcken von ganz anderer Form zu füllen. Das bizarre Unterwassergebäude, das auf der Lithographie *Plattwürmer* von 1959 zu sehen ist, ist aus zwei völlig verschiedenen Arten von Blöcken konstruiert: dem Oktaeder und dem Tetraeder (Abbildung 215 a).

Nun wäre es nicht möglich, die Fläche allein mit Oktaedern oder allein mit Tetraedern zu füllen - es würden immer Lücken zwischen den Bausteinen bleiben. Bei einer bestimmten Abwechslung beider Arten gelingt dies aber wohl. Und um dies zu demonstrieren, hat Escher dieses Bild gemacht. Wenn man etwas weiter in dies fremdartige Bauwerk einzudringen wünscht, ist nichts anderes nötig, als einige Oktaeder und Tetraeder aus Pappe auszuschneiden und sie selbst zusammenzukleben. Eine Ausbreitung jeder dieser räumlichen Figuren ist in Abbildung 215 a zu sehen. Die gestrichelten Linien zeigen, wo die Kniffe entlanglaufen. Wenn man anfängt, mit diesen räumlichen Figuren zu spielen, wird man merken, daß man mit ihnen alle Formen herstellen kann, die im Bild zu sehen sind. Als Hilfestellung zeigt Abbildung 215 b, wie an einigen Stellen des Bildes die Tetraeder und Oktaeder aneinander liegen. Es dürfte nicht leicht sein, das Bild mit beiden Arten von Bausteinen räumlich nachzubauen; aber wenn irgendein Leser den Mut und die Kraft dazu hat, wird er viel Vergnügen daran haben. Natürlich gibt es in diesem Bauwerk keine horizontalen oder vertikalen Böden oder Wände, und ich glaube, daß niemand sich in einem solchen Gebäude sehr wohl fühlen wird. Darum hat Escher es den Plattwürmern als Wohnung zugeteilt.

Nachdem Escher die vorangegangene Beschreibung seines Drucks *Plattwürmer* gelesen hatte, bat er mich, folgende Bemerkung hinzuzufügen: »Trotz des Mangels an horizontalen und vertikalen Flächen ist es möglich, durch Stapelung von Tetraedern und Oktaedern Säulen oder Pfeiler zu bauen, die als Ganzes gesehen senkrecht stehen. Fünf solcher Pfeiler sind im Bild gezeigt. Die zwei in der rechten Bildhälfte sind in gewisser Weise jeder die Umkehrung des anderen. Der Pfeiler ganz rechts zeigt nur Oktaeder, aber innen muß er unsichtbare Tetraeder haben, während der nächste Pfeiler links nur aus Tetraedern aufgebaut zu sein scheint; doch da muß sich innen eine Reihe von Oktaedern befinden, einer auf der Spitze des nächsten - wie Perlen auf einer Schnur.

Außer durch Falten und Kleben von Pappe, können Tetraeder und Oktaeder auch weniger zeitraubend aus kleinen Plastilin-Klümpchen modelliert werden. Um den Raum gänzlich zu füllen, sind zweimal so viel Tetraeder wie Oktaeder nötig. Der Vorteil dieser Methode ist der, daß die Plastilin-Bausteine bei Zimmertemperatur ohne Klebstoff leicht zusammenmontiert und auch wieder auseinandergenommen werden können. So kann man hübsch damit spielen und experimentieren. Die Regeln des Spiels werden noch deutlicher, wenn Tetraeder und Oktaeder aus verschiedenfarbigem Plastilin gemacht werden.

Die Superspirale

Escher war nicht nur an räumlichen Figuren interessiert, die mit Kristallformen Verwandtschaft hatten. Jede interessante regelmäßige Raumfigur drängte ihn, sie bildlich darzustellen. Zwischen 1953 und 1958 machte er fünf Bilder, deren Thema räumliche Spiralen waren. Das erste hiervon, *Spiralen* (Abbildung 220), ist ein Holzstich in zwei Farben. Der Anlaß zu diesem Druck ist merkwürdig.

Eine Darstellung kann wohl eine Antwort auf eine Herausforderung sein. Ein Kind sagt zum anderen: Du kannst kein Pferd zeichnen! Und prompt wird ein Pferd gezeichnet. Das Bild *Spiralen* ist auch die Folge einer Herausforderung. In der Graphischen Sammlung des Rijksmuseums in Amsterdam fiel Escher ein frühes Buch über Perspektive in die Hände: *La Pratica della Perspectiva* von Daniel Barbaro (Venedig 1569). Der Beginn eines Kapitels war mit einem Torus geschmückt, dessen Oberfläche aus spiralig gedrehten Bändern bestand (Abbildung 219). Der Stich war nicht besonders gut und die vorgestellten geometrischen Formen nicht sehr gelungen. Escher, den beides ärgerte, stellte sich selbst die viel schwierigere Aufgabe, nicht einfach einen Torus (Ringfläche) darzustellen, sondern einen Körper, der dünner und

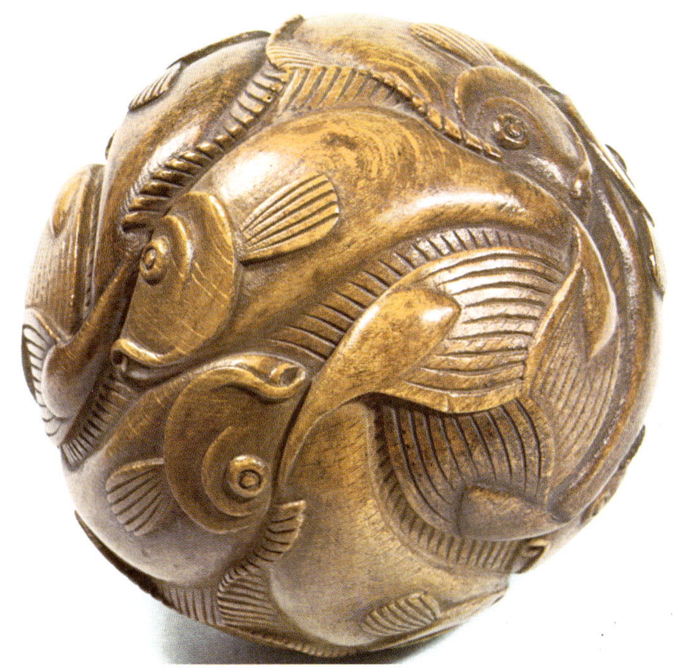

217. Kugel mit Fischen, Buchsbaum 1940 (Durchmesser 14 cm)

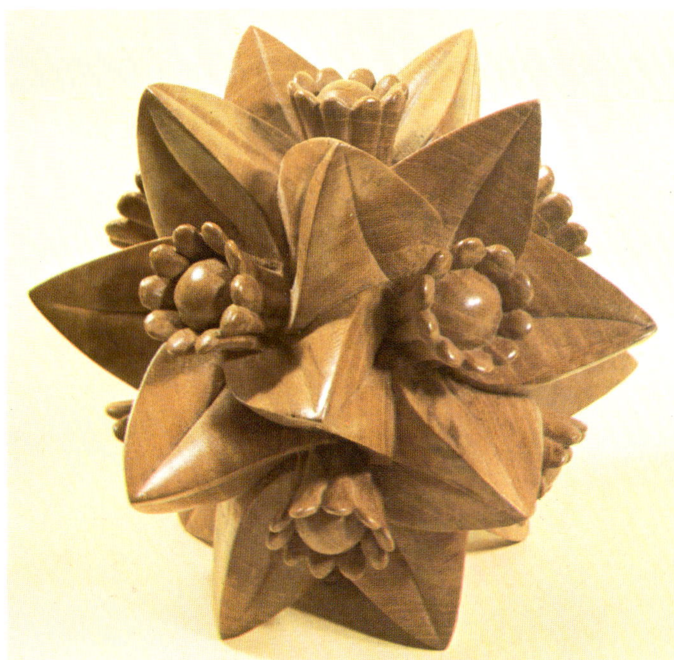

218. Polyeder mit Blumen, Ahorn, 1958 (Durchmesser 13 cm)

dünner werden und, noch immer in Spiralform, in sich selbst zurückkehren sollte. Eine Spirale der Spiralen, »eine Art Selbstsucher«, wie Escher das später ironisch nannte.
Die dadurch aufgeworfenen Probleme waren schwierig und erforderten Monate planender und konstruierender Arbeit. Wir haben hier nur einige der Vorskizzen abgebildet (Abbildung 221). Das Ergebnis ist ein brillantes Bild, in dem uns der Künstler etwas von seiner eigenen Bewunderung für die reinen Gesetze der Form vermittelt. Vier Bänder, die immer schmaler werden, winden sich als räumliche Spiralen um eine imaginäre immer dünner werdende Achse, die selbst die Form einer Spirale hat.
Jemand, der die vielen Vorstudien für diesen Stich sehen konnte, mußte von der unendlichen Mühe, die Escher nicht gescheut hat, um die räumliche Figur, die er vor Augen hatte, ganz genau darzustellen, beeindruckt sein. Es wäre leichter gewesen, ein Foto von einem solchen Objekt zu machen. Allein, diese räumliche Figur ist gar nicht vorhanden. Ein Goldschmied könnte so etwas machen, aber es würde viel Zeit und handwerkliche Geschicklichkeit erfordern. Diese Darstellung ist wahrhaftig einmalig; Escher läßt uns etwas sehen, was wir nie vorher gesehen haben.

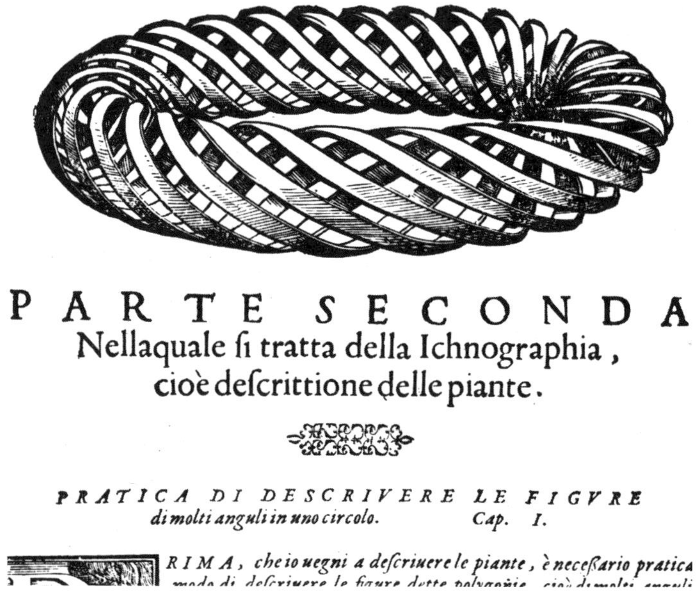
PARTE SECONDA
Nellaquale ſi tratta della Ichnographia,
cioè deſcrittione delle piante.

PRATICA DI DESCRIVERE LE FIGVRE
di molti anguli in uno circolo. Cap. I.

RIMA, che io uegni a deſcriuere le piante, è neceſſario pratica

219. Titelblatt von La pratica della perspectiva von Daniel Barbaro, Venedig, 1569

220. Spiralen, Holzstich, 1953

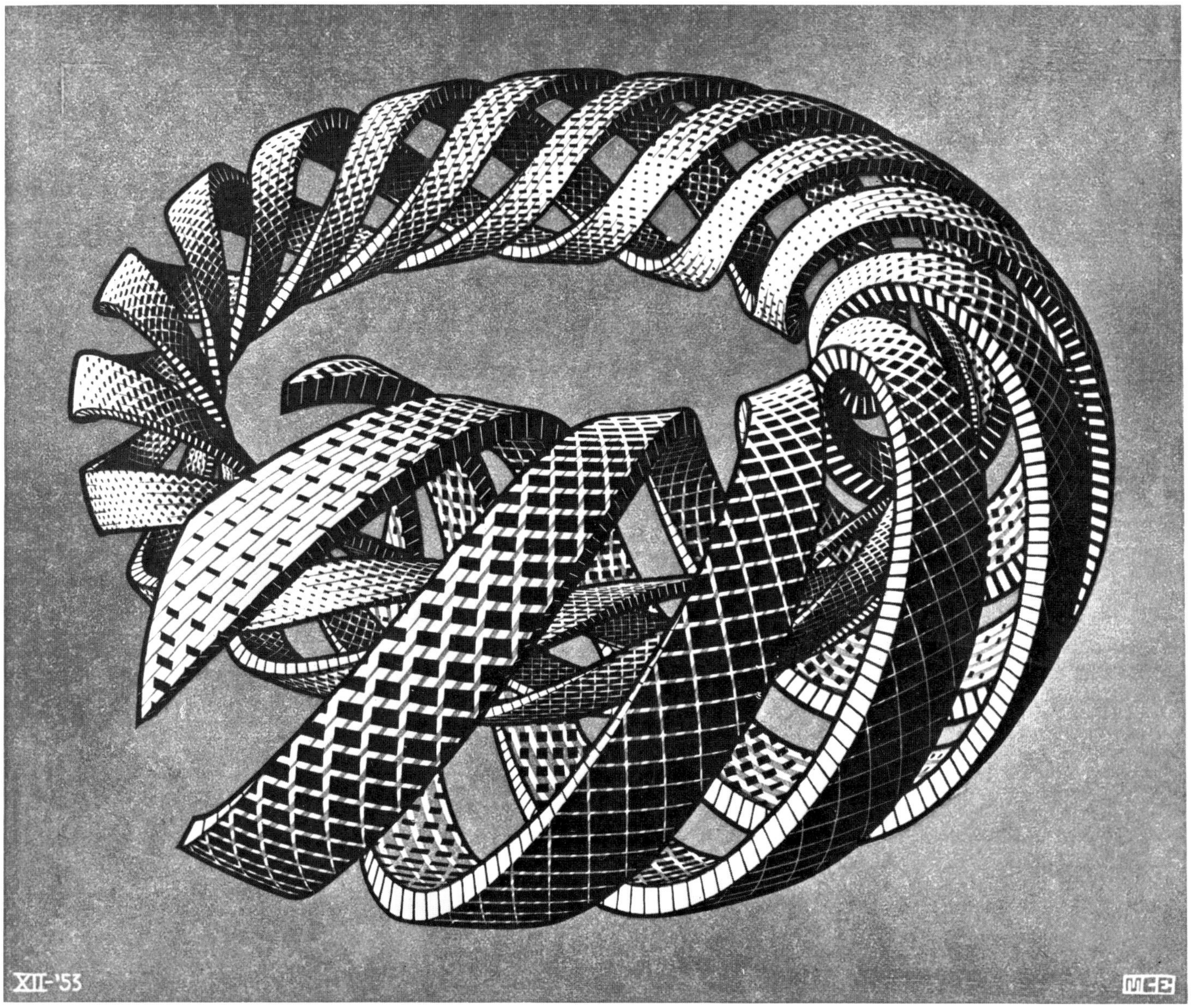

Möbiusbänder

»1960 regte mich ein englischer Mathematiker, dessen Namen ich vergessen habe, an, ein Bild mit einem Möbius-Band zu machen. Zu dieser Zeit wußte ich kaum, was das war.«
Im Hinblick auf die Tatsache, daß Escher schon 1946 in seinem farbigen Holzschnitt *Reiter* (Abbildung 224) und dann 1956 in dem Holzstich *Schwäne* Figuren von beträchtlichem topologischen Interesse und naher Verwandtschaft mit den Möbius-Bändern ins Spiel brachte, brauchen wir diese Äußerung von ihm nicht allzu wörtlich nehmen. Der Mathematiker hatte ihn darauf verwiesen, daß ein Möbiusband mit einer halben Drehung vom mathematischen Standpunkt aus gesehen einige merkwürdige Eigenschaften hat: Es kann zum Beispiel der Länge nach durchgeschnitten werden, ohne daß es in zwei Ringe zerfällt, und es hat nur *eine* Seite mit *einem* Rand. Escher macht die erste Eigenschaft 1961 in *Möbiusband I* (Abbildung 222) sichtbar und die zweite, die eng damit zusammenhängt, 1963 in *Möbiusband II* (Abbildung 226).

Diese Bänder werden nach Augustus Ferdinand Möbius (1790-1868) benannt, der sie als erster benutzte, um damit gewisse bedeutende topologische Besonderheiten zu demostrieren. Es ist sehr einfach, sich selbst ein Modell davon zu machen (Abbildung 223). Zuerst machen wir ein zylindrisches Band, indem wir einen Papierstreifen zusammenkleben. AB ist die Stelle, an welcher das Band zusammengefügt wird. Dieses zylindrische Band hat zwei Ränder (Unter- und Oberrand) und eine innere und eine äußere Oberfläche.Nun imitieren wir Möbius, indem wir das Band etwas in sich drehen, so daß A_1 auf B_2 trifft und B_1 auf A_2. Das Band scheint nun nur noch *einen* Rand und *eine* Seite zu haben. Denn wenn man die Außenseite des Papiers kolorieren will, zeigt sich, daß man das so lange machen kann, bis die ganze Oberfläche des Papiers gefärbt ist; und wenn man mit dem Finger dem »oberen« Rand nach rechts folgt, kommt man nach zwei Umrundungen - ohne den Finger hochzuheben - wieder am Ausgangspunkt an; und man wird doch alles, was Rand ist, berührt haben. Das Möbiusband hat also nur einen Rand und eine Seite. Escher hat dies in *Möbiusband II* demonstriert. Die neun großen Ameisen sitzen scheinbar auf verschiedenen Seiten des Bandes. Wenn man aber den Ameisen auf ihrem Weg

222. Möbiusband I, Holzstich, 1961

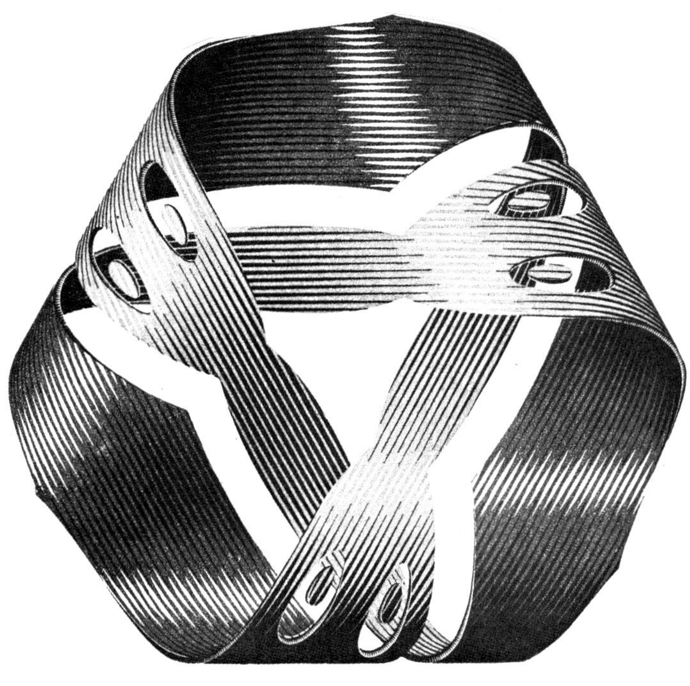

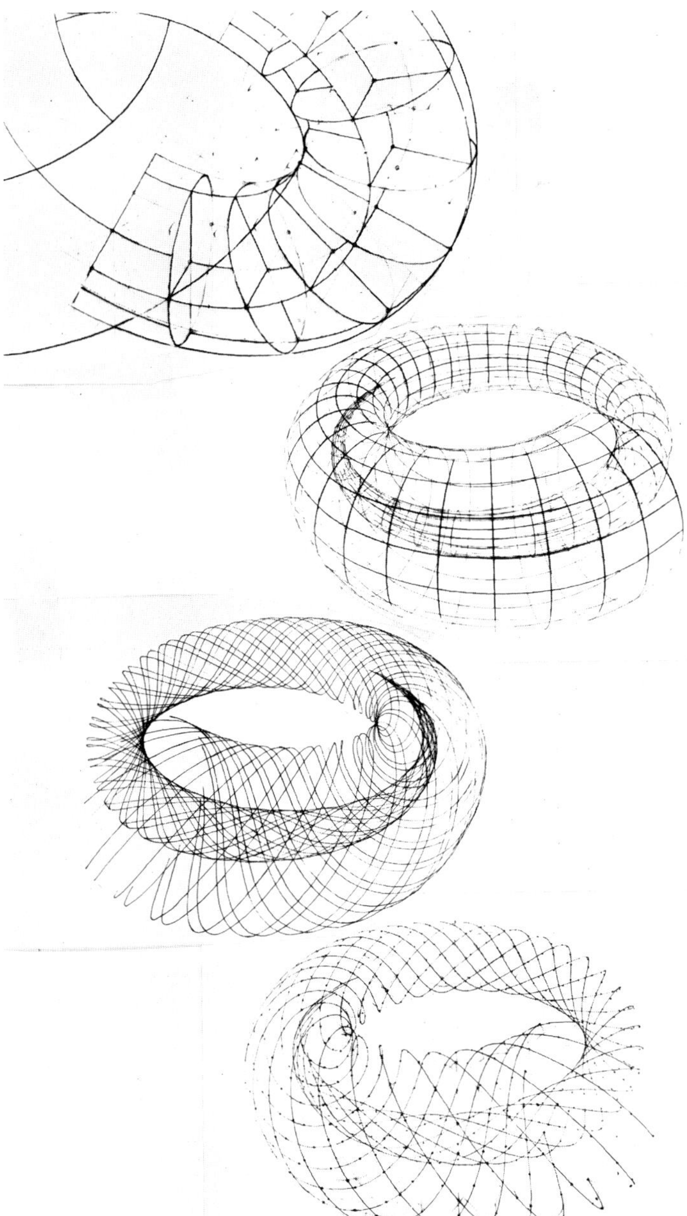

221.

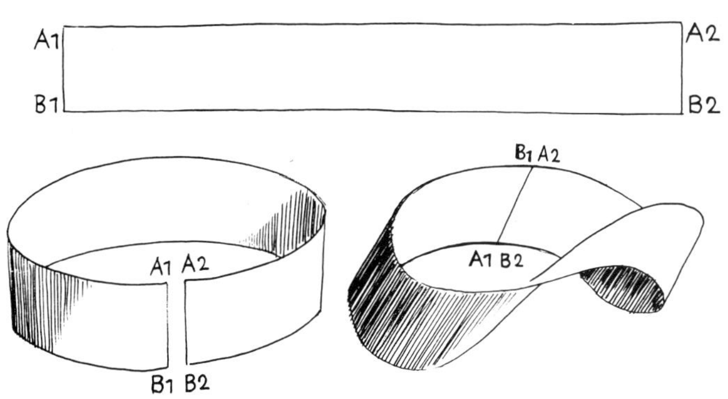

223. Wie man ein Möbiusband macht

folgt, zeigt sich, daß es nur eine Seite ist. Um es zeichnen zu können, hat er sowohl von den Ameisen wie vom Band große räumliche Modelle angefertigt.

Schneiden wir ein gewöhnliches zylindrisches Band der Länge nach durch, erhalten wir zwei neue zylindrische Bänder, von denen jedes für sich genommen werden kann. Wenn wir dasselbe mit einem Möbiusband versuchen, werden wir nicht zwei einzelne Teile erhalten – es bleibt ein Ganzes. Escher demonstriert dies in *Möbiusband I,* wo wir drei Schlangen sehen, die sich in den Schwanz beißen. – Das Ganze ist ein der Länge nach durchgeschnittenes Möbiusband. Folgen wir den Schlangen mit den Augen, dann sieht es so aus, als ob sie zusammenhängen; aber wenn wir das Band etwas auseinanderziehen, zeigt sich, daß wir ein Band mit zwei Halbdrehungen darin vor uns haben.

In *Reiter,* einem Drei-Farben-Holzschnitt von 1946, sehen wir ein Möbiusband mit zwei Halbdrehungen (Abbildung 224). Wenn man für sich selbst ein solches machen will, wird man bemerken, daß es automatisch in die Form einer räumlichen 8 übergeht.

Dieses Band hat deutlich zwei Seiten und zwei Ränder. Escher hat die eine Seite rot und die andere blau gefärbt. Er stellt es sich vor als ein Stoffband mit einem eingewebten Muster von Reitern. Kette und Schuß sind aus blauen und roten Fäden, so daß die eine Seite der Reiter blau, die andere rot erscheint. Die Vorder- und Rückseite eines Reiters sind Spiegelbilder voneinander; das ist nichts Ungewöhnliches, denn es könnte von jeder beliebigen Figur gesagt werden. Aber nun beginnt Escher das Band zu manipulieren, so daß eine topologisch ganz andere Figur entsteht. In der Mitte der 8-Figur verbindet er die beiden Teile des Bandes auf solche Weise, daß die Vorder- und Rückseite vereint werden. Wir können dies in unserem Papiermodell nachmachen, wenn wir mit Hilfe von Klebeband die Mitte der 8-Figur zu einer Fläche machen. Von einem rein topologischen Gesichtspunkt aus, müßten wir nun eine der beiden Farben fallen lassen, aber eben das ist Eschers Absicht nicht. Er will zeigen, wie die roten Reiter im unteren Bildteil zusammen mit den blauen, die ihr Spiegelbild sind, die Oberfläche völlig auszufüllen. Dies ist in der Bildmitte erreicht.

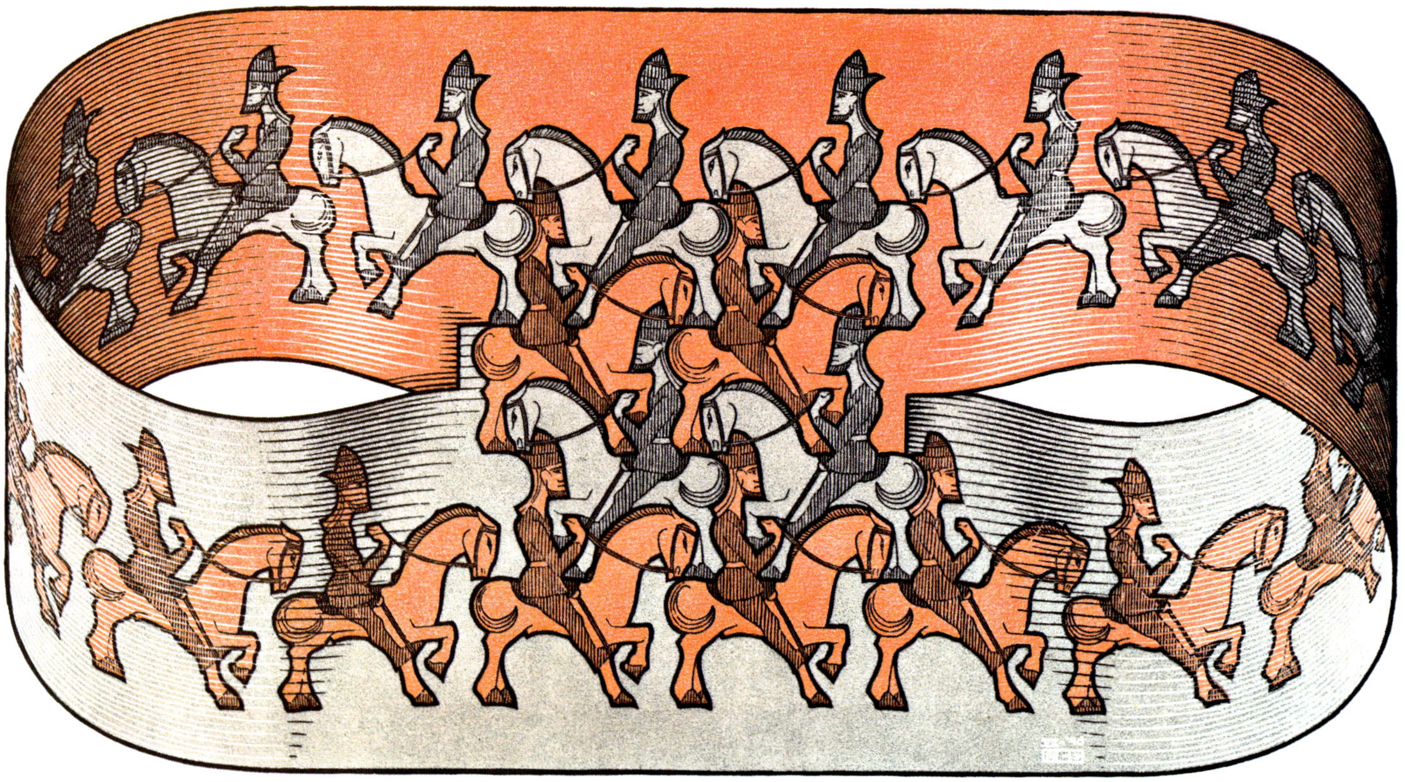

224. Reiter, Holzschnitt, 1946

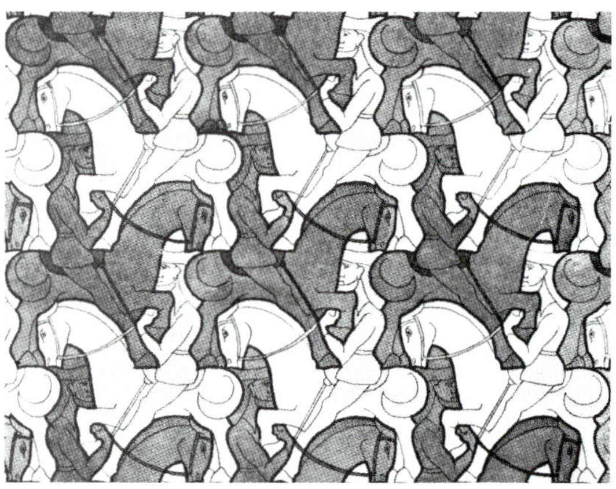

225. Seite aus Eschers Skizzenbuch

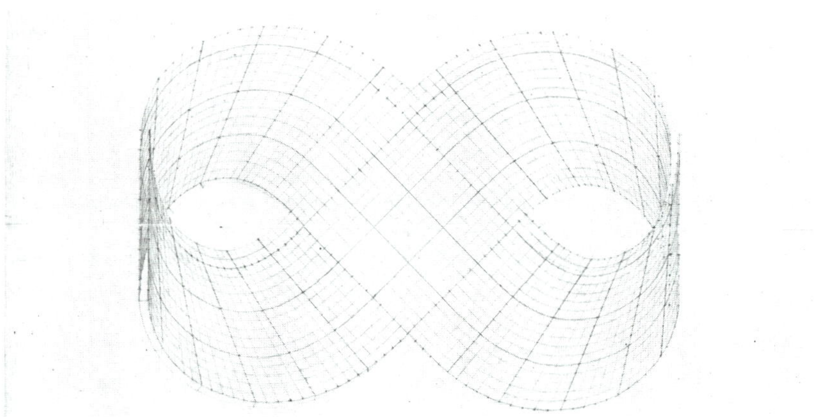

Gerüst für den Druck Schwäne

Natürlich können wir dies auch auf einem prächtigen Blatt aus einem von Eschers Skizzenbüchern mit Flächenfüllungen finden (Abbildung 225), aber in dem Holzschnitt ist es dramatisiert, denn hier sehen wir den Prozeß des Flächenfüllens sich vor unseren Augen abspielen.
Escher beschäftigt sich auch mit einem topologischen Thema in seinem Holzschnitt *Knoten* von 1965 (Abbildung 227). Die Idee für diese Knoten fand er in einem sehr preziös gedruckten Buch mit losen Blättern von dem Graphiker Albert Flocon. Dieser ist ein großer Bewunderer von Escher und hat viel dafür getan, Eschers Werk in Frankreich bekannt zu machen. In diesem Buch, das hauptsächlich aus Kupferstichen besteht, versucht Flocon auch die Beziehungen zwischen dem Raum und seiner Darstellung auf einer Fläche zu erforschen. Einerseits ist er darin viel theoretischer als Escher (man nehme zum Beispiel seine Reflexionen über Perspektive), und auf der anderen Seite sind seine Stiche viel freier, weniger exakt, weniger nach Gesetz und Notwendigkeit suchend. In Flocons Buch *Typographies* fand Escher das Bild, das links oben auf dem Blatt *Knoten* wiedergegeben ist. Auf alle Fälle fand er diesen Knoten, der aus zwei rechtwinklig aufeinandergesetzten Bändern bestand, so bemerkenswert, daß er daran dachte, ihm ein eigenes Bild zu widmen. Eine Zeichnung, die er 1966 bei einem Besuch bei seinem Sohn in Kanada machte, zeigt, daß er noch ein Jahr später damit beschäftigt ist. Der große Knoten hat einen rechteckigen Querschnitt und scheint aus vier verschiedenen Bändern konstruiert zu sein. Folgen wir einem der Bänder, bemerken wir, daß wir den ganzen Knoten viermal durchlaufen, ohne daß wir irgendwelche Grenze überschreiten, um dann wieder zum Ausgangspunkt zu gelangen. Es ist also nur ein Band da!
Wir könnten uns mit Hilfe eines langen Stücks Schaumgummi mit rechteckigem Durchschnitt ein Modell machen. Nachdem wir einen Knoten gemacht haben, müssen wir die Enden aneinanderkleben. Dann gibt es verschiedene Möglichkeiten. In der aufgeblasenen Form rechts oben ist diese Merkwürdigkeit selbstverständlich geworden. Die durchbrochene raupenartige Form des Knotens ist aus dauernden Versuchen, eine Form zu finden, bei der Innen- wie Außenseite des Körpers deutlich sichtbar würden, entstanden. Dies ist ein Problem, um das Escher häufig rang, und verschiedene Drucke sind in der Entwurfsphase steckengeblieben, weil es ihm nicht gelang, eine deutliche Darstellung des Innen wie des Außen zu erreichen.

226. Möbiusband II, Holzstich, 1963

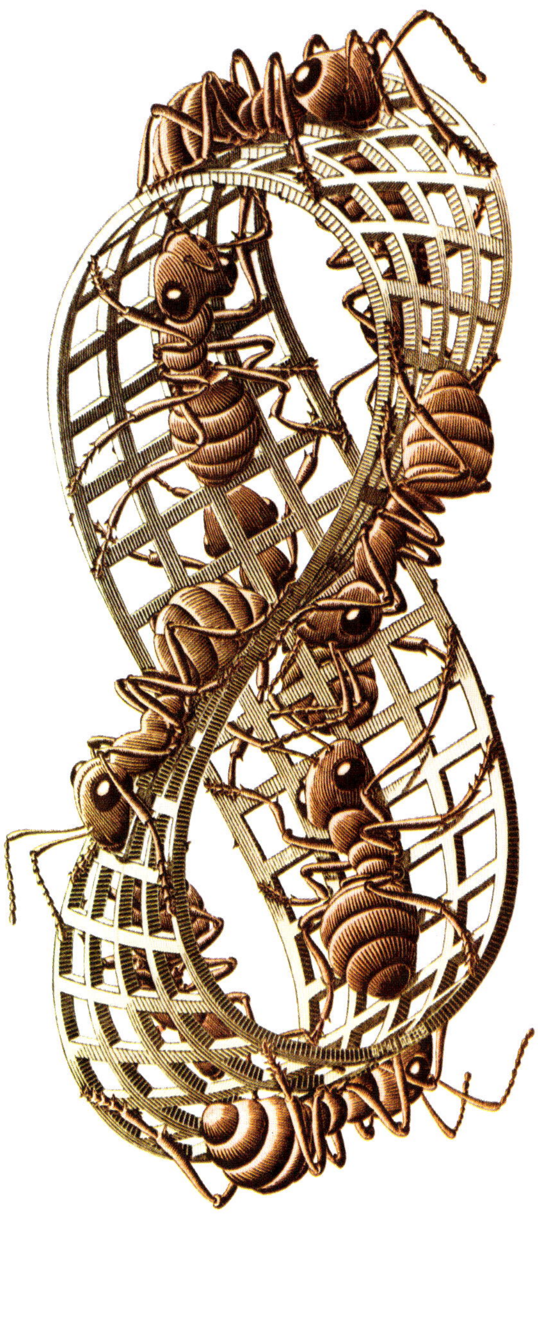

227. Knoten, Holzschnitt, 1965

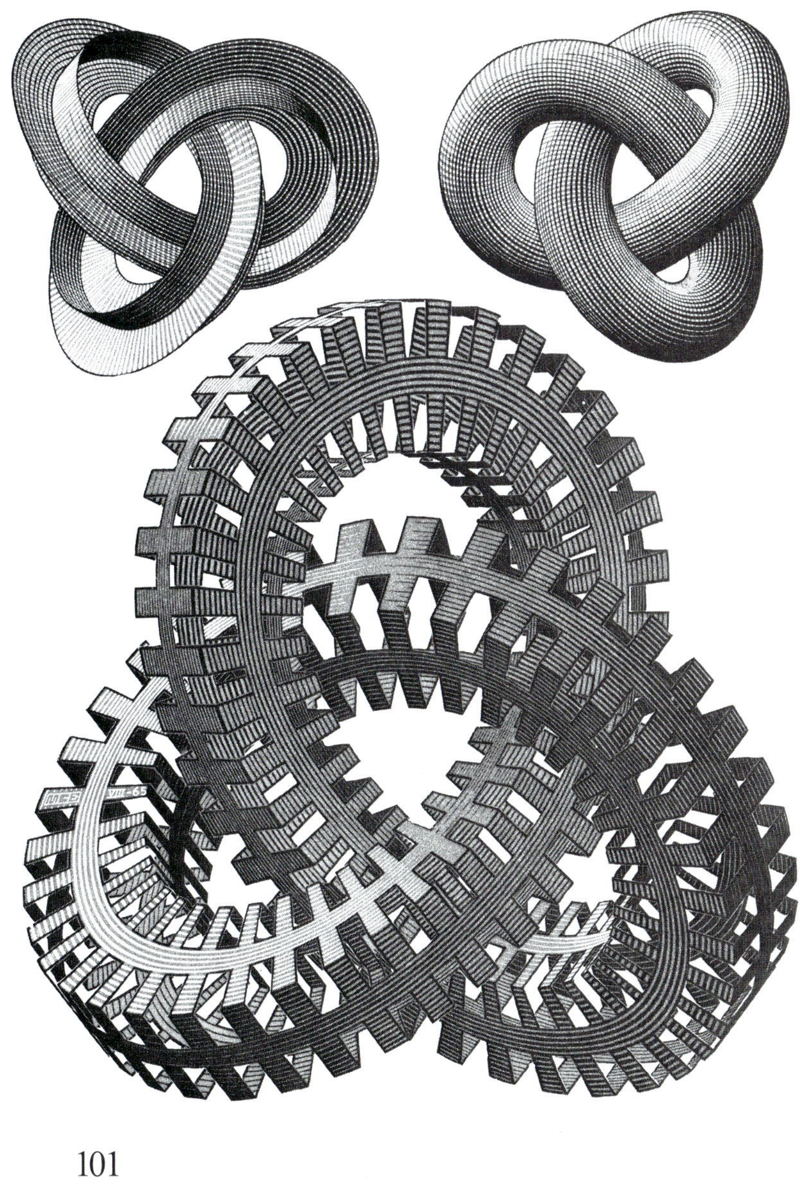

15 Das Unendliche

In einem 1959 publizierten Artikel drückte Escher in Worten aus, was ihn bewog, Unendlichkeit darzustellen:
»Wir können uns nicht vorstellen, daß irgendwo hinter den fernsten Sternen am Nachthimmel der Raum ein Ende haben könnte, eine Grenze, jenseits derer ›nichts‹ mehr ist. Der Begriff ›leer‹ sagt uns wohl noch etwas, denn ein Raum kann leer sein, jedenfalls in unserer Vorstellung, aber unsere Einbildungskraft ist unfähig, den Begriff ›nichts‹ im Sinne von ›raumlos‹ zu erfassen. Darum klammern wir uns, seit Menschen auf diesem Erdball liegen, sitzen und stehen, seit sie darüber kriechen und laufen, segeln, reiten und fliegen (und von ihr wegfliegen) an ein Hirngespinst, an ein Jenseits, an ein Fegefeuer, einen Himmel, eine Hölle, eine Wiedergeburt oder ein Nirvana, die dann wieder ewig in der Zeit und unendlich im Raum sein müssen.«
Es ist zu bezweifeln, ob es heutzutage viele Zeichner, Graphiker, Maler, Bildhauer, kurz bildende Künstler jeder Art gibt, die den Wunsch haben, mit Hilfe unbeweglicher, visuell wahrnehmbarer Bilder auf einem einfachen Stück Papier zu den Tiefen der Unendlichkeit vorzudringen. Künstler unserer Zeit werden weit mehr durch Impulse, die sie nicht erklären können oder wollen, motiviert, durch einen Drang – nicht rational, sondern un- oder unterbewußt – der sich in Worten nicht ausdrücken läßt. Und doch kann es anscheinend geschehen, daß jemand ohne viel exaktes Wissen oder die Gelehrtheit früherer Generationen in seinem Kopf, seine Tage in der Art eines bildenden Künstlers mit dem Entwerfen von mehr oder weniger phantastischen Vorstellungen ausfüllt, eines Tages in sich den Wunsch erwachen fühlt, sich durch seine Kunst so genau und dicht wie möglich der Unendlichkeit zu nähern.
Was für Formen soll er gebrauchen? Exotische, formlose Flecken, die gar keine assoziativen Gedanken in uns aufkommen lassen? Oder abstrakte, geometrische, geradlinige Konstruktionen, Rechtecke oder Sechsecke, die uns höchstens an ein Schachbrett oder eine Honigwabe denken lassen? Nein, wir sind nicht blind, taub oder stumm; wir nehmen bewußt die Formen wahr, die uns umgeben, und die in ihrer reichen Mannigfaltigkeit eine deutliche und fesselnde Sprache sprechen. Deshalb müssen die Formen, mit denen wir unsere Flächenaufteilungen bauen, wiedererkennbar sein als Zeichen, als deutliche Symbole der belebten oder toten Materie um uns herum.
Was ist mit der regelmäßigen Flächenaufteilung erreicht worden? Noch keine Unendlichkeit, wohl aber ein Fragment davon, zum Beispiel ein Teil des »Reptilien-Universums«. Wenn diese Fläche, die sie – aneinandergepaßt – ausfüllen, unendlich groß wäre, könnte eine unendliche Zahl von ihnen darauf wiedergegeben werden. Aber es geht hier nicht um ein Gedankenspiel; wir sind uns dessen bewußt, daß wir in einer materiellen, dreidimensionalen Wirklichkeit leben, und es ist unmöglich, eine Fläche, die sich in allen Richtungen unendlich weit erstreckt, zu fabrizieren.

Aber es gibt andere Möglichkeiten, die unendliche Zahl anschaulich zu machen ohne unsere Fläche zu krümmen. Abbildung 228 zeigt einen ersten Versuch in dieser Richtung. Die Figuren, aus denen dieses Bild aufgebaut ist, sind einer ständigen radialen Verkleinerung von den Rändern zum Mittelpunkt hin unterworfen, wo die Grenze des Unendlich-Viel und Unendlich-Klein in einem Punkt zusammenfällt. Doch bleibt auch diese Figuration nicht mehr als ein Fragment, weil man sie durch das Hinzufügen immer größerer Figuren, so weit man will, ausdehnen könnte.

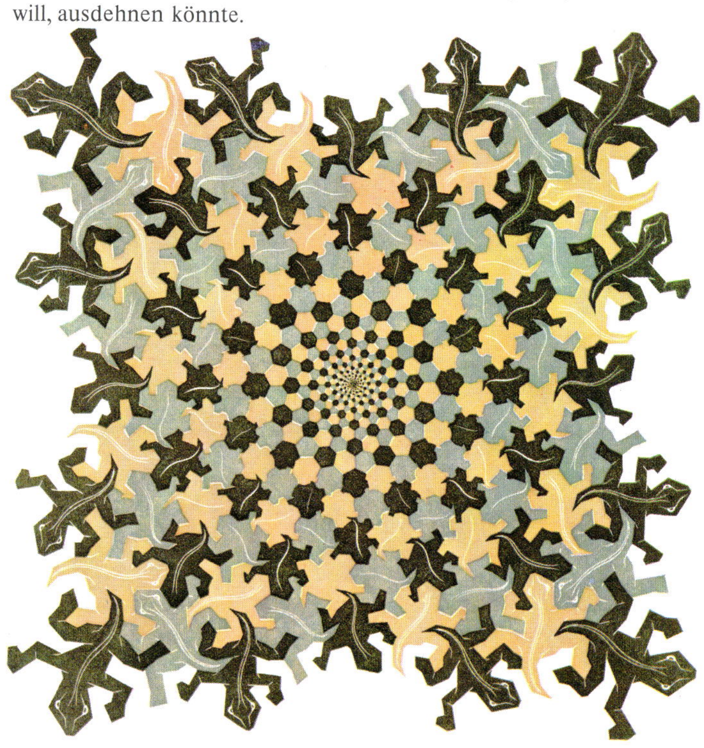

228. Entwicklung II, Holzschnitt, 1939

Es gibt nur einen möglichen Weg, diesen fragmentarischen Charakter zu beheben und eine »Unendlichkeit« als Ganzes in einer logischen Grenzlinie zu fassen: Man muß umgekehrt zu Werke gehen. Abbildung 243 zeigt eine frühe, wenngleich ungeschickte Anwendung dieser Methode. Die größten Tierformen sind nun in der Mitte und die Grenze der unendlichen Zahl und unendlichen Kleinheit ist an dem kreisförmigen Rand erreicht.
Die Virtuosität, die Escher in der regelmäßigen Flächenaufteilung erreicht hatte, kam ihm bei seinen Annäherungen an die Unendlichkeit zugute. Doch wird auch ein völlig neues Element nötig: Gerüste, die es möglich machen, die unendliche Oberfläche auf einem endlichen Stück Fläche darzustellen.

Bilder mit gleichförmigen Figuren

Als Escher nach 1937 mit der Flächenaufteilung begann, gebrauchte er nur kongruente Figuren. Erst nach 1955 sehen wir ihn ausgiebig gleichförmige Figuren verwenden, um sich durch Bildung von Reihen der Unendlichkeit anzunähern.

Diese Möglichkeit wurde schon 1939 in dem Bild *Entwicklung II* (Abbildung 228) gesehen und genutzt. Aber das Anwachsen der Figuren von unendlicher Kleinheit im Zentrum nach außen hin steht noch ganz im Zusammenhang mit dem Konzept der Metamorphose. Die Figuren im Zentrum sind nicht nur klein, sondern auch differenziert; erst am äußeren Rand erscheinen sie als vollständige Eidechsen. Auch der Titel dieses Bildes zeigt den engen Zusammenhang mit Metamorphose, denn *Entwicklung I* von 1937 ist auch ein Metamorphose-Druck, in welchem keine gleichförmigen, sondern kongruente Figuren gebraucht werden. Unter den Drucken mit gleichförmigen Figuren lassen sich drei Gruppen unterscheiden, wenn wir die Muster beachten, die ihnen als Gerüst zugrundeliegen.

1. Quadrat-Bilder

Diese sind vom Aufbau her die einfachsten, doch erschien das erste, *Kleiner und Kleiner I*, erst 1956. Ein Jahr später arbeitete Escher an dem

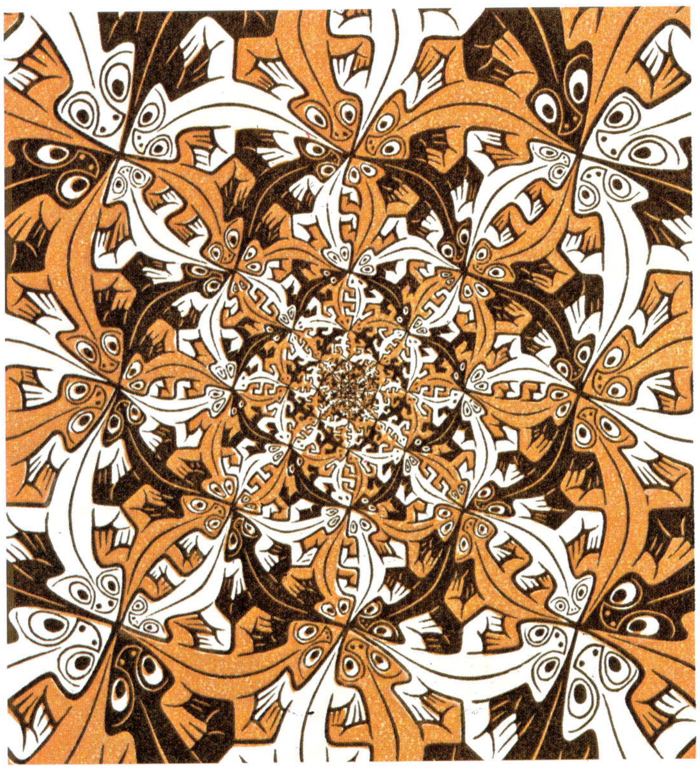

229. Das Zentrum von Kleiner und Kleiner I, Holzstich, 1956

Buch für den Bibliophilen Club De Roos (M.C. Escher, *Regelmäßige Flächenaufteilung*, Utrecht 1958), und darin zeigt er das Diagramm, auf welchem diese Art von Bildern basiert; er zeichnet auch ein einfaches Bild mit Reptilien, um das Prinzip zu demonstrieren.

1964 verwendet er dieses Diagramm noch einmal für ein kompliziertes Blatt, *Quadratlimit* (Abbildung 230), aber diesmal mit der ganz deutlichen Absicht zu versuchen, Unendlichkeit in seinem Bild darzustellen

Die Einfachheit dieses Schemas war vielleicht der Grund, warum Escher es nur dreimal gebrauchte.

2. Spiral-Bilder

Das Schema dieser Bilder - eine runde Fläche in Spiralen von gleichförmigen Figuren aufgeteilt - lag bereits seit dem Erscheinen von *Entwicklung I* im Jahr 1939 fertig vor.

Die folgenden Bilder basieren darauf: *Lebensweg I* (1958), *Lebensweg II* (1958), *Lebensweg III* (1966) und *Schmetterlinge* (1950; Abbildung 237). Wir können vielleicht noch *Drehstrudel* (Abbildung 238) zu dieser Kategorie zählen. Das Ziel der Lebenswegdrucke ist nicht so sehr, das unendlich Kleine darzustellen, als vielmehr ein Wachsen von unendlich klein nach groß und wieder zurück nach unendlich klein - analog dem biologischen Geschehen: Geburt, Wachsen und Wieder-Vergehen.

3. Die Coxeter-Bilder

In einem Buch von Professor H.S.M. Coxeter entdeckte Escher ein Diagramm (Abbildung 242), das ihm auffiel, weil es für die Darstellung einer unendlichen Reihe sehr geeignet schien. Daraus entstanden die Bilder *Kreislimit I-IV*, (1958, 1959, 1959, 1960). Die Bilder *Kreislimit I, III* und *IV* sind in Abbildung 243, 244 und 77 wiedergegeben.

Auch Eschers letztes Bild, *Schlangen* (1969; Abbildung 245 und folgende), gehört zu dieser Gruppe, obwohl das Gerüst dafür in einer ingeniösen Weise Eschers besonderen Zielen angepaßt ist.

Quadrat-Limits

Was ist hier zu sehen (Abbildung 230)? Wir könnten sagen: eine unendliche Zahl fliegender Fische. In Abbildung 231 sehen wir eine einfache Lösung des Problems, das Unendliche darzustellen. Das gleichschenklige Dreieck A B C ist der Ausgangspunkt. Auf der Seite B C sind wieder zwei gleichschenklige Dreiecke D B E und D C E gezeichnet. Wir wiederholen diesen Prozeß und erhalten die Dreiecke 3 und 4, 5 und 6 usw.

Wir könnten den Prozeß ins Unendliche fortführen und doch nahe beim Ausgangspunkt enden. Wenn das Quadrat E F C D 10 cm in der Länge mißt, dann müssen die Quadrate darunter 5 cm Seitenlänge haben und die darunter 2,5 cm usw. (siehe Abbildung 231, rechts). Eine einfache Rechnung lehrt uns, daß $1/2 + 1/4 + 1/8 + 1/16 + 1/32 + 1/64 + \ldots = 1$ ist. Darum mißt C G 20 cm und nichtsdestoweniger sehen wir eine unendliche Zahl von immer kleiner werdenden Quadraten untereinander.

Abbildung 231 ist für den Mathematiker vielleicht faszinierend, aber nicht für den Durchschnittsbetrachter. Escher hat dieses Gerüst lebendig gemacht, indem er jedes Dreieck mit einer Eidechse füllt (Abbildung 232). Er schuf dieses Bild als Illustration für ein Buch über regelmäßige Flächenfüllung. Dasselbe Schema liegt dem Holzstich *Kleiner und kleiner* von 1956 (Abbildung 229) zugrunde.

Der Holzschnitt *Quadratlimit* von 1964 hat ein etwas komplizierteres Grundmuster. In Abbildung 233 wird ein Viertel davon gezeigt, dazu noch das Feld um den Bildmittelpunkt A herum. In verschiedenen Teilen begegnen wir Abbildung 231 wieder; nur entlang den Diagonalen des Quadrats ist eine andere Lösung gefunden worden.

Wenn wir meinen, dieses Bild nun völlig verstanden zu haben, betrügen wir uns selbst. Die einfache Frage, warum Escher für diesen Druck drei Farbtöne nehmen muß, warum ihm nicht zwei genügen, mag uns schon in Verlegenheit bringen.

Schauen wir auf Abbildung 234, wo derselbe Teil abgebildet ist wie in Abbildung 233. Wenn wir unsere Aufmerksamkeit auf die Punkte richten, an denen Fische zusammenstoßen, werden wir sehen, daß das auf drei verschiedene Arten geschieht. Bei A kommen vier Flossen

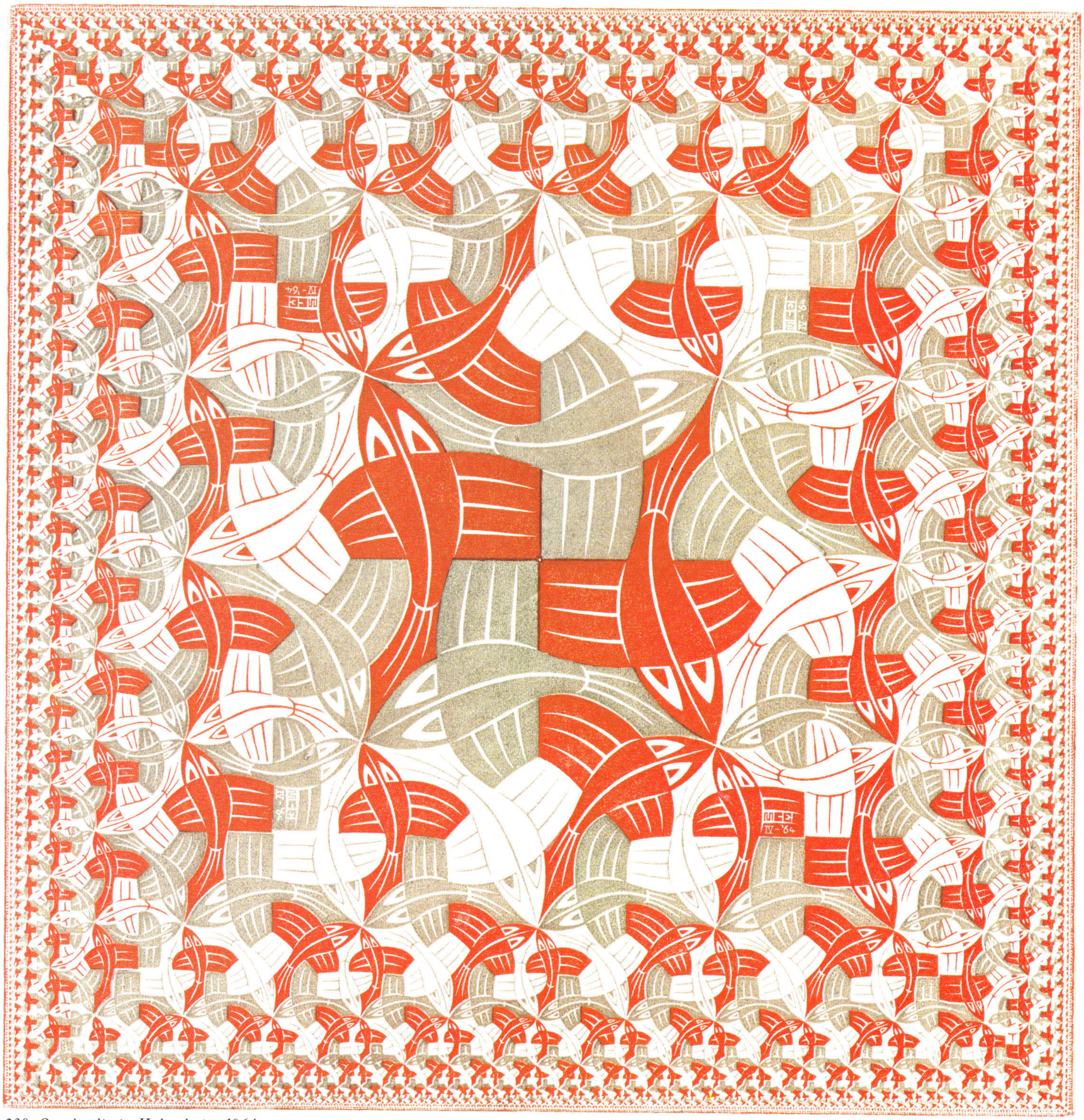

230. Quadratlimit, Holzschnitt, 1964

von vier verschiedenen Fischen zusammen, bei B vier Köpfe und vier Schwänze und bei C drei Flossen. Bei A und auch bei B sind nur zwei Farben nötig, denn es geht hier allein darum, die Tiere auseinanderzuhalten. Aber bei C sind dafür drei verschiedene Farbtöne notwendig.

Wenn wir nach verschiedenen Punkten der Variation A schauen, merken wir erst, daß diese Punkte nur auf den Bilddiagonalen zu finden sind. In der Mitte sind die Flossen: grau-schwarz-grau-schwarz; auf der Diagonale von unten links nach oben rechts finden wir wiederholt: weiß-grau-schwarz-grau und auf der Diagonale von rechts unten nach links oben: weiß-schwarz-grau-schwarz. Andere Kombinationen kommen nicht vor.

Bei den C-Punkten können wir nur weiß-grau-schwarz erwarten, aber bei den B-Punkten werden wir überraschende Kombinationen finden, wenn wir auf die Köpfe der Fische schauen.

Wie oft man auch auf dieses Bild schaut – es bleibt mit seiner Fülle an Kombinationen fesselnd.

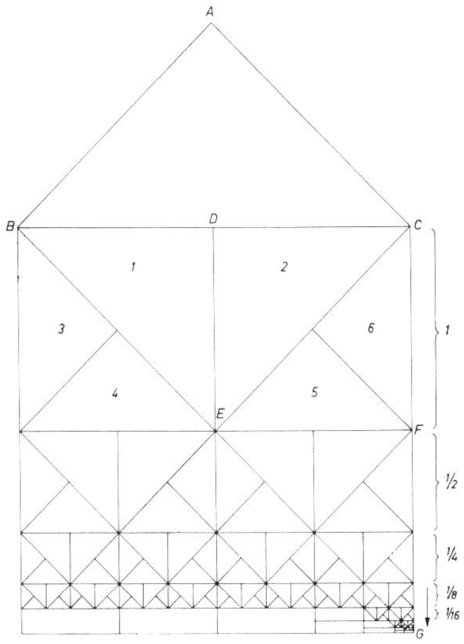

231. *Gerüst für Quadratlimits*

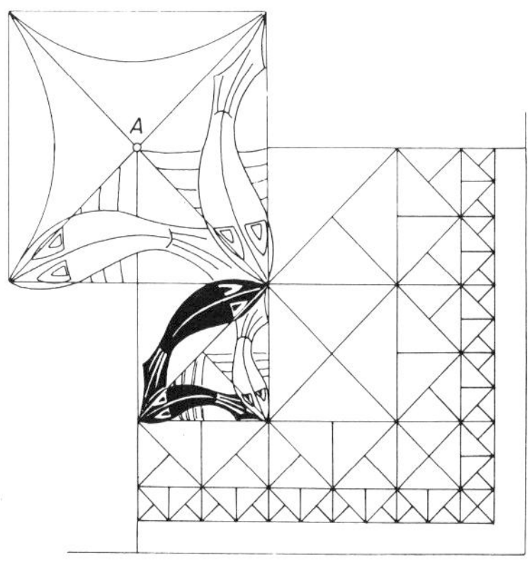

233. *Teil von Quadratlimit*

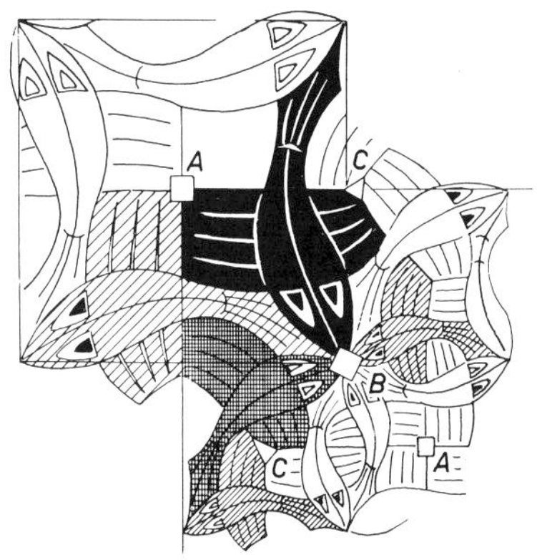

234. *Die drei verschiedenen Treffpunkte*

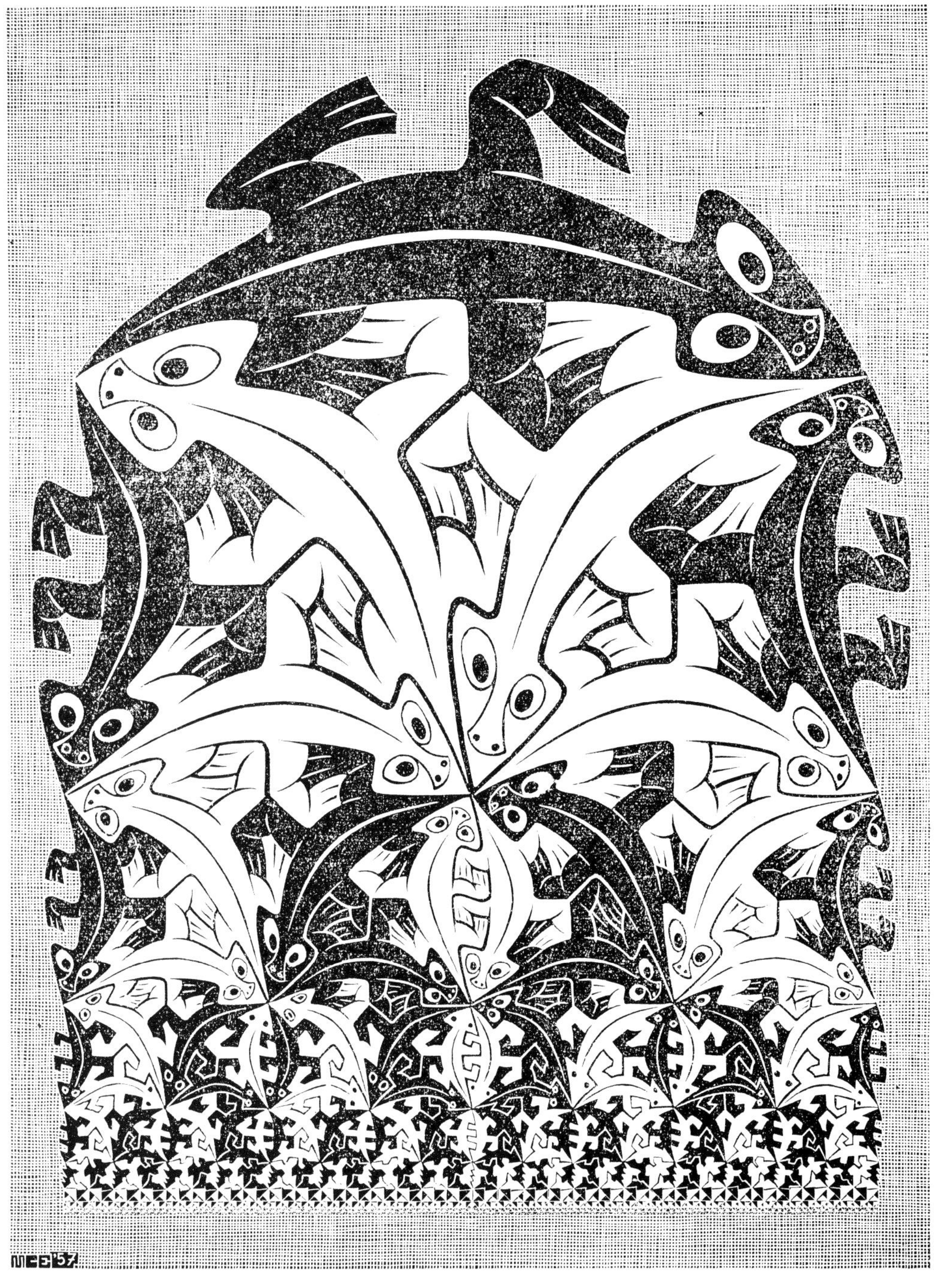
232. *Aus De Regelmatige Vlakverdeling (Regelmäßige Flächenfüllung) von Escher. Publiziert als eine bibliophile Ausgabe der De Roos Stiftung, 1958*

Escher machte in einem Brief folgende Randbemerkungen zu diesem Bild:
»*Quadratlimit* (1964) entstand nach der Serie, *Kreislimit I, II, III und IV.* Dies geschah, weil Professor Coxeter mich auf eine Methode der ›Reduktion von innen nach außen‹ hinwies, nach welcher ich jahrelang vergebens Ausschau gehalten hatte. Denn eine Reduktion von außen nach innen (wie in *Kleiner und Kleiner),* bringt keine philosophische Befriedigung, weil dabei keine logisch be- und geschlossene Komposition entsteht. Nach dieser relativen Befriedigung meiner Sehnsucht nach einem geschlossenen Sinnbild der Unendlichkeit (am besten verwirklicht in *Kreislimit III*) versuchte ich an die Stelle des Kreises eine Quadratform zu setzen – weil die geradlinigen Wände unserer Räume danach rufen. Ein wenig stolz auf meine eigene Erfindung von *Quadratlimit,* sandte ich einen Abzug an Professor Coxeter. Sein Kommentar war ›sehr hübsch, aber ziemlich alltäglich und euklidisch, deshalb nicht besonders interessant. Die Kreislimits sind interessanter, weil sie nicht-euklidisch sind.‹ Dies war alles Küchenlatein für mich, der ich ein vollständiger Laie auf dem Gebiet der Mathematik war. Ich will gerne bekennen, daß die geistige Reinheit eines Bilds wie *Kreislimit III* weit über die von *Quadratlimit* hinausgeht.«

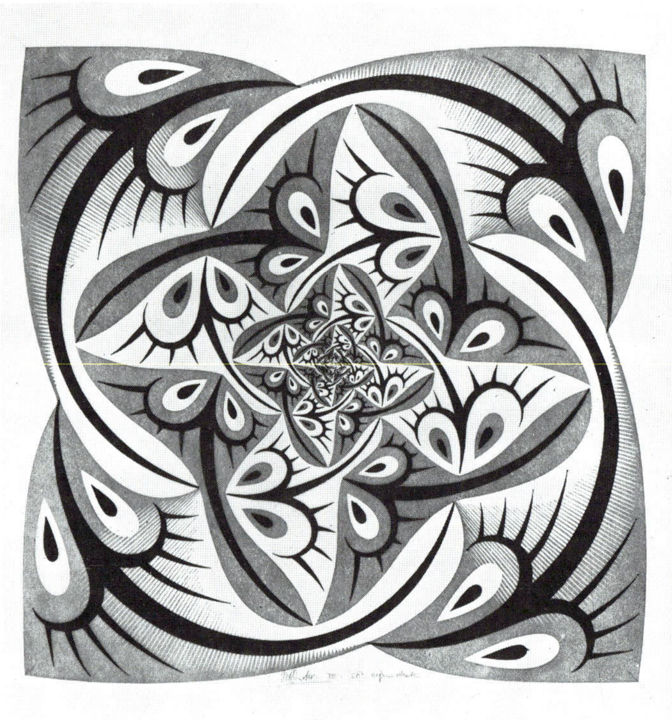

235. Lebensweg II, Holzschnitt, 1958

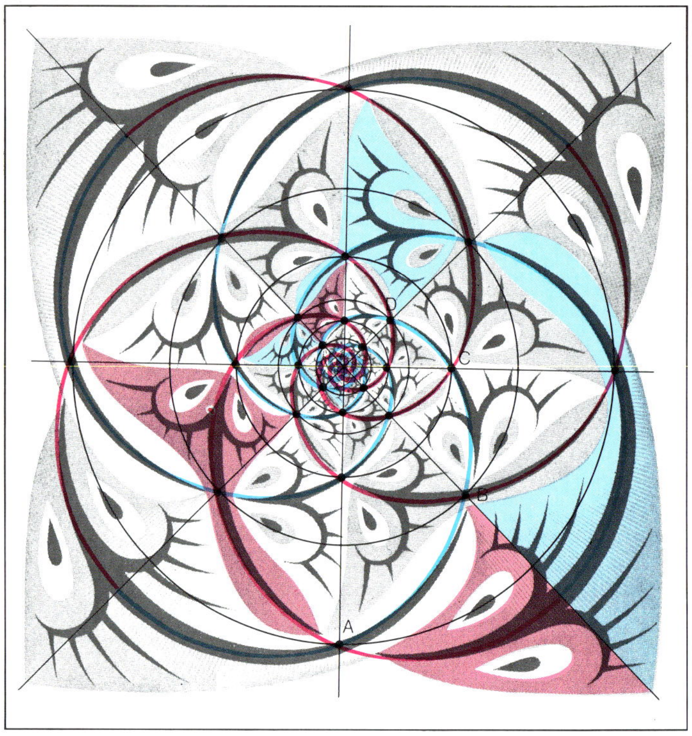

236. Die Konstruktion von Lebensweg II

Geburt, Leben und Tod

Das Gerüst, das den *Spiral-Bildern* zugrunde liegt, ist eine Reihe logarithmischer Spiralen. Escher kannte dieses mathematische Konzept nicht; er konstruierte es wie folgt: Zuerst wird eine Anzahl konzentrischer Kreise gezeichnet; der Abstand zwischen ihnen wird gegen den Mittelpunkt hin stets kleiner. Dann zeichnete er eine Anzahl von Radien, die die Kreise in gleiche Abschnitte unterteilen. Ausgehend von einem Punkt auf dem äußersten Kreis, markiert er die Schnittpunkte der aufeinanderfolgenden Radien und aufeinanderfolgenden Kreise zum Mittelpunkt hin. Dann verband er die sich ergebenden Punkte durch eine fließende Linie. Wir können diese Bewegung auch in der entgegengesetzten Richtung vornehmen. Abbildung 239 zeigt eine solche Konstruktion.

Das Ganze von Kreisen, Radien und Spiralen bildet ein Gittermuster von gleichformigen Figuren, die gegen die Mitte hin stets kleiner werden. In *Lebensweg I* hat Escher Doppelspiralen gebraucht, die von 8 Punkten des Kreisumfangs ausgehen. In *Lebensweg II* (Abbildung 235), welches nach meiner Meinung das schönste von allen ist, gibt es vier Ausgangspunkte und in *Lebensweg III* gehen die 12 Spiralen von 6 Punkten aus.

Dieses Grundmuster wurde schon 1939 aufgezeichnet, als Escher es für *Entwicklung II* (Abbildung 228) gebrauchte, aber in diesem Falle diente es nur dazu, stetig sich verkleinernde Figuren zu erzeugen. In den *Lebensweg*-Drucken ist dieses Gerüst in einer raffinierteren Weise gebraucht: Zwei Spiralen, die von verschiedenen Punkten auf dem Kreisumfang ausgehen, sind außen herum miteinander verbunden. So kann man auf dem Weg einer Spirale vom äußersten Rand aus die Mitte erreichen und von dort wieder zum Kreisumfang zurückkehren, bis man wieder auf die erste Spirale trifft. Anhand von *Lebensweg II* wollen wir dies näher untersuchen.

Der große Fisch links unten (Abbildung 235) hat einen weißen Schwanz und einen grauen Kopf. Dieser Kopf stößt mit dem Schwanz eines kleineren, wenn auch in der Form gleichen Fisches zusammen. So kommen wir über drei weitere immer kleinere Fische auf unserem Spiralweg zum Zentrum. Dicht beim Zentrum werden die Fische so klein, daß sie nicht länger gezeichnet werden können, doch sind dort noch unendlich viele!

In Abbildung 236 ist die Spirale, der wir gerade gefolgt sind, rot eingezeichnet. Längs dieses Weges finden wir nur graue Fische. Durch das unendlich Kleine wachsen weiße Fische aus den grauen, die entlang der blauen Spirale aus der Mitte wegschwimmen und immer größer werden. Wenn die blaue Spirale den Rand erreicht, geht sie in der roten auf, von der wir ausgegangen sind. An diesem Punkt wechseln die Fische wieder ihre Farbe; weiß wird grau und ein neuer Kreislauf beginnt. Natürlich ist der Gedanke dabei, daß ein weißer Fisch im Zentrum zum Leben kommt, zu seiner maximalen Größe anwächst, um dann wieder, alt geworden, als grauer Fisch dahin zurückzusinken, woher er kam.

Ich betrachte dieses Bild als einen Höhepunkt, sowohl wegen der bündigen Weise, in der das Konzept vorgestellt wird, als auch wegen seiner großen Einfachheit und Feinheit. Ich sehe dieses Bild als die beste aller Escherschen Annäherungen an die Unendlichkeit an.

Von *Schmetterlinge* (1950; Abbildung 237) bilden wir nur eine Skizze ab, und diese zeigt nicht sehr deutlich das zugrunde liegende Gerüst. Wenn jemand eine Analyse des endgültigen Bildes versuchen würde, ohne zu erkennen, daß das Gerüst dafür ein Ausschnitt aus dem Gerüst der Spiraldrucke ist, würde er durch die Vielzahl der Formen völlig fehlgeleitet. Ihre strenge Regelmäßigkeit bliebe in diesem Falle gänzlich verschleiert.

Der eindrucksvolle Holzschnitt *Drehstrudel* aus dem Jahr 1957 (Abbildung 238) entstand noch vor den *Lebensweg*-Bildern. Hier ist dieselbe Konstruktion wie für die Spiralen verwendet, während eine Reihe von Möglichkeiten, die diesem System eigen ist, nicht benutzt wurden. In der oberen und unteren Hälfte sind nur zwei Spiralen gleichzeitig gezeichnet, und beide bewegen sich in der gleichen Richtung. Diese Spiralen folgen den Rücken zweier in entgegengesetzter Richtung schwimmender Reihen von Fischen, und in der Mitte geht die eine Konstruktion fließend in die andere über.

Die grauen Fische sind in dem oberen Teich geboren und schwimmen größer werdend stets weiter nach außen. Dann beginnen sie ihre Reise (schon kleiner werdend) zu dem unteren Teich, wo sie nach einer endlosen Reihe von Verkleinerungen im Mittelpunkt verschwinden. Die roten Fische schwimmen in entgegengesetzter Richtung vom unteren zum oberen Teich.

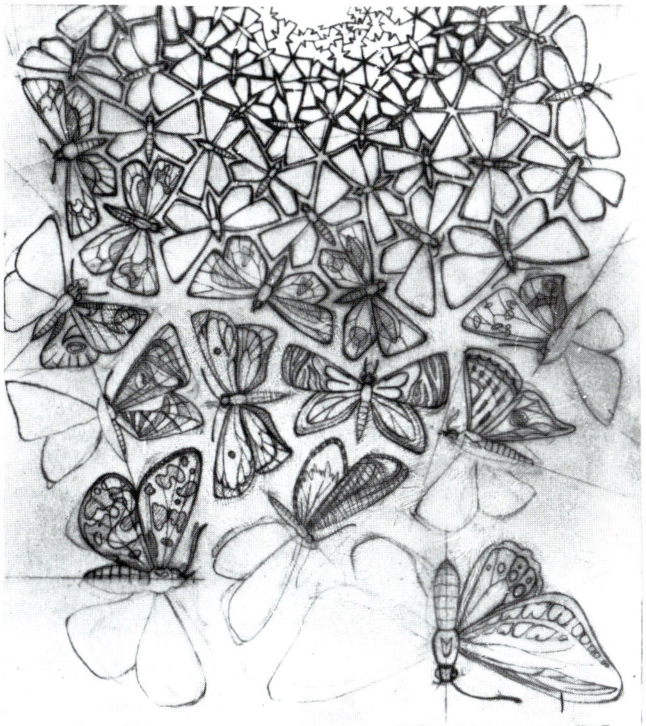

237. Skizze für den Holzstich Schmetterlinge

239. Logarithmische Spiralen als Gerüst für die Spiraldrucke

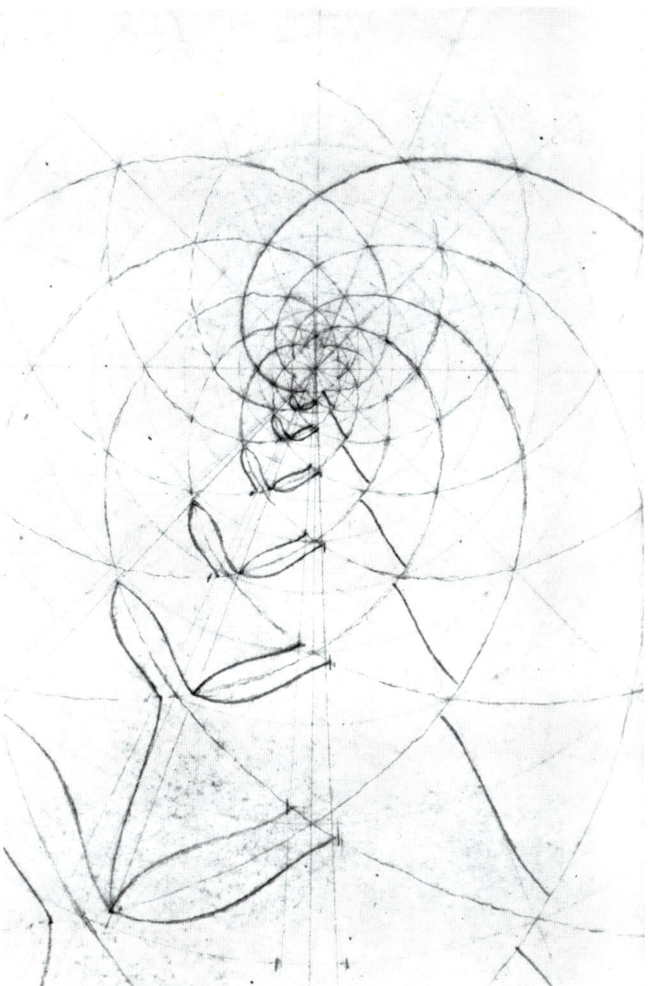

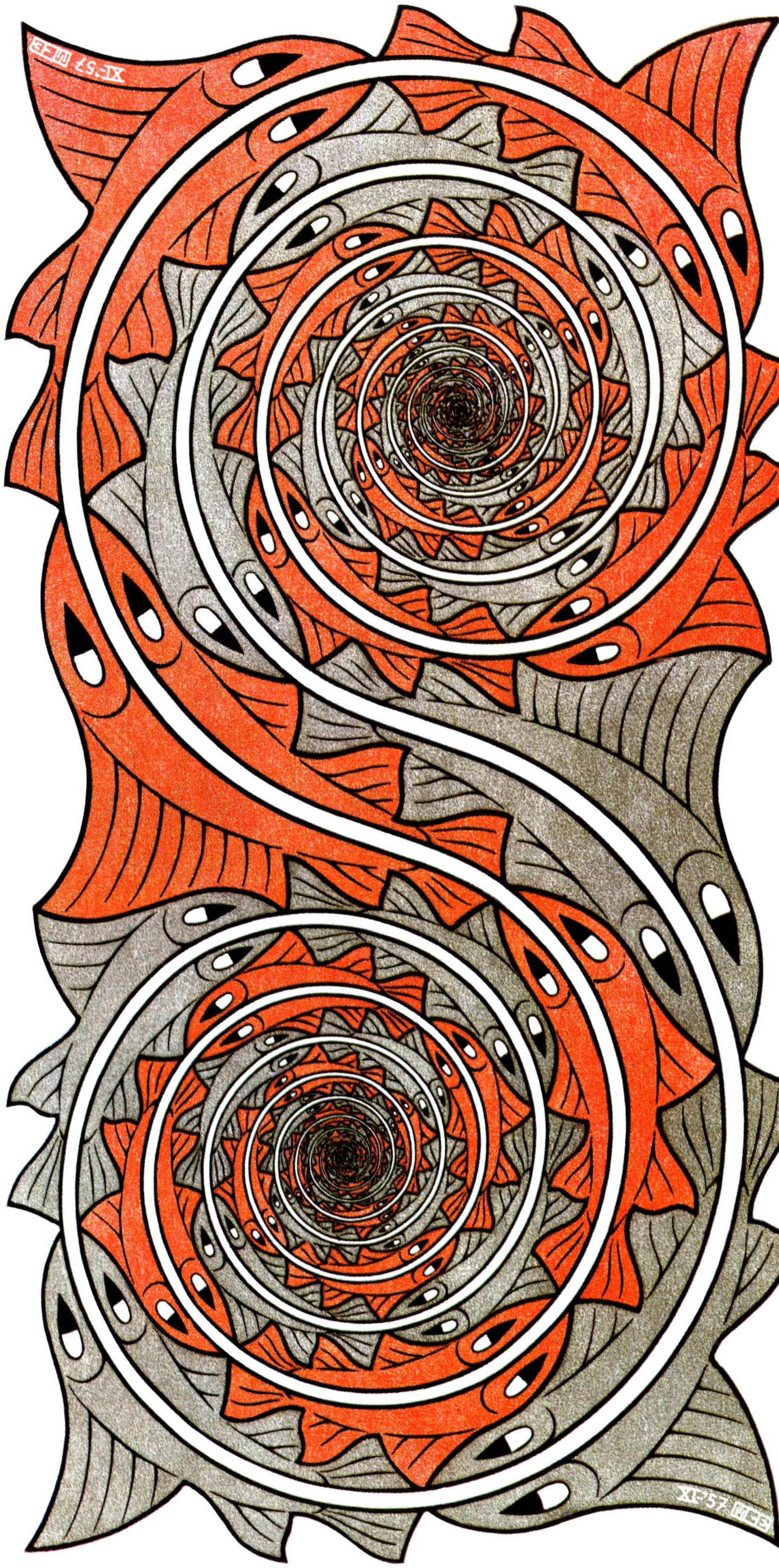

238. Drehstrudel, Holzschnitt, 1957

Das ganze Bild ist nur von zwei Stöcken gedruckt. Der eine, mit dem die grauen Fische der unteren Hälfte gedruckt sind, wurde noch einmal gebraucht, um die roten Fische der oberen Hälfte zu drucken. Darum sehen wir auch Eschers Signatur und das Datum zweimal auf demselben Bild.

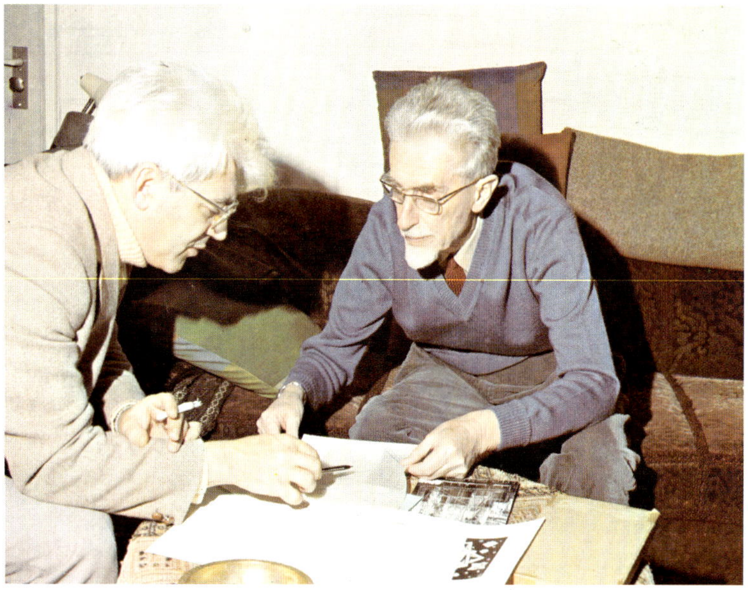

240. *Der Autor und M.C. Escher wenige Wochen vor seinem Tod: »Ich betrachte mein Werk als sehr schön und gleichzeitig als sehr häßlich.«*

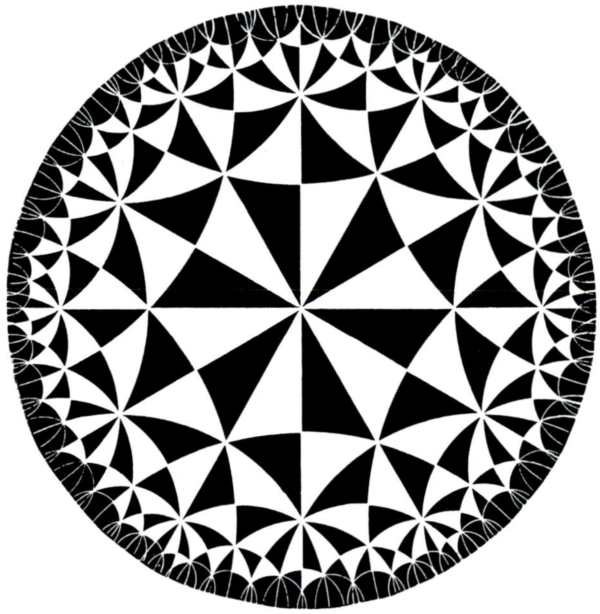

242. *Die Abbildung aus dem Buch von Coxeter*

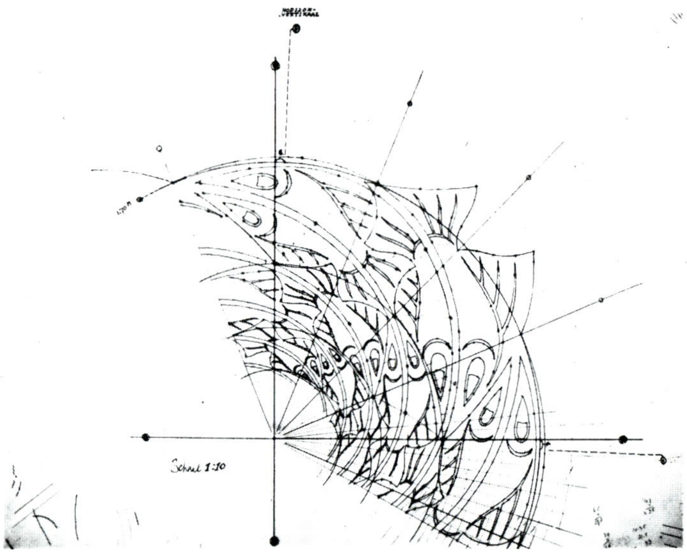

241. *Werkzeichnung für einen Wandschmuck, siehe Seite 59*

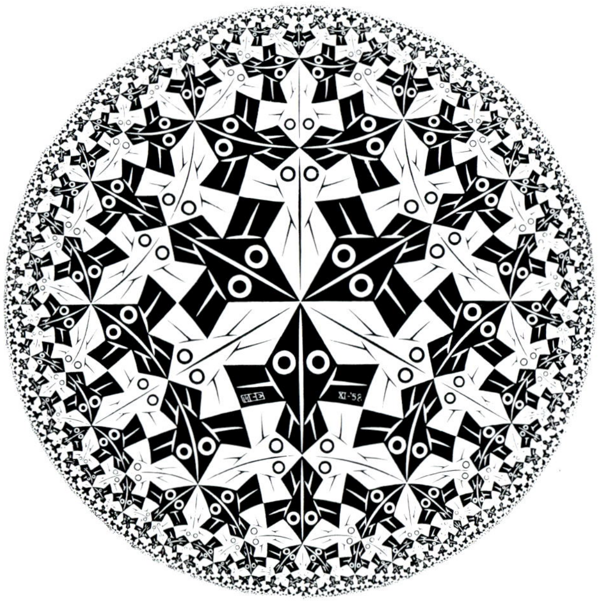

243. *Kreislimit I, Holzschnitt, 1958*

Die Coxeter-Bilder

Um die hyperbolische Geometrie zu demonstrieren, der zufolge - im Gegensatz zu den bekannten Prinzipien der euklidischen Geometrie - durch jeden gegebenen Punkt außerhalb einer Linie genau zwei Linien parallel zu dieser Linie laufen, gebrauchte der französische Mathematiker Jules Henri Poincaré ein Modell, in welchem das Ganze einer unendlichen Fläche in einem großen endlichen Kreis gezeigt wurde. Vom hyperbolischen Gesichtspunkt aus gibt es keine Punkte auf oder außerhalb des Kreises. Alle Besonderheiten dieser Geometrie können von diesem Modell abgelesen werden. Escher fand es in einem Buch von Professor H.S.M. Coxeter (Abbildung 242) abgebildet, und er entdeckte darin augenscheinlich neue Möglichkeiten für seine Annäherungen an Unendlichkeit. Anhand dieser Figur kam er zu seinem eigenen Konstruktionsplan.

So entstand 1958 *Kreislimit I* - von Escher selbst als ein nicht völlig gelungener Versuch beschrieben:
»Das Skelett dieser Figuration besteht - außer den drei geraden Linien, die durch den Mittelpunkt laufen - aus lauter Kreisbogen mit immer kürzerem Radius, je mehr sie sich dem Randlimit nähern. Außerdem schneiden sich alle rechtwinklig.
Dieser Holzschnitt *Kreislimit I,* der ein erster Versuch ist, weist vielerlei Unzulänglichkeiten auf. Nicht nur die Form der Fische, aus geradlinigen Abstraktionen zu rudimentären Kreaturen entwickelt, sondern auch ihre Anordnung im Ganzen und zueinander lassen zu wünschen übrig. Wohl können drei verschiedene Gruppen unterschieden werden, die durch die Weise, in der die Achsen ihrer Körper von einem zum anderen fortlaufen, betont werden, aber diese Gruppen bestehen abwechselnd aus Paaren weißer Fische, die sich ihre Köpfe zuwenden, und Paaren schwarzer Fische, deren Schwänze sich berühren. Da ist keine Kontinuität, keine ›Verkehrsrichtung‹, auch keine Einheit der Farben in jeder Gruppe.«

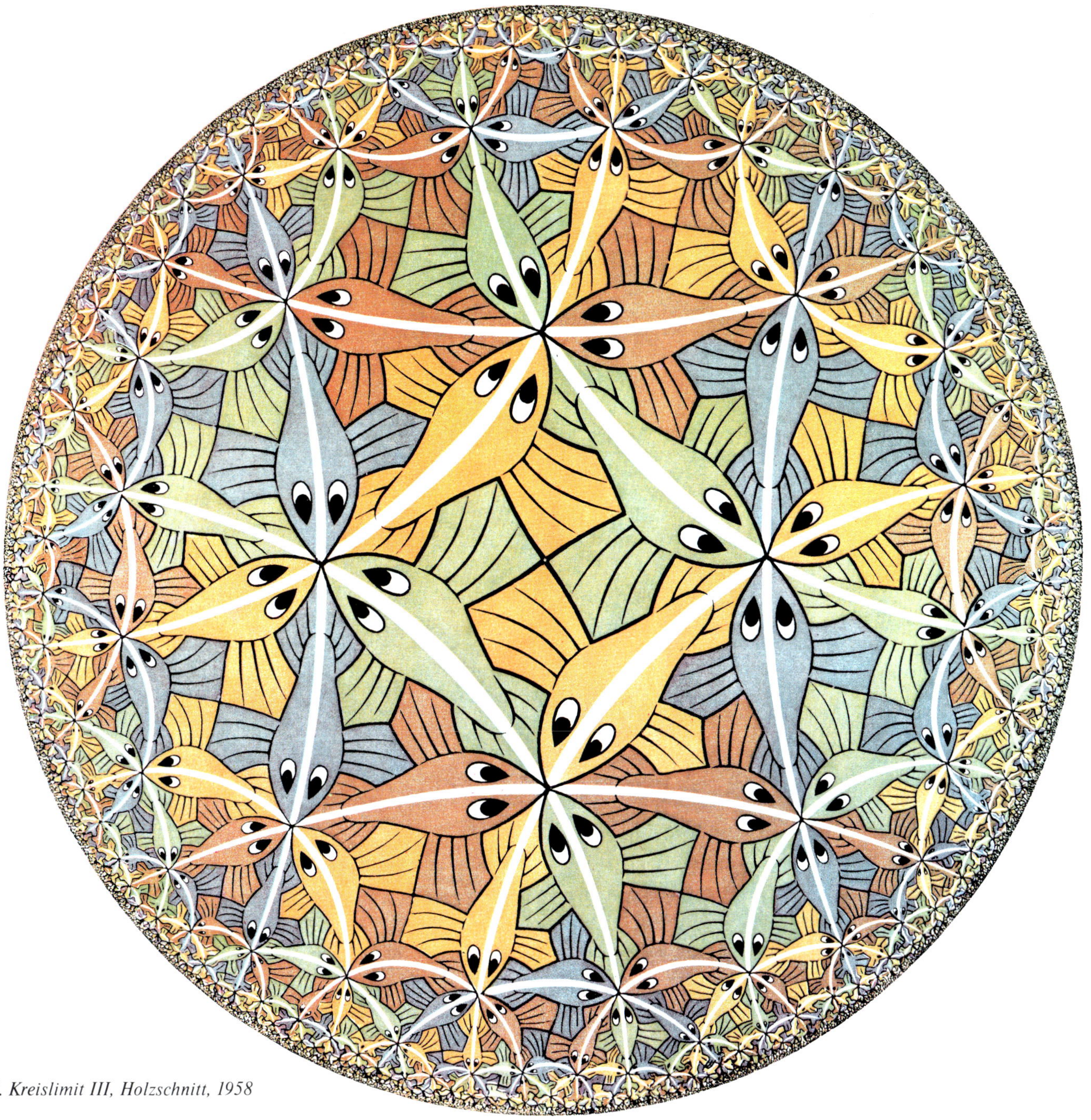

244. Kreislimit III, Holzschnitt, 1958

Kreislimit II ist ein fast unbekanntes Bild. Es gleicht *Kreislimit I* sehr, nur sieht man anstelle von Fischen, Kreuze. In einem Gespräch scherzte Escher darüber: »Eigentlich sollte diese Version auf die Innenseite einer Halbkugel gemalt werden. Ich bot es Papst Paul an, auf daß er damit die Innenseite der Kuppel von St. Peter dekorieren könne. Stellen Sie sich vor, unendlich viele Kreuze, die über Ihrem Kopf hängen! Aber der Papst wollte es nicht.«

Auch *Kreislimit IV* (die Figuren sind hier Engel und Teufel) folgt genau dem Coxeter-Schema.

Das beste der Bilder ist *Kreislimit III* von 1959 (Abbildung 244), ein Holzschnitt in fünf Farben. Das Gerüst ist hier eine freie Variation des ursprünglichen. Außer Bögen, die im rechten Winkel auf dem Kreisumfang stehen, – wie es sein muß – gibt es auch einige, die das nicht tun. Escher beschreibt dieses Bild wie folgt:

»In dem farbigen Holzschnitt *Kreislimit III* sind die Unzulänglichkeiten von *Kreislimit I* weitgehend eliminiert. Wir haben nun nur noch Reihen mit ›durchgehendem Verkehr‹, alle Fische, die zu einer Reihe gehören, haben dieselbe Farbe und schwimmen nacheinander – Kopf an Schwanz – entlang einer kreisförmigen Bahn von Rand zu Rand. Je mehr sie sich der Mitte nähern, um so größer werden sie. Vier Farben waren nötig, damit jede Reihe sich deutlich von ihrer Umgebung abheben kann.

Wie all diese Reihen von Fischen, die unendlich fern wie Raketen senkrecht aus dem Kreisrand aufsteigen und wieder dahin zurückfallen, erreicht nicht eine einzige Komponente jemals die Grenzlinie. Denn jenseits ist das ›absolute Nichts‹. Und doch kann diese runde Welt nicht bestehen ohne die Leere rundherum – nicht einfach deshalb, weil ein Innen ein Außen voraussetzt, sondern auch deshalb, weil in dem ›Nichts‹ die streng geometrisch geordneten, immateriellen Mittelpunkte der Kreisbögen liegen, aus denen das System aufgebaut ist.«

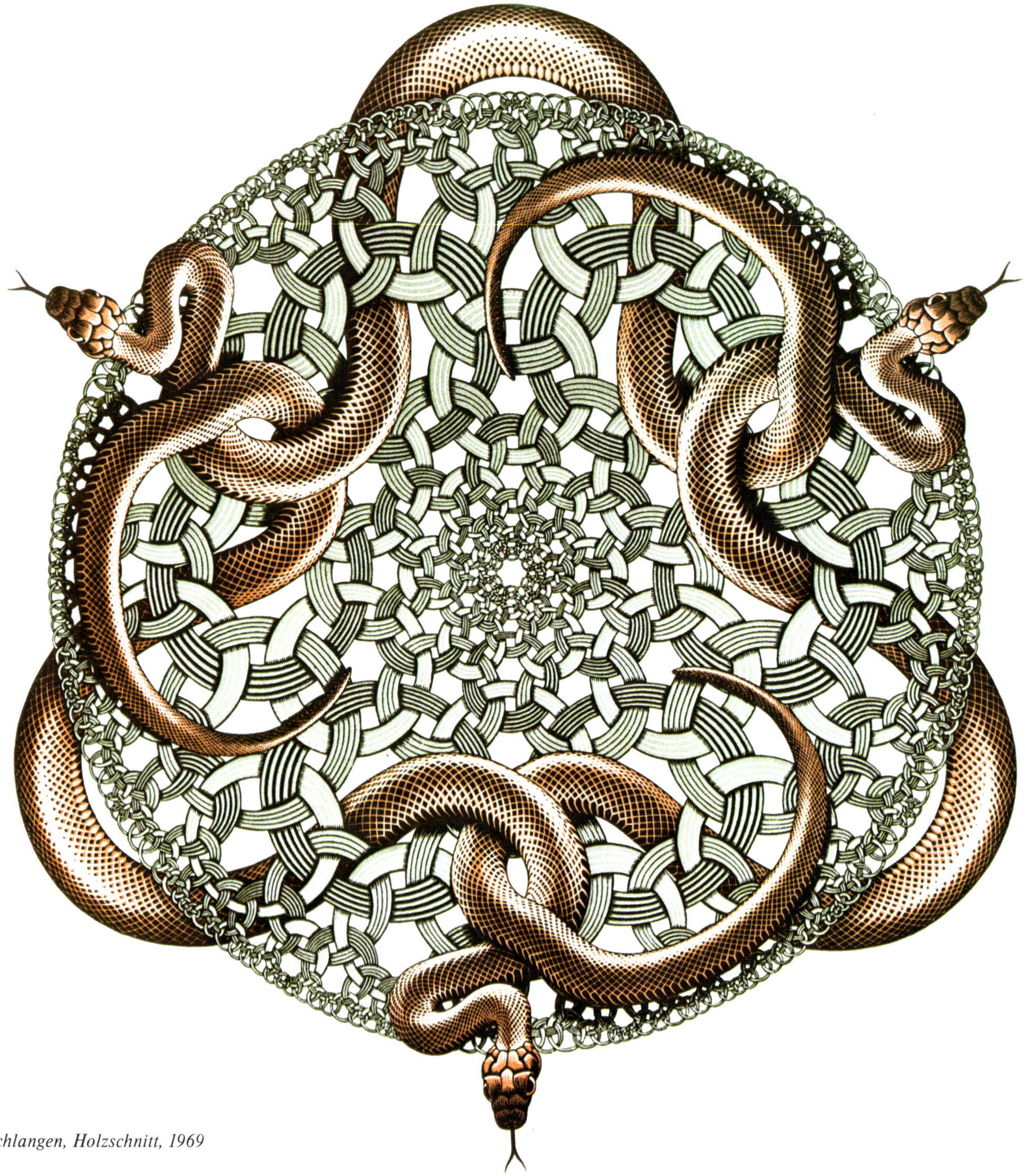

245. Schlangen, Holzschnitt, 1969

Schlangen

1969, als Escher schon wußte, daß er sich wieder einer schweren Operation unterziehen müsse, nutzte er jede Gelegenheit, wenn er sich zur Arbeit fähig fühlte, um an seinem letzten Bild, *Schlangen,* zu arbeiten. er beschrieb es mir damals ganz vage: »Ein Kettenpanzer mit kleinen Ringen am Rand und auch in der Mitte eines Kreises und dazwischen große Ringe. Durch die größten Lücken sollten sich Schlangen winden«. Das war eine neue Erfindung: vom Mittelpunkt des Ringes aus sollten unendlich kleine Ringe erst heranwachsen zu ihrer maximalen Größe und dann zum Rand hin wieder unendlich klein werden.

Mehr wollte er darüber nicht erzählen. Ich durfte nicht einmal die Vorstudien sehen. Er setzte alles aufs Spiel, um dieses Bild zu Ende zu bringen, und er konnte keine Kritik vertragen, weil er Angst hatte, daß diese ihm den Mut nehmen könne, die Arbeit fortzusetzen.

Weder an dem Bild noch an den Vorstudien ist zu sehen, daß Escher seine letzten Kräfte aufbot. Die Zeichnungen sind kraftvoll und fest und der endgültige Holzschnitt besonders brillant. Er läßt keine Anzeichen von Erschöpfung oder Alter erkennen.

Wohl ist eine größere Bescheidenheit im Hinblick auf das Darstellen von Unendlichkeit wahrnehmbar. In früheren Bildern ging Escher fanatisch bis zum Äußersten: mit Hilfe einer Lupe schnitt er kleine Figuren von weniger als einem halben Millimeter aus. Für die Mitte des Holzstichs *Kleiner und Kleiner* (Abbildung 229) gebrauchte er vorsätzlich einen anderen Block Hirnholz, um noch feinere Details herausarbeiten zu können. In *Schlangen* machte er keinen einzigen Versuch, mit den kleinen Ringen fortzufahren, bis sie in dem dichten Nebel

von unendlich kleinen Figuren verschwinden. Sobald die Vorstellung von stetigem Kleiner-Werden suggeriert ist, hört er damit auf.
In den fast freihändig gezeichneten Skizzen der Ringe (Abbildung 246a) können wir die raffinierte Struktur des Gerüstes sehen. Von der Mitte des größten Ringes ab gegen den äußeren Kreisrand hin begegnen wir wieder dem Coxeter-Gerüst; aber zur Mitte zu biegen sich die größten Bögen des Gerüsts vom Rand weg und gegen die Mitte hin. Durch Einführung dieser Wellenlinien erreichte Escher auch eine Verkleinerung nach der Mitte zu. Hier spielt Escher nicht als Mathematiker, sondern als ein außergewöhnlich geschickter Konstrukteur mit seinem Material und gab dadurch wieder dem Mathematiker ein Rätsel auf: Wie kann dieses neue Gerüst interpretiert werden? Die drei Schlangen, die das Bild über die reine Abstraktion hinausheben, wird man vergebens in einem Biologiebuch suchen. Diese Art von Schlangen fand Escher selbst schön und am »schlangenhaftesten« von allen, nachdem er eine große Zahl von Schlangenfotos besichtigt hatte.

Vorbereitende Skizzen (Abbildung 246) zeigen wieder, wie sorgfältig Escher arbeitete, wie peinlich genau er jedes Detail zeichnete, bevor er mit dem Holzschnitt begann.
Und die peinlich genaue Aufmerksamkeit für das Detail war charakteristisch für den Künstler. Eschers Kunst ist eine lebenslange Verherrlichung von Wirklichkeit - der Wirklichkeit, die er als ein mathemathisches Wunder eines großen Entwurfs wiedergab, den er intuitiv in den Mustern und Rhythmen der Formen in der Natur erkannte - und in den ganz eigenen Möglichkeiten, die in der Struktur des Raums verborgen sind. Immer und immer wieder zeigt sein Werk das begeisterte Bemühen, weniger talentierten Menschen die Augen für diese Wunder zu öffnen, die ihm so viel Freude schenkten. Obgleich er selbst gesagt hat, daß er viele Nächte unglücklich verbracht hat wegen der Mißerfolge, seine Visionen zu erreichen, hat er es doch niemals aufgegeben, sich über die unendliche Fähigkeit des Lebens, Schönheit zu schaffen, zu wundern.

246. Skizzen für Schlangen

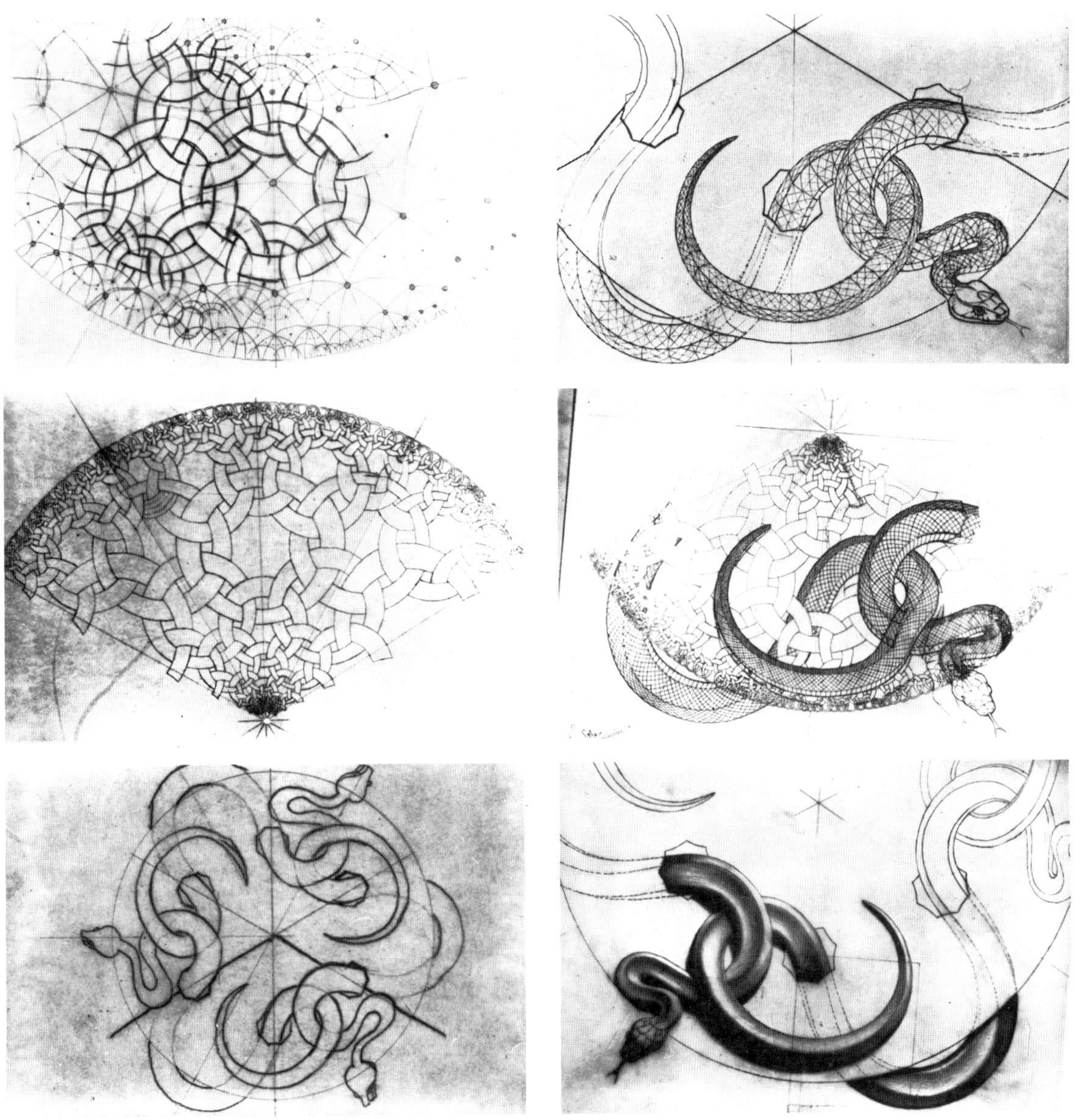

Register

Die kursiv gesetzten Ziffern bezeichnen die Seiten mit Abbildungen